VIDA ANIMADA

RON SUSKIND

Vida animada

Uma história sobre autismo, heróis e amizade

Tradução
Ana Ban

Copyright © 2014 by Ron Suskind

Publicado originalmente nos Estados Unidos e no Canadá.
Esta edição foi publicada mediante acordo com Kingswell.

Grafia atualizada segundo o Acordo Ortográfico da Língua Portuguesa de 1990,
que entrou em vigor no Brasil em 2009.

TÍTULO ORIGINAL Life, Animated: A Story of Sidekicks, Heroes, and Autism

FOTO DE CAPA Sam Ashby/ Dogwoof

PREPARAÇÃO Lígia Azevedo

REVISÃO Márcia Moura e Isabel Cury

Dados Internacionais de Catalogação na Publicação (CIP)
(Câmara Brasileira do Livro, SP, Brasil)

Suskind, Ron
    Vida animada : uma história sobre autismo, heróis e
amizade / Ron Suskind ; tradução Ana Ban. — 1ª ed. — Rio
de Janeiro : Objetiva, 2017.

    Título original: Life, Animated : A Story of Sidekicks,
Heroes, and Autism.
    ISBN 978-85-470-0037-0

    1. Crianças autistas - Estados Unidos - Biografia 2. Crian-
ças autistas – Estados Unidos – Relações familiares 3. Comunicação interpessoal 4. Filmes de animação – Aspectos
psicológicos 5. Pais de crianças autistas 6. Suskind, Ron –
Biografia I. Título.

17-02200   CDD-616.858820092
Índice para catálogo sistemático:
1. Estados Unidos : Crianças autistas : Biografia
    616.858820092

[2017]
Todos os direitos desta edição reservados à
EDITORA SCHWARCZ S.A.
Praça Floriano, 19, sala 3001
20031-050 — Rio de Janeiro — RJ
Telefone: (21) 3993-7510
www.companhiadasletras.com.br
www.blogdacompanhia.com.br
facebook.com/editoraobjetiva
instagram.com/editora_objetiva
twitter.com/edobjetiva

Para nosso filho Walt, um herói da vida real

Nota do autor

Como você vai descobrir por meio deste livro, meu filho Owen transformou diálogos e letras de músicas dos filmes de animação da Disney em ferramentas para formar sua identidade e crescer emocionalmente.

Por isso, agradeço à Walt Disney Company, que concordou em não exercer absolutamente nenhuma influência sobre o conteúdo deste livro, apesar de envolver avaliação e apreciação de sua principal linha de negócios. A empresa cumpriu o acordo de maneira criteriosa.

A independência deste trabalho é questão de interesse mútuo, afinal a Disney não endossa de maneira nenhuma o uso de seu material para o tratamento de questão alguma relacionada ao autismo.

O que se segue são as experiências de uma família ao longo de vinte anos e o relato do que descobrimos.

Sumário

1. Crescendo para trás 11
2. Batendo na parede 39
3. Na pele do personagem 61
4. Dança das cadeiras 86
5. O protetor dos escudeiros 102
6. A música da jornada 127
7. Fórmulas mágicas 164
8. Sorte no azar 192
9. Bênçãos sem disfarce 224
10. Os Deuses dos Filmes 250
11. Por conta própria 282
12. A vida animada 309

Escudeiros 338
Agradecimentos 347

1. Crescendo para trás

Há uma fita de vídeo que me incomoda.

Nela, vê-se um menino correndo com uma espada de brinquedo em meio a folhas caídas. A data que aparece na tela é OUTUBRO DE 1993. Ele corre como os meninos de sua idade, mais ou menos dois anos e meio, balançando a cabeça sem controle, para a frente e para trás, coisa que logo vai mudar. Sabemos disso porque, no final do século XX, inundados de imagens, temos uma ideia bem definida de como as coisas *devem* ser e somos capazes de decifrar todo tipo de interferência na paisagem em movimento, na maior parte das vezes com precisão. Ele está com os olhos arregalados e tem cabelos encaracolados. Veste uma calça verde de veludo cotelê e um casaco de inverno colorido. O tipo de árvore e a topografia sugerem a região nordeste dos Estados Unidos. O quintal cheio de plantas fica atrás de uma casa pequena, apesar de o balanço instalado ali ser rebuscado — grandioso e novinho em folha, um sinal de pais jovens e esforçados. O menino é perseguido por um homem com jeito de garotão e cabelo escuro, que dá risada e segura um graveto. Ele escorrega de joelho nas folhas, tentando fazer com que o menino se vire, pronto para um duelo. Quando as espadas se encontram, o homem diz: "Ele não é um menino, é um demônio voador!", em uma imitação passável do Capitão Gancho, do *Peter Pan* da Disney.

O fato de que o homem e o menino recitam um diálogo de um filme de animação feito em 1953 exemplifica a onipresença do VCR, que na época era o passo mais avançado na captura de som e imagem iniciada um século antes com a primeira gravação de Thomas Edison. Em vez de se deslocar até um cinema, já era possível assistir a filmes inúmeras vezes em exibições gratuitas. Então, era o que se fazia. A Disney começou a lançar clássicos como *Dumbo*, *Mogli* e *Peter Pan* em videocassete, filmes que os pais nascidos depois da Segunda Guerra Mundial adoravam quando pequenos e que passaram a comprar e compartilhar, como se fossem novos, com seus filhos. A bonança financeira da época ajudava a explicar um vídeo de duas pessoas citando outro vídeo.

Agora, transporte essas informações específicas para o plano universal. Afinal de contas, o registro não passa de um pai e um filho envolvidos no tipo de bagunça que costuma carregar com leveza montes de emoções ocultas: o menino, a cada passo, transforma-se no herói de sua imaginação fértil; enquanto isso, o pai, ciente em algum recôncavo profundo de que o filho vai crescer para substituí-lo, considera as diversas maneiras de perecer. Tudo representado, sem esforço, pelo menino dando uma estocada elegante que faz o homem desabar — tão morto quanto as folhas que estalam —, antes de puxar a criança risonha para cima dele.

Sou o pai desse vídeo tão legal, apesar de não ter nada de mais. Esse é meu filho. Já assisti às cenas uma centena de vezes, assim como minha mulher, até não aguentarmos mais.

É o último sinal dele, capturado sem piedade e para sempre gravado na fita magnética.

Um mês depois, aquele menino desapareceu.

O nome dela antes de nos casarmos era Cornelia Kennedy — de um grande clã irlandês católico no estado de Connecticut. Hoje ela usa o sobrenome Suskind. Sou seu marido, Ron, um sujeito de Delaware. O mais velho dos nossos dois filhos, Walt — ele recebeu o nome em homenagem ao meu pai, que morreu quando eu era criança —, tem cinco anos neste momento. Nosso filho mais novo, o menino com a espada de espuma, se chama Owen. A casa em que começamos nossa vida em família, com um quintal cheio de plantas, fica em Dedham, em Massachusetts. Passei três anos na sucursal do *Wall Street Journal* em Boston. Estamos nos mudando para Washington, onde vou trabalhar como repórter de assuntos nacionais. O vídeo foi feito um dia antes de o caminhão da mudança chegar, e ainda estamos pisando com firmeza no terreno do "normal". Nunca pensei muito nessa palavra, sobre como ela é uma dessas definições padronizadas, delineada menos pelo que é e mais pelo que não é — um círculo definido por tudo o que está fora dele.

Cornelia percebe primeiro, algumas semanas depois de chegarmos a Washington. Ela passa o dia inteiro com ele, todos os dias.

Há algo errado, horrível.

Owen está fora de si. Ele chora, corre de um lado para o outro, para, chora um pouco mais. Quando faz uma pausa para recuperar o fôlego, fica olhando fixamente para o nada.

Isso quando não está olhando para Cornelia com olhos indagadores. Ela segura o rosto vermelho e molhado dele nas mãos e pergunta qual é o problema. Ele não consegue responder. Owen nunca foi tão falante quanto o tagarela do irmão mais velho, mas falava bastante —usando aquele vocabulário de algumas centenas de palavras que uma criança de quase três anos tem para demonstrar suas necessidades, expressar amor ou até contar uma piadinha ou história.

Estamos em uma casa alugada em Georgetown, e tudo acontece no meio da confusão da mudança: caixas para desempacotar, uma escola nova para Walt, um trabalho novo em uma redação de jornal grande e barulhenta para mim. Assim, a perda da fala só é notada quando Owen passa a se ater a umas poucas palavras. Um mês depois da partida do caminhão de mudança, em novembro, ele só diz "suco".

Mas, às vezes, Owen nem bebe aquilo que colocamos no copo de criança, com bico. Ele já tinha passado para o "copo de menino grande" quase um ano antes. Porém, em Georgetown, começou a derramar tudo, como se tivesse perdido a coordenação. E realmente perdeu. Ele gira e cambaleia. Então Cornelia o segura no colo o máximo de tempo possível, sentada na poltrona reclinável, enquanto repassa os meses na mente, em ritmo acelerado. Será que aconteceu alguma coisa, algo em que ela não reparou?

É como repassar as pistas de um sequestro. Em uma viagem para Southampton, no mês de agosto, ele passou quase um dia inteiro chorando de maneira inconsolável, apesar de nunca ter sido muito disso. Depois teve o dia do carregamento do caminhão de mudança, no fim de outubro, quando uma amiga próxima levou as crianças para passar o dia com ela e, ao trazê-las de volta, disse que Owen tinha dormido o tempo todo. Ele ainda tirava sonecas durante o dia, mas a tarde toda? Ao abrir uma caixa, Cornelia encontra um vídeo daquele dia. O sol estava se pondo e Walt passeava pela casa meio vazia. Ele estava feliz da vida. Seria uma longa viagem até Washington. Os peixinhos dourados dele, Artie e Tyler, que tinham esses nomes em homenagem aos seus dois melhores amigos, já estavam em um aquário fechado, prontos para a jornada. "Meus peixes também vão com a gente!", ele diz. Então, por um instante, o enquadramento da câmera nos dá um vislumbre de Owen dizendo baixinho, sonolento: "Este é o meu berço e todas as minhas coisas".

Ela encontra outro vídeo na mesma caixa — a luta de espada de *Peter Pan*. Naquela noite, nós dois assistimos à fita. Não faz sentido. O jeito como ele se mexe, a facilidade para falar. Voltamos e assistimos de novo. E de novo. Em busca de pistas.

Em meados de dezembro, Cornelia se pega deitada com Owen na cama de baixo do beliche, enquanto Walt dorme profundamente na de cima. Um pequeno aquário iluminado chia na estante, em que Artie e Tyler nadam em silêncio em meio às bolhas. São três da madrugada. Owen rola de um lado para o outro, balbuciando coisas sem sentido. Cornelia o abraça com o máximo de força possível, tentando acalmá-lo. Na noite escura e desesperadora, ela reza, chora e sussurra, na esperança de que Deus esteja ouvindo: "Por favor, nos ajude. Seja lá o que estiver acontecendo, eu te amo tanto que o meu amor vai arrancar isso de você. Vou continuar abraçada a você até que isso passe".

As festas de fim de ano estão se aproximando — há presentes para comprar, e Washington ganha vida com os inúmeros eventos. É uma época de altas expectativas. Por alto, parece que tudo vai bem, de acordo com o plano que passamos anos traçando.

Cornelia e eu ficamos amigos quando trabalhamos juntos em uma campanha política, já formados. Ela leu meu material de inscrição para a pós-graduação em direito, que estava em cima da minha mesa, e disse que eu não parecia estar com muita vontade de estudar aquilo — e eu não estava mesmo —, mas que tinha sido muito bem redigido e que eu deveria pensar em escrever. Ela já escrevia, era um prodígio, e eu gostei da ideia de imediato. Antes de morrer de câncer, aos 46 anos, meu pai escrevera uma carta para mim e para meu irmão mais velho suplicando que fizéssemos "algo útil" com nossa vida. O jornalismo parecia se encaixar na definição: a oposição à autoridade, a busca pela verdade, tentar fazer com que as pessoas lessem mais. Nosso candidato perdeu, mas nos tornamos um casal. Cornelia conseguiu um emprego em Nova York como repórter da revista *People* e eu fiz pós-graduação em jornalismo na Universidade Columbia, e então passei dois anos como redator do *New York Times*, enquanto ela subia na carreira e se tornava editora. Fiquei um ano e meio como repórter do *St. Petersburg Times*, na Flórida, onde nos casamos, depois fui editor de uma pequena revista de negócios em Boston. Em 1990, consegui uma vaga na redação do *Wall Street Journal* em Boston, bem pertinho da igreja Old South Meeting House. Eu inventava histórias desde quando mal sabia falar — para atender aos pedidos da minha orgulhosa mãe, criada no Brooklyn —, e até as transformara em números de comédia nos anos difíceis depois da morte de meu pai. Mas eu estava aprendendo, ano a ano, a escrevê-las, na íntegra, para a primeira página do renomado jornal. Fui transferido para Washington para fazer isso em tempo integral — o emprego dos meus sonhos.

Então, à noite, tentamos nos concentrar em todos os aspectos positivos — novos amigos, móveis baratos para nossa casa alugada de três andares, bairros em que algum dia poderíamos comprar uma casa — antes de Cornelia, relutante, mencionar uma coisa, algo preocupante que Owen tinha feito. "Tudo vai ficar bem", digo, antes de tentar dar uma explicação plausível: Owen está passando por algum tipo de incômodo, talvez gástrico, talvez até uma leve perda auditiva, mas vamos dar um jeito.

"Nenhuma criança perde aquilo que já conquistou. Ninguém cresce para trás."

O pediatra pede para ficar um pouco sozinho com nosso filho. Aguardamos na sala de espera, ressabiados. Ele quer ver como Owen interage com um desconhecido longe de nós. Como crianças são pessoinhas cheias de confiança, elas costumam olhar para desconhecidos. São curiosas. Sugam informação como se fossem aspiradores. Olham nos olhos e se expressam. Pelo menos, é isso que se espera delas.

Depois de alguns minutos, o médico nos chama. Ele não fez nada daquilo. Dizemos: "Sim, nós sabemos, é por isso que estamos aqui". Cornelia descreve resumidamente o que anda vendo, a natureza das nossas preocupações, como nossa vida virou de cabeça para baixo.

Ele escuta. "Se algo está causando tanta perturbação assim na vida da família", ele diz, "então é um problema, com toda a certeza." Quando os pediatras não sabem muito bem o que está acontecendo, principalmente com crianças pequenas, passam para o modo "preocupação de mãe".

O médico diz que precisa tirar uma amostra de sangue para dois testes genéticos. Um é para a síndrome do X frágil (um problema neurológico, depois ficamos sabendo, com um marcador genético detectável e consequências destruidoras). O outro teste é para doença de Tay-Sachs. Esta eu sei o que é: uma enfermidade que causa declínio mental e físico em bebês e costuma levar à morte antes dos quatro anos. Tem prevalência maior entre descendentes de judeus do Leste Europeu. Este sou eu. Aprendemos sobre isso na escola judaica, junto com o Holocausto. Então o pediatra decide nos encaminhar para um centro médico — em Rockville, Maryland — que talvez possa nos ajudar mais.

Em fevereiro, estamos acomodados em um tipo de sala de espera bem diferente, dentro do Centro Reginald S. Lourie para Bebês e Crianças. Ela é acoplada a uma sala de jogos, visível através de um espelho falso. Dentro dela, há blocos grandes de várias cores, balanços e tapetes para as crianças brincarem... enquanto são observadas.

Somos conduzidos até um consultório, onde uma mulher alta, com aparência rígida e cabelo escuro, está à nossa espera. Ela cumprimenta Owen, cuja mão Cornelia segura firme. Há mais brinquedos ali, mas Owen os ignora. Minutos se passam. Então ela faz com que ele caminhe por um longo corredor, de mim até Cornelia. Quando o solto, tenho vontade de dizer: "Caminhe direitinho e em linha reta, como você fazia lá em Dedham, pelo menos desta vez". Não é o que ele faz. Owen agita os braços, cambaleia, se equilibra, faz um zigue-zague. Parece estar correndo de olhos fechados. Cornelia o pega no colo, então voltamos para o consultório. "Parece que ele tem um transtorno invasivo do desenvolvimento [ou TID]", a médica diz. "Está claro pelo jeito como ele caminha, entre outras coisas." Ela prossegue falando de um jeito distante, antisséptico, mal olhando para Owen, que está sentado no chão, mexendo os dedos. A esta altura, não estamos realmente presentes. Tanto Cornelia quanto eu estamos em outro lugar, flutuando longe, olhando para o jovem casal paralisado naquelas cadeiras, assentindo em intervalos de alguns segundos, ao lado de uma criança que examina as próprias mãos com muita atenção. E é por isso que não tenho bem certeza do que a médica está falando quando menciona "autismo".

A negação é uma força poderosa. Anos depois, o pai de um amigo próximo me disse algo sábio: "Respeite a negação. Ela existe por um motivo: é a maneira como lidamos com aquilo que não somos capazes de encarar". Aos 34 anos, eu não a respeitava nem a reconhecia.

No caminho de volta para casa, Cornelia e eu estamos em silêncio enquanto Owen se agita em sua cadeirinha. Não tem como aquela mulher estar certa. Sabemos o que a maior parte das pessoas sabe sobre autismo nesta época. Assistimos a *Rain Man*, assim como todo mundo nos Estados Unidos. Nosso filho não é Raymond Babbit, o cara que Dustin Hoffman interpreta. De jeito nenhum!

Um mês depois, encontramos um médico novo: um jovem pediatra do desenvolvimento em uma clínica famosa em Bethesda, que tem uma semelhança incrível com um velho amigo de escola de Cornelia que foi meu colega na faculdade e nos apresentou. Muito melhor, com certeza.

O dr. Alan Rosenblatt pega Owen no colo e diz, suavemente: "Oi, amiguinho". Desta vez, Owen retribui o olhar. Eles fazem alguns exercícios — tocam os dedos, observam juntos o médico mexendo as mãos — e depois vão para o chão. Owen parece à vontade. Eles constroem casinhas usando blocos. Rosenblatt começa uma para ver se Owen continua.

Ele não continua. Não há muita interação. Owen levanta e sai andando. Rosenblatt o chama pelo nome. Então Owen se enfia embaixo de uma cadeira e olha para o médico como quem diz "Vem me pegar" — uma breve expressão, que chegou e foi embora —, convidando-o à caçada. Rosenblatt anota algo em sua prancheta.

De volta à cadeira, ele diz: "Acredito que Owen tenha o que hoje chamamos de transtorno invasivo do desenvolvimento sem outra especificação". Isso significa que Owen tem alguns "comportamentos autistas", mas também outros — como aquele olhar de "Vem me pegar" — que não se encaixam no autismo clássico.

Ele detalha uma rotina para Owen que acredita que devemos iniciar imediatamente. Fonoterapia intensiva, terapia ocupacional e lúdica. Também precisamos procurar sem demora uma escola adequada para o início do ano letivo; ele inclusive tem algumas sugestões. "A intervenção precoce é fundamental", diz o médico. "Famílias religiosas costumam lidar um pouco melhor com isso." Sinto um calafrio, como se a catástrofe estivesse à nossa espera, mas Cornelia, que foi criada no catolicismo, saberá tirar forças disso.

O fato de Owen não ser rotulado como "autista" é um alívio, assim como o fato de Rosenblatt chamar os problemas dele de "atraso". Mais tarde saberemos mais sobre a conotação desses termos. O mais importante, no momento, é que essas palavras nos impedem de deixar o consultório às pressas e voltar para casa sentindo que nossos braços e pernas foram arrancados.

Batemos papo com o médico enquanto caminhamos na direção do estacionamento naquele dia de abril, sentindo-nos mais fortes. Mencionamos a ele nosso maravilhoso pediatra em Boston, um médico de

Harvard chamado Bob Michaels. Rosenblatt faz uma pausa. "De Pittsburg?" "É", respondemos, animados, "ele cresceu em Pittsburg." "O pai dele foi meu pediatra. Ele era ótimo. Foi a principal razão de eu ter me tornado médico!"

Assim que chegamos em casa, ligamos para o dr. Michaels em Harvard para contar a respeito da extraordinária coincidência e aproveitamos para relatar o que vinha acontecendo com Owen desde que tínhamos saído de Massachusetts. Ele nos coloca em espera e pega a ficha de Owen. Examina-a rapidamente, mas nem precisa. "Eu o vi no ano passado. Ele estava ótimo. Não sei como isso pode ter acontecido."

Também não sabemos. Sim, algo saiu dos eixos, algo que confunde até os médicos. Ele é "atípico" — palavra de Rosenblatt —, com "atrasos" variados. Mas podem ser corrigidos. Dormimos de alma lavada naquela noite. Vamos salvar nosso filho, vamos reconstruí-lo, vamos fazer com que renasça! Em todas as horas de todos os dias. *Tolinhos.*

Na manhã seguinte, Cornelia pega Owen pela mão e percorre com Walt os sete quarteirões até a Escola de Ensino Fundamental Hyde, na nossa rua. Nosso filho mais velho está indo muito bem lá. Tirando um leve problema disciplinar — tocar gaita para anunciar sua presença no primeiro dia —, está adorando a escola, fazendo amigos, brincando, aprendendo e crescendo. Naquele dia, depois de deixá-lo na escola, Cornelia, com Owen a reboque, encontra um pequeno grupo de pais. Hyde não está exatamente no mesmo nível de outras escolas de ensino fundamental dos bairros da região noroeste da cidade, mas tem a intenção de se equiparar — uma iniciativa discutida no café da manhã por um grupinho que se reuniu para falar sobre a Feira da Primavera da Hyde, que está para acontecer. Ela pode, e deve, levantar bastante dinheiro para a escola, e Cornelia — como codiretora da feira — anda ocupada arrebanhando patrocinadores, doações e afins.

Tudo isso faz com que aquele dia — um sábado no início de maio, duas semanas depois — seja importante para a nova família na nova comunidade. O grande parquinho cercado anexo à escola começa a encher no fim da manhã, quando os responsáveis pela recreação conseguem inflar o pula-pula. Parece aquilo que esperávamos encontrar em Washington — aquilo que qualquer um esperaria, na verdade —: a companhia de guerreiros felizes, construindo um mundo delimitado de diversão e comida, onde exércitos iguais e equiparados de pais e filhos se juntam e comemoram uma boa causa.

Tomamos muito cuidado, é claro, ao planejar o dia para nosso menino mais novo, para que ele possa participar do evento conosco. Só há um portão no parquinho, vigiado por pais voluntários que conhecem Owen e se comprometem a prestar atenção para que ele não saia; isso nem é um problema, levando em conta que Cornelia e eu nos revezaremos com ele a cada minuto. Tem que ser assim ao longo de horas, porque a administração de uma feira tem seus altos e baixos. "Mais gelo"; "Alguém sabe onde fica o interruptor?"; "Acabou a salsicha!".

É difícil especificar o momento exato. Geralmente, a culpa é do pai. As mães provavelmente têm um sistema neurológico capaz de controlar as coordenadas dos filhos desde o Big Bang. A tarde já vai bem avançada quando solto a mão dele para enfiar o resto de um cachorro-quente na boca — o almoço de Owen tinha sido a outra metade — e pegar uma lata de Coca que eu tinha deixado no chão. Quando viro, a área de balanços menos de meio metro à minha esquerda, onde ele estava agora mesmo, está vazia.

Os pais também estão equipados para essas situações. Mas os circuitos disparam de um jeito diferente. Primeira regra: não entre em pânico. Examine o perímetro, com firmeza e rapidez. Noventa graus, 180, 260, 360.

Então entro em pânico. Começo a correr, primeiro em um trote lento, na direção do portão. Pergunto a um dos pais: "Você viu se Owen passou por aqui?". É impressionante como um homem que corre chama a atenção. Eu me viro e vejo uma pequena multidão atrás de mim... liderada por Cornelia.

Não preciso dizer que ele sumiu; ela está vendo. Então, pulo para os fatos pertinentes: "Eu estava com ele no balanço há trinta segundos. Não pode ter saído pelo portão!".

Ajuda o fato de a feira estar esvaziando — há menos gente para impedir nossa visão. Depois de cinco minutos, continuamos sem saber onde ele está. Correndo e arfando, Cornelia e eu temos na cabeça a mesma memória: um ano antes, em uma feira de escola em Wellesley, perto da nossa casa, em Massachusetts, ele se perdeu. Nem demos atenção, porque crianças de dois anos se perdem. Acontece. Na verdade, não com tanta frequência. A tendência delas é ter pelo menos um pouquinho de ansiedade da separação — que combina com o radar materno — e a vaga consciência de que os pais não estão por perto. É nesse momento que percebem que estão perdidas e começam a chorar. Se Owen chegou a ter esse equipamento algum dia, agora não funciona mais... e isto aqui não é a verdejante Wellesley. Trata-se de um pedaço de concreto cercado em Georgetown, com carros passando na rua de paralelepípedos e, a meio quarteirão de distância, disparando na avenida Wisconsin — uma das principais vias de circulação de Washington.

Em dez minutos, o pânico se espalha. Pais começam a procurar nas ruas. Cornelia e eu corremos para a escola. Não está aberta para a feira, mas uma porta, pela qual passam alguns cabos de força, está. A construção é uma caixa de tijolos da virada do século xix para o xx, enorme e vazia, com cornijas se desfazendo e dois corredores, que percorremos apressados separadamente. Ouvimos buzinas do lado de fora. Parece um acidente na avenida Wisconsin. Meu coração para de bater. *Por favor, Deus, que não seja ele.* Cornelia agora se move tal qual um espírito — em silêncio e ligeira, sem fôlego, os pés mal tocando o chão. Ela não está exatamente no corpo. Está na cabeça dele, olhando ao redor e depois através dos seus olhos, os dois se encontrando ali, ela falando baixinho: "Para onde você foi? Para onde queria ir?". A maior parte das salas de aula está trancada. Uma porta está aberta.

E ali, ao lado de uma janela larga, parcialmente aberta, que dá para o parquinho onde todo mundo grita "Owen! Owen!", está ele. Parado, quieto, ao lado de uma caixa de areia. Do lado de fora, pais se movem em um uníssono temeroso, enquanto Owen observa com toda a atenção os grãos que escorrem por entre seus dedos.

Assentos no salão lotado logo ao norte de Washington já são difíceis às oito da manhã em um dia de junho não muito quente. O ar dentro do hotel Crowne Plaza em Rockville, Maryland, está elétrico, cheio de conversas entrecortadas e olhares ansiosos, para lá e para cá.

Cornelia avista uma cadeira vazia em uma mesa cheia quando o dr. O. Ivar Lovaas — de cabelo grisalho e enérgico aos 77 anos, com um sorriso amplo, olhos azuis e apenas o mais tênue dos vestígios de sotaque norueguês — sobe ao palco e é recebido com aplausos estrondosos.

Ele saiu da Universidade da Califórnia e de suas crescentes operações naquele estado para vir à Costa Leste incentivar os fiéis, mas também para converter os céticos. Pretende fazer isso com um espetáculo. Logo o palco ganha vida com uma espécie de psicodrama — terapeutas trabalhando com crianças autistas seguindo o modelo Lovaas de análise comportamental aplicada, mais conhecido como ABA (Applied Behavioral Analysis, em inglês). É o próprio Ivar quem comanda tudo.

A técnica dele é, em essência, firme: um terapeuta com treinamento em ABA se senta na frente de uma criança pequena e, com recompensas e "aversões" verbais — linguagem severa e às vezes gritos —, força mudanças nela. É pura modificação de comportamento. Lovaas é discípulo de B. F. Skinner e seu uso de recompensas e castigos para condicionar reações. No caso dos autistas, envolve reduzir comportamentos de interferência, aumentar a capacidade de atenção da criança através de instruções sucintas, usar consequências eficientes para o comportamento, apresentar em sequência os materiais didáticos para formatar comportamentos mais complexos, e assim por diante. Para olhos destreinados, parece adestramento de animais. Na tentativa de estabelecer contato visual, por exemplo, o terapeuta coloca a recompensa (chocolates M&M's são os mais populares) no topo do nariz da criança para fazer com que erga os olhos para o rosto do terapeuta. Se, depois de uma instrução sucinta — "Olhe para mim" —, o contato olho a olho for feito, o M&M vai para dentro da boquinha. Instruções ríspidas, como "Mãos paradas" (crianças autistas costumam agitar as mãos) ou "Silêncio" (nada de falar sozinho), são seguidas de agarrões e manipulações, colocando as mãos da criança no lugar correto. Na seleção para o primeiro quarteto de crianças autistas com quem trabalhou na década de 1970, Lovaas privilegiava as que tivessem uma dieta saudável, para que a negação de comida obtivesse efeito máximo.

Mestre em frases de efeito, Lovaas, para obter melhores resultados, implora à audiência que coloque os filhos em um de seus programas intensivos de quatro horas por semana antes de completarem quatro anos.

"Quando completam quatro anos fica mais difícil. Então, por favor, não esperem", diz, antes de oferecer histórias inspiradoras a respeito de como vidas mudaram totalmente com seu método.

Lovaas apresentou resultados surpreendentes após uma pesquisa feita com dezenove crianças. A descoberta dele — de que nove das crianças afetadas por autismo severo foram "curadas" por sua técnica e tiveram uma vida bem-sucedida em um ambiente comum depois — ainda não tinha sido publicada em 1994.

Mas não eram poucos os dispostos a tentar.

Aprendemos muita coisa desde que conhecemos Rosenblatt. Há muito mais a saber do que *Rain Man*, é claro, uma história que remonta à década de 1930, quando Leo Kanner, um psicólogo infantil do Johns Hopkins, testou onze crianças pela primeira vez e registrou a descoberta de um menino específico que "se recolhia em uma concha e vivia dentro de si mesmo", "ignorando tudo a seu redor". As crianças, de maneira geral, tinham dificuldade com linguagem, tratavam objetos com um cuidado normalmente reservado a pessoas e davam chiliques quando rotinas eram modificadas, mas tinham uma memória forte, embora limitada, e não se podia considerar que tinham "a mente fraca em qualquer sentido comum", Kanner escreveu.

Por volta dessa época, a meio mundo de distância, Hans Asperger, um pesquisador austríaco, fazia uma pesquisa original com quatro meninos que demonstravam "falta de empatia, pouca habilidade para fazer amizades, conversas unilaterais, fixação intensa por um interesse específico e movimentação desajeitada". Asperger, que nunca conheceu Kanner, apelidou essas crianças de "pequenos professores", hiperverbais em tenra idade, profundamente concentradas em suas afinidades específicas, mas, ainda assim, "autistas" no sentido de que viviam solitárias, em isolamento social — em estado muito parecido, aliás, com o do próprio Asperger.

Nas décadas que se seguiram, houve discussões relativas às causas. Kanner — e mais adiante o famoso Bruno Bettelheim — atribuíram falsamente o problema às chamadas "mães-geladeira", uma teoria que enfim desabou quando os testes genéticos do início da década de 1980 mostraram alta prevalência de autismo em gêmeos separados no nascimento.

Mas os números continuaram a crescer. No início da década de 1990, crianças com uma ampla variedade de perfis — das que giravam, se autoestimulavam nunca falavam às hiperverbais e hiperconcentradas — encontravam um diagnóstico que se encaixava em algum ponto do mapa estabelecido originalmente por Kanner (a definição do que depois seria chamado de "autismo clássico") e por Asperger (a síndrome estudada por ele levaria seu nome depois que documentos perdidos foram traduzidos pela pesquisadora de desenvolvimento cognitivo alemã Uta Frith, em 1991). Em algum lugar no meio estavam o TID e o TID sem especificação, para as crianças que não se encaixavam em nenhuma das duas categorias.

No *Manual diagnóstico e estatístico de transtornos mentais* (ou *DSM, Diagnostic and Statistical Manual of Mental Disorders*), publicado em 1994, todos esses tipos estão listados. Alguns médicos, dentre eles o dr. Rosenblatt, se referem a um *espectro* de transtornos relacionados. O motivo de os números parecerem crescer é um mistério, tanto quanto os tratamentos eficientes. Os dois que aparentam ser mais promissores são o behaviorismo de Lovaas e uma técnica desenvolvida por Stanley Greenspan, um professor da Universidade George Washington, chamada "*floortime*", um sistema em que a criança basicamente é seguida — com base em suas necessidades ensimesmadas intensas — a qualquer lugar a que for, em uma tentativa de atraí-la "para fora", por meio de diversos métodos. São terapias muito diferentes — quase opostas —, que compartilham o modelo de interação intensa e o objetivo de trazer as crianças de volta para o mundo.

Como Owen é "atípico" em algumas de suas características e, naquele ponto, a ABA era um destino do "autismo clássico", apresentado no nascimento ou logo depois, Rosenblatt sugeriu que optássemos pelo *floortime*. Owen já participou de algumas sessões com uma adepta de longa data de Greenspan, uma senhora de meia-idade que não parece ter muito jeito para se jogar no chão. Na maior parte do tempo, ela deixava Cornelia fazê-lo e a orientava para que fosse atrás de Owen e percebesse os movimentos que pudesse imitar, os sons que pudesse repetir, ou os olhares — na direção de qualquer objeto que estivesse em seu caminho — que pudesse espelhar. Além de exaustivo, não apresentou progresso perceptível.

Cornelia achou que devia pelo menos ver o que Lovaas tem a oferecer, e é isso que a leva ao hotel nesta manhã. No intervalo do almoço, ela conversa com mais ou menos uma dúzia de participantes, sentados ao redor da mesa, com pilhas de material sobre o método ABA, e percebe que são, na maior parte, professores e terapeutas do condado de Montgomery com vistas a obter certificação de instrutores do método. Esta sessão é o primeiro passo. Quando estiverem certificados, poderão ser contratados como uma espécie de integrante das famílias. O protocolo é passar quarenta horas por semana na casa de alguém, ficar em cima da criança o dia inteiro e depois treinar os pais para dar continuidade ao condicionamento à noite e nos fins de semana. O objetivo é configurar o ambiente por completo. É caro, mas famílias desesperadas estão dispostas a tudo.

Cornelia escuta, calma, ao papo animado, sem falar muito. Depois de um momento, percebe que é uma raridade naquele salão: uma mãe.

Ela conta sua história e todos parecem se envolver. "Fale sobre seu filho, quantos anos ele tem?" "Três." "Ele fala alguma coisa?" "Não, na verdade, não." Alguém pergunta se é difícil assistir ao treinamento no palco. Cornelia assente e força um sorriso. Se quisesse contratar alguém, uma terapeuta comenta, ela estaria disposta a ir a Washington todos os dias com prazer. Cornelia não deixa transparecer que estamos pendendo mais para o lado oposto.

Só no fim da tarde, depois de pegar Walt na escola, colocar Owen em sua cadeirinha e disparar a toda para o norte de Washington até Rockville, Maryland, encontro Cornelia. Ela está me esperando na frente do hotel e entra em silêncio em nossa van Volvo — nosso único carro — parecendo abalada. "Foi como se eu tivesse passado um dia inteiro, oito horas seguidas, com a Rainha do Gelo", que é como agora chamamos a primeira médica que mencionou o autismo. Cornelia descreve o dia e faz um resumo: "Não precisamos fazer esse treinamento de macaco porque Owen não é igual àquelas crianças".

Eu assinto. Nós dois concordamos. Parecia ser apenas uma questão de ter acesso a ele, de descobrir o que fez com que essa tempestade o envolvesse, assim poderíamos limpar as nuvens e permitir que a luz voltasse a entrar. Além disso, o método de Lovaas custa cerca de 40 mil dólares por ano. Isso é muito dinheiro, bem mais do que a metade do meu salário anual, descontados os impostos, quantia que acabamos de economizar. Para comemorar, decidimos jantar fora, em Rockville Pike, bairro onde todas as franquias de alimentação criadas pelo homem se concentram. Optamos pelo Silver Diner, organizado com precisão admirável para que cada unidade de franquia pareça uma lanchonete de bairro autêntica. É um dos restaurantes preferidos de nossos filhos, e, como não podia deixar de ser, nosso também. Um lugar perfeito para esvaziar a cabeça, onde servem sorvete o dia inteiro.

Uma locadora de vídeo em Georgetown exibia um anúncio de papelão em tamanho real do novo filme preferido de Walt, *Se brincar o bicho morde*, sucesso recente da 20th Century Fox sobre um grupo de meninos que faz amizade num time improvisado de beisebol. Logo que setembro de 1994 se aproxima, nossos meses de súplicas e bajulação compensam: o gerente, que ia trocar o anúncio por outro mais recente, entrega-o para nós. Então, em sua festa de aniversário de seis anos, em um parque perto de casa, os amigos de Walt se aglomeram ao redor da peça de papelão com os personagens de *Se brincar o bicho morde* — Bertram Grover Weeks, Mike "Squints" Palledorous e Benny "the Jet" Rodriguez. Walt está no meio, um pouco à frente, numa linha tênue entre o imaginário e o real. Tiramos fotos. Muitas.

Um ano antes, uma cena tão razoavelmente convencional mal teria importância. E daí que ele tem muitos amigos, se sente à vontade com eles? Por que seria diferente? Era assim em Dedham. Banalidades do tipo não nos afetavam. Hoje esse acontecimento parece extraordinário.

Sentimos uma onda de alívio, porque Walt, sorrindo até não poder mais, parece não notar que o resto de nós mal está se aguentando.

Alguns dias depois da festa, colocamos Owen no carro para o trajeto de 45 minutos até Rockville, Maryland, onde fica a escola Ivymount. Com duzentos alunos, da educação infantil ao ensino médio, é a maior e melhor escola para crianças com deficiência na região. Quando começou a funcionar no porão de uma igreja em 1961, não havia lugar para crianças com deficiências sérias como síndrome de Down ou problemas de desenvolvimento. Antes de Eunice Kennedy Shriver dar início às Olimpíadas Especiais, em 1968, e a consciência pública começar a crescer, a maior parte dessas crianças ficava em casa ou era internada.

O trajeto até o enorme prédio da época do governo de Eisenhower é muito longo; o lugar já foi uma escola pública de ensino fundamental, com seus blocos de cimento pintados, madeira clara, biblioteca, ginásio e desenhos feitos pelos alunos nas paredes dos longos corredores. Há duas crianças na classe de Owen — um menino com síndrome de Down chamado Eric e outro menino, Julian, bem parecido com nosso filho, com diagnóstico de transtorno invasivo do desenvolvimento não especificado e que também não fala. A professora, Lucy Cohen, explica que a escola tinha mais alunos, mas que no ano anterior muitos saíram para receber tratamento ABA em casa. Será apenas o trio, aos cuidados de Lucy, a fonoterapeuta e uma auxiliar. Ela pede que nos sentemos nos tapetes junto à parede para observar. Depois que nos acomodamos, Lucy tenta fazer com que as crianças cumpram tarefas simples. Owen e Julian giram, murmuram consigo mesmos e olham ao redor enquanto Eric desenha numa folha, de acordo com as instruções da professora.

Sentado em um tapetinho, com as costas apoiadas na parede, eu me pego pensando, com uma surpresa meio tristonha, nas expectativas que temos para nossos filhos, principalmente quando ainda são pequenos. Presidentes? Vencedores do Nobel? Celebridades? Quarterbacks? Primeiras bailarinas? *Pode acontecer.* De modo mais contido, pensamos em milionários filantropos ou, no mínimo, bacharéis nas melhores faculdades, como Harvard ou Yale, depois pós-graduados ou os profissionais mais reconhecidos de sua área. *Mais fácil, certamente, do que um prêmio Nobel... e, portanto, mais provável.* Quando são matriculados na escola — onde conhecem outras crianças e começam a encontrar seu lugar, recebem notas de provas, entram para times ou são cortados deles —, é o início do processo de lutar contra essas fantasias não expressas e encarar a realidade possível. E, ainda assim, essas ideias extravagantes apresentam resistência surpreendente. Afinal de contas, enquanto a criança está no time titular, *pode acontecer*.

Quantas dessas expectativas sem fôlego — também chamadas de sonhos — se tornam realidade? A melhor maneira de descobrir é extraí-las, uma a uma, e jogá-las no canto. A pilha é bem alta. E é isso que fazemos, minuto a minuto, sentados nos tapetinhos, com as costas pressionadas contra a parede. Owen gira e murmura ao lado do doce menino loiro. Nunca tínhamos visto crianças como nosso filho antes. Eis aqui um menino que poderia ser seu irmão gêmeo. Mas Eric? Pessoas da minha idade possivelmente recordam a época em que passavam vans cheias de crianças com síndrome de Down espiando pela janela enquanto os outros as encaravam. Elas não faziam parte do jogo. Tinham problemas. Eram ridicularizadas sem dó. E por quê? Porque nem se dariam conta disso. Era fácil demais. Aquela era a realidade — e não dava para ser mais cruel.

Agora Owen é uma dessas crianças. Claro, a esta altura ainda não sabemos de nada — caímos de paraquedas nesse mundo. Não sabemos, por exemplo, que pessoas com Down em geral têm o equipamento sensorial altamente evoluído. É verdade que bloqueios ou outros tipos de dificuldade geralmente fazem com que sejam criadas habilidades para compensar as faltas — como as pessoas cegas, que têm ótima audição. Mas, neste caso, acontece em áreas mais sutis, relacionadas à emoção ou à expressão de sensibilidade.

De repente, Eric está em pé na minha frente, com os olhos no mesmo nível que os meus. Ele olha para mim com a testa franzida, depois para Cornelia. Ele percebe que estamos ali sentados, paralisados de tristeza. Coloca os pequenos braços em volta do meu pescoço, me abraça e diz: "Te amo". Não sei bem se ele abraça Cornelia ou não — só sei que fico em transe, meu mundo virado de cabeça para baixo. Então ele volta para terminar seu desenho.

Cornelia precisa de alguém com quem conversar.

Ela não consegue falar comigo ao telefone. Nenhuma de suas amigas tem realmente ideia do que está acontecendo. De modo geral, sabem que temos problemas com Owen, mas não o que está rolando de fato. Cornelia acredita que devemos ser discretos, pelo menos até entendermos do que se trata.

Ela liga para a casa de sua família em Fairfield, Connecticut. Enquanto o telefone chama, percebe que não sabe muito bem o que vai dizer. Os pais dela também não sabem muito bem o que está acontecendo. É novembro de 1994. Faz um ano que estamos em Washington. Estamos longe da família e dos velhos amigos, então ninguém visita nossa casa com regularidade.

Cornelia está prestes a desligar quando escuta a voz da mãe: "Alô?".

"Sou eu, mãe."

"Ah, Lily, como está seu dia?"

Este é o apelido de infância dela, Lily. *E como está o dia dela?*

Um desastre. Cornelia levou Owen à escola e foi buscá-lo ao meio-dia, depois o levou à fonoterapia e à terapia ocupacional. Nada disso parece estar ajudando muito. Ele continua muito agitado, não consegue comunicar suas necessidades, chora de vez em quando e acabou de jogar uma banqueta de madeira escada abaixo, em cima dela. Owen não queria machucá-la, só estava frustrado. Mas Cornelia continua tremendo.

Ela não conta nada disso à mãe. Tenta bater papo e não chorar. Mas sua cabeça gira, buscando uma saída para a solidão. Continuamos sem usar a "palavra com A" em casa, assim como os diversos terapeutas de Owen. Mas Cornelia tem pensado em um primo da mãe que tinha um filho chamado Tommy, do qual ela era próxima quando criança. Ele não falava e às vezes ficava fora de controle, mais por agitação do que por raiva. Ele acabou sendo internado em uma instituição pública. A mãe de Cornelia, mulher de compaixão impetuosa e inabalável, era próxima do primo e visitava Tommy com regularidade.

Agora, hesitante, Cornelia faz à mãe, do nada, uma pergunta introduzida por um despreocupado "Ah, aliás" a respeito do diagnóstico de Tommy. "Diziam que ele era retardado", a mãe responde. "Mas sempre fiquei imaginando se não era autista." Cornelia respira fundo e segue em frente. Conta à mãe algumas das coisas que têm acontecido nos últimos tempos e chega até o pior de tudo: a banqueta jogada de cima da escada naquele dia. "Eu sinto como se estivesse vivendo com Tommy!", ela solta, com uma bola de fogo subindo das entranhas.

O telefone fica mudo. Então a mãe dela diz: "Contei que comprei uma colcha nova para a minha cama hoje?".

Neste momento, Owen está no andar de cima, fazendo aquilo que sempre o deixa calmo, à vontade, até contente: assistindo a vídeos da Disney no nosso quarto.

No nosso primeiro ano em Washington, Owen praticamente só fez isso quando estava sozinho ou com o irmão. Era a única coisa que os dois podiam fazer juntos. Havia uma TV presa à parede em um canto no alto do pequeno quarto, e eles empilhavam travesseiros na nossa cama e sentavam um pertinho do outro. Quase sempre Walt punha a mão nos ombros de Owen.

É difícil saber todas as coisas que passam pela cabeça de um menino de seis anos a respeito do quanto o irmão mais novo dele, agora com quase quatro, mudou. Mas não podemos deixar de ficar pensando se essa não é a maneira de o irmão mais velho manter tudo sob controle, apegando-se ao que já conhece.

Afinal de contas, Walt passou uma parte saudável de sua curta vida sentado na frente de uma tela, assistindo a produções da Disney. É assim com a maior parte das crianças que têm a idade dele. Um ano depois de Walt nascer, em 1988, a Disney, após passar algumas décadas meio na surdina, voltou com tudo com *A pequena sereia*. Famílias encheram os cinemas e um número ainda maior de pessoas comprou o vídeo, o mais rentável daquele ano. O mesmo aconteceu com *A Bela e a Fera*, em 1991, que foi além: consagrou-se como a primeira animação indicada a um Oscar de Melhor Filme. Depois veio *Aladdin*, em 1992, o filme mais rentável do ano. Pessoas da nossa idade montavam videotecas para os filhos. E não só com os sucessos recentes — que os críticos chamavam de "a nova era de ouro da Disney" —, mas com fitas da era de ouro original, iniciada em 1937 com *Branca de Neve e os sete anões* e seguida por *Dumbo, Fantasia, Pinóquio* e *Bambi*.

Assistíamos a todos eles, cantávamos as músicas, dançávamos.

Tudo isso tendo de lidar com o leve desprezo de alguns de nossos amigos nascidos depois da guerra e que tinham feito pós-graduação. Todos, com um ar de quem conhece o mundo, de que tem toda a razão, diziam que a Disney fazia lavagem cerebral de maneira voraz e comercial, apropriando-se de mitos para moldar mentes jovens e chegar a conclusões nocivas a respeito de tudo o que vai de mães mortas (nem fale de madrastas) até o que acontece com meninos em busca de emoções (vão para a Ilha dos Prazeres de Pinóquio e são transformados em burros *para sempre*) e qual deve ser a aparência de uma princesa (absolutamente inatingível!), antes de os pirralhos se darem conta do que tinha acontecido.

Muitos deles, no entanto, não tinham filhos. Cornelia e eu não éramos grandes fãs da Disney, mas o conforto e a conveniência dos vídeos eram acachapantes. Eles funcionavam como babás instantâneas e ainda eram uma atividade em grupo, algo que pais e filhos podiam fazer juntos e que estava sempre ao alcance. Quando Owen nasceu, Walt já tinha aprendido a usar o controle remoto sozinho.

O irmão logo entrou na dança. Agíamos como a maioria dos outros pais em relação à TV, com algumas poucas restrições. No ano antes de sairmos de Dedham, limitamos o tempo na frente da telinha e, a certa altura, chegamos a guardá-la. Ficamos surpresos por Walt não ter ficado tão aborrecido. Depois de algumas semanas, percebemos o porquê: ele estava assistindo aos desenhos na casa de outras crianças. Todo mundo tinha aquelas fitas.

Mas tudo isso foi antes da mudança de casa e de vida. Agora, vendo os dois meninos na cama, com a pilha alta de travesseiros, *Peter Pan* ou *Aladdin* na tela, dava vontade de fazer o tempo parar.

Claro que, aos seis anos, Walt está se afastando de nós. Novos amigos. Tudo novo. Ele ensinou Owen a usar o controle remoto no verão passado e começou a sair de fininho. Não que o irmão tenha assim tantas horas livres. Nós "programamos" Owen o máximo possível. Ou ele está nas sessões de terapia ou Cornelia o leva ao supermercado, ao parque, enquanto resolve suas tarefas do dia a dia. Quando chegam em casa, ela está exausta, e permitir que ele assista a alguns filmes não parece ser um crime terrível. Então, Owen fica no nosso quarto com o controle remoto, assistindo a um filme atrás do outro. Ele volta e vê outra vez algumas partes. Faz isso bastante. Mas parece contente, concentrado.

Questionamos nossos especialistas em desenvolvimento, médicos e terapeutas a respeito. Eles dão de ombros. "Owen está relaxado?" "Está." "Parece contente?" "Com certeza." "Limitem o tempo", eles dizem. "Mas, se provoca tudo isso nele, não há motivo para parar."

Então nos juntamos a ele no andar de cima, em uma tarde fria a chuvosa de sábado, no fim de novembro. Owen já está na cama, alheio à nossa chegada, murmurando coisas sem sentido... "Eassuavos, eassuavos". Ouvimos muito isso nas últimas semanas. Cornelia achou que ele talvez quisesse mais suco; mas não, ele recusou o copo. Está passando *A pequena sereia* e nós nos acomodamos nos travesseiros. Já assistimos àquilo uma dúzia de vezes — Walt mais ainda —, mas está numa das melhores partes: quando Úrsula, a bruxa do mar, uma diva ácida, canta sua música de maldade, "Pobres corações infelizes", para a sereia egoísta, Ariel, estabelecendo o enredo em que vai transformá-la em humana em troca de sua voz, para que possa ir atrás do príncipe bonitão:

> *Corações infelizes*
> *Precisam de mim*
> *Uma quer ser mais magrinha*
> *Outro quer a namorada*
> *E eu resolvo?*
> *Claro que sim!*
> [...]
> *Mas me lembro no começo*
> *Alguns não pagaram o preço*
> *E fui forçada a castigar os infelizes*
> *Se reclamam, não adianta*

Pois em geral sou uma santa
Para os corações infelizes...
Chegamos a um acordo?

"É isso que escuto todos os dias do departamento de relações públicas das empresas", digo a Cornelia. Ela dá risada e diz: "Se reclamam, não adianta, pois em geral sou uma santa".

Na tela, a música termina. Owen ergue o controle e aperta a tecla para voltar.

"Vamos lá, Owen, deixe correr!", Walt resmunga. Mas ele não volta até o começo da música, só uns vinte segundos, quando Úrsula berra:

É hora de resolver
O negócio entre nós
Eu sou muito ocupada
E não tenho o dia inteiro
O meu preço:
É a sua voz!

Ele faz de novo. PARA. VOLTA. PLAY. E mais uma vez.

Na quarta vez, Cornelia sussurra: "Ele não está falando de *suco*".

Mal escuto. "O quê?"

"Não é *suco*. É só... é a sua voz!"

Pego Owen pelos ombros. "É a sua voz! É isso que você está dizendo?"

Ele olha bem para mim — é a primeira vez que nos olhamos no olho em um ano.

"Eassuavos! Eassuavos! Eassuavos!"

Walt começa a berrar: "Owen voltou a falar!".

Uma sereia perdeu a voz em um momento de transformação. O mesmo aconteceu com o garoto silencioso.

"Eassuavos! Eassuavos! Eassuavos!", Owen fica repetindo enquanto nos vê gritando e comemorando. E então estamos em pé, todos nós, pulando. Owen também, cantarolando, vez após outra, "Eassuavos!", enquanto Cornelia, cujas lágrimas começam a escorrer devagar, sussurra: "Obrigada, Deus... ele está ali dentro".

* * *

Três semanas depois da dança do "Eassuavos", estamos no Walt Disney World.

Já tínhamos marcado uma viagem para a Flórida e reservado voos baratos com meses de antecedência para visitar meu irmão Len e a família dele — dois meninos, da mesma idade dos nossos. Minha mãe também vive lá.

A piada na família é que Len nunca leu a carta do leito de morte de meu pai a respeito de procurar fazer "algo útil" com a vida, e por isso hoje ele trabalha como gerente financeiro. A explicação mais óbvia é que sou mais parecido com nosso pai esteta, que vivia com a cabeça nas nuvens, um executivo do ramo de seguros que sonhava em dar aulas ou escrever. Meu irmão sempre foi mais parecido com minha mãe, uma pragmática feroz. Isto é, na melhor das hipóteses, uma meia verdade.

Quando tivemos filhos, pudemos ver que — assim como nossas crias — somos uma mistura dos traços dos nossos pais, além de um monte de outras coisas não identificadas. O que não mudou ao longo dos anos — desde aquela época até agora — é que, no fim das contas, sobramos só nós dois, dois irmãos que precisam descobrir por si mesmos como dar conta de tudo.

Mais tarde, à noite, quando todos estão dormindo, ele me pergunta como as coisas estão indo. Conversamos quase todos os dias — um telefonema rápido —, mas, acomodados na tranquilidade embaixo de uma palmeira à beira da piscina da casa dele, sob a cobertura das estrelas, podemos ser mais profundos.

"É o melhor dos tempos, é o pior dos tempos", eu disse, explicando que as coisas no trabalho, com Cornelia — que é ainda mais fantástica quando desafiada — e com Walt — avançando rumo às glórias dos sete anos — não podem ser melhores. Mas que não sabemos muito bem o que o futuro reserva a Owen.

"Notei que ele ainda não está falando", Len confessa.

"Não."

"Será que ainda vai demorar?"

"Vai."

"Todas essas terapias, cinco ou dez por semana, a 120 dólares por hora. São cobertas pelo seguro?"

"Não."

Então só ficamos lá sentados enquanto a brisa faz as folhas da palmeira farfalharem. Sei que ele está fazendo cálculos. É isso que faz para os clientes, todos os dias: a matemática da vida. Meu irmão é bem bom nisso — puxou da mamãe, com certeza.

Depois de um minuto de silêncio, decido que é melhor dar uma visão geral da coisa.

"Na pior das hipóteses, vamos ter que sustentar Owen pelos próximos cinquenta anos, mais trinta anos depois de morrermos."

Pronto, agora vamos ter de falar sobre isso.

"Essa é a pior das hipóteses ou a mais provável?"

"Esperamos que um meio-termo."

Hummm. Meu irmão não é do tipo que descarta a esperança. Sabe que ela tem utilidade, como quando o convenci a concorrer a presidente do segundo ano do ensino médio e ele venceu.

"Nunca é demais ter esperança", ele diz, baixinho, para o irmão mais novo otimista e reflexivo. "É só que é difícil de a conta fechar."

Nós dois assentimos, levantamos, nos abraçamos e vamos dormir.

Dois dias depois, pegamos um dos carros deles emprestado para fazer o trajeto de três horas até Orlando.

Para o grande dia, Walt veste um moletom da Universidade de Georgetown. Sua babá preferida estuda lá, bem pertinho de onde moramos. Tem um time de basquete importante, sobre o qual ele sabe tudo e é capaz de citar estatísticas. Como um típico garoto de sete anos, sua identidade está se enraizando em um lugar, que ele carrega consigo a todo canto. Esse tipo de consciência — sobre qual é o seu lugar ou como você se encaixa em um mundo mais amplo — começa a se desenvolver na maior parte das crianças mais ou menos aos três anos.

É difícil saber se alguns desses passos tradicionais estão sendo dados por Owen. Os pensamentos e sentimentos dele continuam sendo um mistério. Contamos a seus diversos terapeutas o que aconteceu quando assistíamos à *A pequena sereia*. Cornelia e eu praticamente não conseguíamos pensar em mais nada. Em nossa imaginação, *Rain Man* tinha sido substituído por *O milagre de Anne Sullivan*. Tínhamos vivido aquela cena emblemática em que ela consegue penetrar no mundo da jovem Helen Keller sinalizando "á-g-u-a" na mão da menina cega e surda enquanto a água escorria de uma bomba. Precisávamos ser Anne Sullivan, e sentíamos que tínhamos feito um avanço naquela tarde chuvosa ao ver Ariel perder a voz. Owen havia saído, ainda que apenas por um momento, de seu mundo fechado. Tínhamos falado com nosso filho.

Falar com a fonoterapeuta foi um balde de água fria. Com o dr. Rosenblatt também. Ele explicou que "ecolalia" é uma característica comum em crianças como Owen. É algo que os bebês às vezes fazem entre os seis e os nove meses, repetindo consoantes e vogais enquanto aprendem a transformar seus balbucios em palavras. Também é algo visto em pessoas com problemas de desenvolvimento que não conseguem falar. Como o termo sugere, é um eco, geralmente da última ou das duas últimas palavras de uma frase: "Você é uma menininha muito inteligente e bonita", uma mãe pode dizer à filha. "Inteligente e bonita", a menina vai ecoar. "Será que essas crianças sabem o que as palavras significam?", pressionamos o dr. Rosenblatt. "Geralmente não", ele respondeu. "Mas elas querem fazer uma conexão, e isso é animador."

"Elas só repetem o último som", eu disse com a voz embargada. Ele assentiu. "Mas", insisti, em uma última tentativa, "por que ele ficou voltando a essa parte específica durante semanas, talvez até mais, e escolheu aquela frase entre tantas em um filme de 83 minutos?" O dr. Rosenblatt deu de ombros. Não tinha como saber.

Assim, no escuro, em algum ponto entre Helen Keller e um papagaio, adentramos os portões do Magic Kingdom.

Não há diferenças perceptíveis desde a visita que Cornelia e eu fizemos havia dez anos, antes de termos filhos, ou de quando estive lá em

1971. Somos *nós* que mudamos... Agora pais, enxergamos tudo através dos olhos de nossos filhos, através do que veem e sentem. Walt pega a mão de Owen e os dois seguem juntos, com nós dois logo atrás, pela Main Street. Há atrações na Terra da Fantasia — O Chá do Chapeleiro Maluco, As Aventuras Assustadoras da Branca de Neve, O Passeio Emocionante do Senhor Sapo — que emulam filmes que os dois adoram. Walt segue impetuosamente, dando risada, fazendo piada, acomodando-se com Owen no carrinho voador de dois lugares no Voo do Peter Pan, logo à frente do nosso, enquanto mergulham e rodopiam por paisagens e figuras da Terra do Nunca — os Meninos Perdidos brincando em seu esconderijo, Wendy caminhando pela prancha, Peter Pan em uma luta de espada com o Capitão Gancho. Eles parecem qualquer outro par de irmãos — e, sob o truque das luzes, são mesmo. Corremos para a MGM em busca das Tartarugas Ninja. O folheto do parque diz que há uma sessão de autógrafos. Os meninos esperam — a fila é longa — e tiram fotos com Donatello e Rafael, os personagens dos quais se fantasiaram no último Halloween em Massachusetts. Parece que nada mudou, como se o ano e meio anterior tivesse sido um sonho ruim.

Cada vez que sentimos isso, nós colocamos os pés no chão. Depois da euforia do "eassuavos" — e do balde de água fria dos médicos —, tentamos nos assegurar de que não estamos apenas enxergando aquilo que queremos ver.

Mas, no meio da tarde, já parece claro que Owen não está envolvido em seus jorros de palavras sem sentido ou agitando as mãos tanto quanto costuma. Um pouco, mas não muito. Ele parece calmo, concentrado — seguindo o grupo, olhando nos olhos — e estranhamente confortável, com um leve sorriso e os olhos acesos, como fica quando está assistindo aos filmes da Disney na nossa cama.

No fim do dia, estamos nos sentido um pouco como ele — confortáveis, em uma espécie de repouso ambulante que não sentimos desde que estávamos em Dedham. Owen parece se sentir em casa aqui, como se sua identidade — ou pelo menos a parte já formada dela — de algum modo estivesse conectada ao lugar.

Quando estamos saindo do Magic Kingdom e Walt avista a espada fincada de *A espada era a lei* perto do carrossel, não podemos deixar de alimentar uma fantasia. É um momento fortuito: um ator da Disney vestido de Merlin aparece perto dela a intervalos fixos durante o dia. Quando os meninos se aproximam, ele recita seu texto: "Deixe que o menino tente". Então, quando Walt se aproxima da bigorna, alguém aciona um interruptor escondido que solta a espada. Ele a puxa e Merlin exclama: "Você, meu menino, é nosso rei!".

Então os dois se viram para Owen.

"Você consegue, Owen", Walt sussurra. "Eu sei que consegue."

Owen olha para o irmão e para Merlin, então dá um passo na direção da bigorna e realmente ergue a espada.

Será que ele entendeu o que Walt estava dizendo? Será que apenas imitou o que tinha visto o irmão fazer? *Mas que diferença faz?!*

Hoje, sob a luz do sol, ele é o herói em sua imaginação.

2. Batendo na parede

Cornelia e eu estamos mudando. Em março de 1995, nosso segundo ano de crise em Washington já é visível no corpo da gente.

E não apenas nas olheiras. Temos uma ideia fixa. Faz um ano e meio que Cornelia leva Owen de lá para cá: terapeutas, reuniões na escola, mais terapeutas. Ela pratica o *floortime* de Greenspan 24 horas por dia: fica o tempo todo atrás de Owen, tenta pegar as deixas para mergulhar no mundo dele. Cornelia demonstra interesse intenso e inabalável. Esse tipo de esforço exige concentração e definição de prioridades. Preocupações chatas do dia a dia ficam espremidas entre o trabalho frenético com Owen e os cuidados com Walt, que está crescendo. Os telefonemas do tipo "Quais são as novidades, como estão as crianças?", que são o que segura a relação com os velhos amigos e garante a formação de novas amizades, foram eliminados. Quem tem tempo para isso? Alguns amigos de Boston desconfiam que entramos para um programa de proteção à testemunha.

Também estou mudando. Tenho ímpetos subconscientes que não consigo — ou pelo menos me recuso a — reconhecer.

Um ano antes, em fevereiro de 1994 — logo depois de nossa conversa com a Rainha do Gelo, quando ouvimos pela primeira vez a apavorante palavra "autismo" —, eu estava conversando com meu colega de quarto da época do curso de jornalismo em Columbia, Tony Horwitz, que tinha acabado de voltar da Bósnia, onde havia escrito um artigo fortíssimo para o *Wall Street Journal* a respeito da capacidade infantil de propagar esperança em zonas de guerra. Enquanto conversávamos, percebi que aprender em uma das "zonas de combate" mais difíceis de Washington era meio que um grande feito, parecido com as crianças da Bósnia que encontravam um livro de cálculo na rua e aprendiam a matéria. Quando criança assim aparece, estendem para ela um tapete vermelho que vai de Harvard até a antiga Iugoslávia. Mas, se for um menino de origem africana ou latina em uma região pobre dos Estados Unidos que consegue aprender enquanto as balas assobiam, damos de ombros. Detectei uma lacuna que nunca tinha sido examinada, e isso costuma ser o ponto de partida de uma reportagem.

Procurei a pior escola de ensino médio dos Estados Unidos e achei uma forte candidata na Frank W. Ballou Senior High School, na região sudeste de Washington. Então foi lá que passei a maior parte do meu tempo naqueles dias assustadores e ocupados depois que nosso Owen desapareceu.

Cornelia me deu uma das fitas cassete preferidas dela da época de faculdade — John Prine. Eu ia de carro de um lado para o outro da cidade, passando pela cúpula do Capitólio e descendo o bulevar Martin Luther King, ouvindo "Hello in There", uma música sobre como oferecer ajuda a pessoas que tinham se tornado invisíveis:

Please don't just pass them by and stare,
As if you didn't care,
Say, 'Hello in there.'*

Depois de algumas semanas observando as crianças passarem pelos corredores da Ballou — uma escola que praticamente só tinha alunos afro-americanos em uma parte de Washington em que 70% dos homens com idade entre dezoito e 36 anos tinham ficha na polícia, onde quatrocentos de 1400 alunos faltavam todos os dias, enquanto policiais e seguranças vigiando o prédio eram onipresentes, meus

---

* Em tradução livre: "Por favor, não passe por eles e fique só encarando,/ Como se não se importasse,/ Diga: 'Olá'". (N. T.)

olhos começaram a se abrir. Será que eu considerava esses alunos, muitos dos quais acabariam na cadeia ou coisa pior, fundamentalmente diferentes das crianças da minha escola de ensino médio em Wilmington, Delaware, cuja maior parte fez faculdade? É uma questão que faz a gente pensar e que eu não teria colocado — nem para mim mesmo — nos meus primeiros tempos de repórter, avançando aos trancos e barrancos, com cabeça baixa, conhecendo fontes em uma competição diária para conseguir um furo de reportagem ou encontrar aquele caso perfeito para começar um texto.

Olhando para esses alunos descartados, será que uma parte de mim enxergava a maneira como as pessoas olhavam para meu filho, ao vê-lo se agitar e murmurar apenas por alguns minutos antes de o evitarem? Sem dúvida, embora eu não tivesse certeza na época.

Passei dias com a garotada da Ballou, apenas escutando — as meninas com penteados elaborados e os meninos de calças largas, fechados em suas conchas — o melhor possível. Eles estavam pouco receptivos a mim, eram cautelosos em relação ao mundo de onde eu vinha. Falávamos dialetos diferentes e tínhamos poucas referências em comum. E, quando proferiam algumas palavras, independentemente do assunto — uma briga nos corredores, um modelo novo de Nike, um novo rap —, eu me juntava a eles, mesmo sem saber aonde aquilo ia me levar. Depois de meses, comecei a ter vislumbres de como realmente era a vida daqueles garotos.

Mas um aluno solitário e com boas notas chamado Cedric Jennings, um nerd deslocado em corredores comandados por líderes de gangue, sonhava intensamente em chegar às melhores universidades do país. Apesar de ninguém na escola ter conseguido aquilo havia uma década, ele tinha certeza de que seu caminho para a vitória estaria garantido se fosse aceito em um programa de verão do MIT para alunos de minorias com boas notas nos dois últimos anos de ensino médio. Tinha apostado tudo na chance remota de ser aceito e não conseguia pensar em mais nada, apesar de tudo a seu redor estar desabando — o pai na cadeia, a mãe sozinha batalhando, traficantes no comando de todas as esquinas do bairro e professores dizendo, nas palavras dele: "Você não vai conseguir, por que se dar ao trabalho?". Ele os chamava de "destruidores de sonhos".

Será que eu também sentia que todas as pessoas com quem conversávamos a respeito das perspectivas de Owen ter uma vida independente eram destruidoras de sonhos?

Claro que sim. Eu percebia isso? Nem um pouco.

Não até eu me pegar na redação vazia do *Wall Street Journal* às três da manhã, tentando fechar um texto de 5 mil palavras sobre a luta de Cedric e seus colegas para ter esperança quando não havia motivo para isso. Eu tinha chegado ao meu último bloco de notas, com comentários sobre a noite em que Cedric e a mãe — uma mulher religiosa que tinha sacrificado tudo pelo filho —, depois de uma longa vigília, passaram por alguns traficantes, que estavam nas ruas em peso à meia-noite, para pegar a correspondência na caixa de correio na entrada do prédio e depois subiram a escada caindo aos pedaços para chegar ao apartamento deles.

A redação deserta estava silenciosa. Não sei quanto tempo fiquei lá, mas, a certa altura, escrevi:

Há um envelope branco embaixo do guia de TV.

Cedric o pega. As mãos dele começam a tremer. "Meu coração está disparado."
É do MIT.

Apressado, ele o rasga.

"Espera. Espera. 'Temos o prazer de informar...' Ai, meu Deus. Ai, meu Deus."
Ele começa a pular de um lado para o outro na cozinha minúscula. A sra. Jenkings estende a mão para compartilhar esse momento com ele, que roda para longe.

"Não acredito. Eu entrei!", ele exclama a plenos pulmões, segurando a carta apertada contra o peito, com os olhos fechados com muita força. "Pronto. Minha vida vai começar."

Não sou muito de chorar. Só fiz isso um punhado de vezes nos vinte anos que se passaram desde a morte do meu pai. Mas escrevi essas frases em meio a lágrimas.

Eu me arrastei para casa às quatro da manhã. Cornelia passara horas acordada com Owen e tinha acabado de conseguir fazer com que ele voltasse a dormir. Os dias andavam difíceis. Ela tentava se comunicar com ele — trazê-lo "para fora" —, mas as noites eram sempre complicadas.

Eu disse a ela que tinha terminado a reportagem, escrito a última linha, e que ficara emocionado. "Acho que estou perdendo a cabeça, me desmanchando em lágrimas na redação, no meio da madrugada."

"Não", ela disse. E, para minha surpresa, sorriu.

"O que foi?"

"É uma coisa boa. Você está amadurecendo."

Ela se deitou algumas horas antes do nascer do sol e eu me esgueirei para o quarto dos meninos.

Estava escuro. Sentado no tapete, escutei os dois respirando pesado. Tudo corria bem com Walt no beliche de cima; não tanto no de baixo. Comecei a pensar como era fácil escrever sobre as coisas quando sua vida estava em ordem e intacta. Era só dar um passo para trás e desempenhar o papel do observador sem paixão, cheio de certezas, com aquela onisciência forjada. Depois que você sente como o mundo pode ser complicado, como há pouca coisa que você pode controlar, essa certeza fica mais difícil de gerenciar. Minha vida era uma confusão. Nunca tinha me envolvido emocionalmente com o trabalho — era perigoso demais, um jornalista deveria ser "objetivo", seja lá o que isso quer dizer. Minhas emoções estavam se derramando por todos os lados. Mas talvez isso não fosse uma coisa tão terrível; talvez fosse isso que Cornelia queria dizer. Eu só sabia que, dali a algumas horas, como todos os dias, ela ia se levantar pensando que aquele era o dia em que a vida de Owen ia começar. Ou recomeçar.

Todos os dias desde aquela noite na redação —agora faz um ano—, acordo sentindo isso também: que hoje a vida de Owen vai mudar. E, no fim do dia, percebo que não mudou, e que eu não sei de nada.

Owen está começando a falar no primeiro semestre de 1995. Não é muito, só algumas palavras em sucessão. Sai uma coisa estranha, sem ritmo, que não tem nada a ver com antigamente. Na verdade, soa um pouco como Helen Keller, como alguém que não escuta tentando falar. Sons abruptos, proferidos por necessidade. "Suco" nunca foi embora. E vieram "carro", "meu", "quente", "frio". Mas agora as palavras não parecem estar construindo nada além de um aglomerado de duas ou três.

A melhor delas — aquela que tem maior utilidade — é "meu". O segredo é ser rápido. Quando ele aponta para algo, qualquer coisa — um livro, um vídeo, um brinquedo — e diz "meu", você se apressa para pegar primeiro. Segura no alto e pergunta como aquilo chama. *Espera.* Ele não ganha a não ser que diga algo. "É um livro, Owen. Diga 'livro'."

Quase toda noite, a professora de Ivymount liga para repassar, em detalhes, tudo o que fizeram durante o dia. Hoje, o trio — Owen, Julian, que não fala, e Eric, o menino carinhoso com síndrome de Down — foi a uma apresentação no ginásio, aprendeu a segurar o lápis, saiu para ver um jogo de futebol ou brincar com a bola.

Qualquer uma dessas coisas pode ser um degrau para uma conexão, pelo menos na teoria. Mas, através da descrição de como orienta as crianças — faz com que se sentem, olhem para ela, caminhem com o grupo —, a professora está ensinando a mim e a Cornelia como estar com nosso filho. Em seus tutoriais, começamos a compreender exatamente o quanto ele saiu dos eixos. Seu processamento auditivo — o ato de escutar e compreender o discurso — quase inexiste. O processamento visual também é fora do normal. Ele costuma virar a cabeça e espiar de canto do olho, como se olhar de frente para você fosse doloroso ou acachapante. Tudo isso é característica do autismo. Assim como acordar toda noite. Os sentidos dele não têm estabelecimento, flutuam a cada minuto, como correntes ligeiras sem a firmeza de uma âncora de sono, quando o equipamento sensorial do corpo descansa e se recompõe. Não para Owen. A última soneca durante o dia que ele tirou foi em Dedham. De lá para cá, nada. Ele dorme cerca de três horas por noite, e talvez mais uma ou duas horas depois que Cornelia e eu o ninamos. Ouvimos um novo termo, "autismo regressivo", para crianças que parecem típicas, até passar por uma mudança — uma regressão — entre os dezoito e os 36 meses. Apesar de ainda estarmos chamando de TID não especificado, o novo termo parece se encaixar bem.

Quando ele está cansado, querendo voltar a dormir nas horas que antecedem o amanhecer, ouvimos uma frase de ouro — "Abraçar você" — que nos leva na outra direção. Em momentos assim, Owen demonstra uma necessidade de conexão que crianças autistas supostamente não têm. Ele diz isso e abre os braços enquanto estamos sentados na

44

cadeira reclinável que ficava no quarto de bebê dele em Dedham. Não acontece com frequência, mas o suficiente.

Uma necessidade é expressa e atendida. Claro, é o tipo de coisa que um cachorro diria se pudesse falar, e variações do desejo de abraçar ou segurar estão entre as sentenças preferidas dos chimpanzés que aprenderam linguagem de sinais. Mas a esta frase atribuímos o mundo e todas as suas promessas.

No que diz respeito ao resto da vida, ela prossegue. Saímos em família para assistir à última estreia de filme infantil, vemos um jogo dos Baltimore Orioles, viajamos até as montanhas da Virgínia e fazemos tudo o que é humanamente possível para Walt. A perspectiva de que, por causa dessa insanidade, ele seja privado do que merece é impensável, apesar de tudo ser determinado pelas leis do tempo e do espaço. A melhor defesa é um ataque forte — para mostrar que somos iguais às outras famílias. Os treinos — ele está começando a jogar hóquei —, as brincadeiras na casa de amigos, as festas de aniversário, as feiras de bairro, as visitas a museus, as reuniões com os professores ou com outros pais da escola estão na categoria "sem discussão". Tudo tem que ser feito, e será.

Claro que quando estamos com Owen em shopping, cinemas e restaurantes somos qualquer coisa, menos iguais às outras famílias. Atraímos olhares. E, às vezes, demora um pouco para nos esquecerem. Nós nos tornamos especialistas em encaradas. Em algumas crianças, a deficiência é clara, porque existe algum tipo de manifestação física. Owen, assim como seu colega de classe Julian, parecem típicos. Os dois são crianças bonitas, com traços delicados. Então por que aquele menino de cabelo encaracolado no canto da lanchonete está grunhindo, jogando talheres, sacudindo a cabeça feito louco e derrubando coisas? Só pode ser má-criação. Talvez os pais sejam violentos.

Mesas mais reservadas, principalmente em lanchonetes, são preferíveis, assim podemos manter Owen na parte de dentro, perto da parede. Desse modo, ninguém pode enxergá-lo muito bem e reduzimos o número de espectadores.

Walt repara em cada olhar no recinto. Dá para perceber que, à medida que sua autoconsciência cresce, ele fica menos à vontade. E como poderia ser diferente? Cornelia e eu nos forçamos para agir como se nada estivesse acontecendo, como se não houvesse nada de diferente ou perceptível. *Não, ele só está falando sozinho. Você pode trazer mais guardanapos para limparmos isto? E a conta, por favor.*

Vemos Walt dando uma geral no salão em busca de gente olhando. *Somos iguais a todas as outras pessoas, Walt.* Esta é a nossa resposta-padrão. Ele nos encara como se tivéssemos perdido a cabeça.

Cornelia me liga, parecendo desesperada.

"O que foi? Aconteceu alguma coisa?"

"Não", ela responde. "Ele está fazendo aquilo de novo... de falar igual ao filme."

E daí?, eu penso. *Ele faz isso desde "eassuavos".*

"É só ecolalia. Coisa de papagaio. Owen só está repetindo sons."

Sei que ela está sacudindo a cabeça do outro lado.

Cornelia explica, como se estivesse falando com uma criança, que acaba de decifrar a frase sem sentido que ele tem usado no último mês. Ele anda vendo *A Bela e a Fera* sem parar e repete "beezatanoteriô" de modo regular. Estava fazendo aquilo enquanto Cornelia falava comigo. "Você não vai acreditar."

A esta altura, estou ansioso. "O quê? O quê?"

"A beleza está no interior."

Passo um minuto sem conseguir dizer nada.

"Você está aí?"

"Estou, só não consigo acreditar", digo, finalmente. "De todas as frases, essa. É disso que o filme fala, esse é o tema. Será que ele está mesmo entendendo o que vê?"

Digo a ela que ligo mais tarde — com certeza! —, mas preciso sair correndo. Estou atrasado para a aula.

Estamos no segundo semestre de 1995 e, no geral, muita coisa mudou. Não que eu tenha voltado à faculdade. Estou em Providence, Rhode Island, acompanhando Cedric em seu primeiro ano na Universidade Brown, para um livro. No primeiro semestre, as reportagens sobre ele e sua escola malfadada de ensino médio ganharam o Pulitzer. As histórias que contei eram, em essência, a respeito da beleza — e também sobre inteligência e sensibilidade — interior, apesar de essas qualidades com frequência serem difíceis de encontrar e mais difíceis ainda de medir, embora nós, humanos, gostemos muito de distribuir créditos e recompensas. O retrato de Cedric e seus colegas naquela escola dominada por gangues é um exemplo disso. Os leitores ficaram comovidos ao perceber como tantos dos nossos julgamentos são ocos — algo de que Cornelia e eu nos demos conta lentamente, mais ou menos na época em que Eric, o menino com síndrome de Down, nos abraçou naquele dia na Ivymount.

E agora tenho nas mãos um prêmio que, é claro, tem o efeito oposto às reações que atrai. Assim como tantos outros, é a abreviação máxima do julgamento instantâneo de quem avalia um livro pela capa. Ele basicamente se resume ao seu nome — é tudo o que as pessoas precisam escutar. Essas ironias são visíveis apenas para mim e Cornelia, incluindo a maneira como nossa luta particular conduz minha vida profissional.

Owen, no entanto, tinha uma declaração a fazer sobre a questão. Pouco depois de eu ganhar, ele reparou no prêmio. Um Pulitzer não é igual a uma daquelas medalhas de paz nem ao Nobel, com um disco dourado pendurado em uma fita. É bem pequeno, um cristal da Tiffany & Co. mais ou menos do tamanho de uma ameixa, com um entalhe da cabeça de Joseph Pulitzer ao lado do nome. Nós o colocamos em uma mesa na sala, ao lado de alguns porta-retratos. Fica bem na linha de visão de Owen. Foi só quando ele se aproximou da janela que um raio de luz refletida chamou minha atenção. Eu estava lendo no sofá, o que significava que podia me jogar rapidamente no chão para ficar com ele. Peguei sua mão em riste quando estava prestes a jogar o objeto pela janela.

Cornelia e eu vimos a ironia naquilo: *Owen enxerga além da bolha da premiação*, então nos asseguramos de guardá-lo mais alto, sobre a lareira da casa nova.

É de lá que Cornelia está ligando para me contar sobre beezatanoteriô. Usamos o adiantamento da editora Random House pelo livro para dar entrada em uma casa modesta de três quartos na área norte de Washington, perto da divisa com Maryland.

Claro que as opiniões de Owen sobre o prêmio não são uma barreira para a ação. Começamos a nos sentir sortudos de novo, pela primeira vez em anos, e fortes o bastante para dar ao mundo qualquer forma que precisamos que ele tenha, pelo bem de nosso filho. Para cada "por quê?", de repente parece haver um "por que não?". Nada dramático. Só ficamos um pouco loucos, de um jeito bem convencional: começamos a desprezar nossos medos e supervalorizar nossos sonhos.

Isso significa uma enorme mudança para Owen. Uma jornada de esperança começou. Ele agora passa metade do dia em Ivymount e a outra metade em uma escolinha adorável em Cleveland Park, com uma maioria de crianças típicas e privilegiadas. O Centro Nacional de Pesquisa Infantil — ou NCRC, National Child Research Center — foi fundado na década de 1920, com recursos de Rockefeller, e originalmente funcionava como um local para o estudo do desenvolvimento infantil. Muitas décadas depois, eles aceitam um punhado de crianças com deficiência a cada ano. Não é fácil entrar, mas, entre uma infinidade de advogados e lobistas, chefes de *think tanks* e gente das finanças, o filho de um repórter do *Wall Street Journal* — que acaba de ganhar um Pulitzer por uma série de reportagens a respeito das virtudes ocultas de crianças da periferia — é indispensável. É assim que Washington funciona.

Cornelia agora soma mais quilometragem do que um caminhoneiro, mas não se importa de levar Owen até Ivymount toda manhã, esperá-lo trabalhando como voluntária na escola, tomando café ou indo ao supermercado — qualquer coisa para matar algumas horas —, depois entregar a ele a lancheira com o almoço para ir comendo enquanto ela dirige até o NCRC, onde ele passa as tardes na "sala do sol", um nome propício. Lá, Owen se mistura com crianças sem deficiência. A ideia — apoiada de maneira geral pelos nossos terapeutas — é que use os novos colegas como modelo de comportamento e crie relacionamentos que ampliem suas capacidades, evoluindo diante do desafio. Para nós, é o próprio sol brilhando.

A negação e a esperança, é claro, são primas. Quando se juntam, o resultado é a ilusão. Não há conexão de verdade ocorrendo no NCRC.

Pelo menos não para Owen. Mas Cornelia e eu criamos montes delas. *Nós* fazemos muitos amigos. Pais de crianças típicas que ficam felizes em nos acolher em sua órbita. Owen agora está se misturando a um grupo de crianças que ainda estão naquela idade em que as amizades costumam ser selecionadas pelos pais. Com tão poucas em cada sala, tudo se encaixa com elegância: uma turminha próxima de mais ou menos duas dúzias de pais e uma dúzia de crianças, movendo-se em uníssono. Festas, churrascos e noites sem os filhos, que ficam com uma babá na casa de alguém. A melhor parte são as festas de aniversário. Todos na classe são convidados. Isto está além da decisão dos pais: é uma regra da escola!

Não que haja muita interação nelas, mas todo mundo tem um videocassete e todo mundo tem os clássicos da Disney. Há certa interação, um abraço ou "oi" (uma das novas palavras de Owen) na chegada, depois vão assistir a *Mogli* ou *Branca de Neve* juntos, lado a lado, até as crianças mais velhas irem fazer outra coisa. Se você reparar bem, parece muito com amizade.

Já no que diz respeito a Walt... *nada com que se preocupar*. Ele parece um pequeno adulto aos sete anos, capaz de dar conta do que o primeiro ano joga em cima dele e ainda aproveitar tudo o que a Lafayette Elementary, a escola pública de ensino fundamental do bairro, tem a oferecer.

Todo mundo cria histórias a partir de suas experiências, um impulso humano fundamental, e Cornelia e eu criamos uma para Walt.

Aconteceu no começo do primeiro ano, quando Cornelia o levava de carro para a escola nova. Aterrorizante para qualquer criança, certo? Bom, a alguns quarteirões de distância, Walt dá um tapinha no braço da mãe e diz: "Me deixa descer... Posso ir a pé daqui". Ela fica passada. "Walt... Eles sabem que você *tem* pais. Não é um menino de rua que precisa se virar sozinho no mundo."

"Vai ficar tudo bem. Eu sei o caminho." E lá foi ele. Logo Walt começou a percorrer de bicicleta a distância de mais ou menos um quilômetro até a escola, chocando alguns pais de coleguinhas — endurecidos por anos de fotos de crianças desaparecidas nas caixas de leite.

Nunca tememos por ele. Parece que cada passo que dá na direção da autonomia é um feito valoroso, que merece reconhecimento, principalmente porque Walt nunca abandona o irmão, coisa que de fato temíamos.

Muitos anos depois, quando entrou na vida adulta, Walt explicou o que realmente acontecera. Ele tinha vergonha do irmão. Os olhares, as perguntas... Era como se estivesse enfrentando um monte de bisbilhoteiros, em número grande demais para desafiar. Ele disse que queria descer antes porque o irmão estava no carro. Walt sabia que, se Cornelia o acompanhasse naquele primeiro dia, assim como as outras mães, teria que levar Owen consigo. E só Deus sabe o que poderia ter acontecido.

Na época, não percebemos isso. Contamos aos amigos sobre o primeiro dia de aula, em que ele entrou na escola sozinho. Transformamos aquilo em uma anedota. *Ah, o Walt é tão independente!*

No nosso porão, ninguém fica olhando. Aos cinco anos, completos no primeiro semestre de 1996, a vida de Owen se passa cada vez mais na frente da tela, com Walt às vezes a seu lado. Os filmes da Disney — agora tínhamos quinze deles em nossa coleção, além de alguns curtas — dominam o subterrâneo.

É lá que fica a TV grande na casa nova. É uma caverna escura e quentinha, com a quantidade certa de luz natural, que entra pelas vidraças perto do teto. Sentamos no sofá e assistimos a filmes com Owen, em um sistema de rodízio. Depois de um dia de programação pesada de aulas e terapias, ele se acomoda lá embaixo. Cornelia vê *A dama e o vagabundo* com ele. Quando chega em casa com sua bicicleta no fim da tarde, Walt encara *A pequena sereia*. À noite, antes de ir para a cama, acompanho um pouco de *Aladdin*.

Será que isso é saudável? A "Equipe Owen" — como passamos a chamar o time de médicos e terapeutas dele — não sabe dizer. Contamos que Owen está recitando longas passagens de diálogos dos filmes em arroubos de dez ou vinte segundos, sem nenhum reconhecimento perceptível do que está dizendo, como alguém que canta "Frère Jacques" durante anos e nunca repara — ou sinceramente, nem se importa — que a música fala de um frei chamado Jacques.

Na escola, esse impulso recitativo está se tornando um problema, algo a ser remediado. Ele fica repetindo as frases quando deveria se manter em silêncio, escutar instruções ou, o mais importante, se envolver em algum tipo de atividade com os outros alunos. Os médicos e agora os professores chamam isso de "autoconversa", e a definem formalmente como um "comportamento perseverante" — uma característica do autismo e dos distúrbios de desenvolvimento definida na literatura médica como a "repetição de uma reação específica, tal como uma palavra, uma frase ou um gesto, apesar da ausência ou cessação de estímulo, geralmente causada por lesão cerebral ou outro distúrbio orgânico". Em busca de maneiras de controlar e reduzir isso, recomendam que limitemos a tv a uma hora por dia.

Dizemos que isso é impossível. Os filmes duram noventa minutos, e ele fica muito agitado parando antes do fim. Depois de "eassuavos" e "beezatanoteriô", não vamos fazer nada que o tire da frente da tela. Apesar de a pronúncia de Owen ser arrastada, com uma cadência acelerada e sem ritmo, sempre prestamos atenção no fluxo verbal em busca de alguma palavra conhecida. Ou pelo menos um som. "Seb", por exemplo. Não é um agrupamento de três letras que se encontra comumente (sebáceo? Seborreia?). Mas tem duas consoantes fortes que se destacam no fluxo do enunciado. Quando escutamos isso, sabemos que ele está recitando alguma passagem que envolve Sebastião, o caranguejo ajudante do rei Tritão de *A pequena sereia*. E, é claro, nós mergulhamos fundo em cada referência do filme que somos capazes de perceber. Owen olha para nós sem entender nada, geralmente sorrindo. Quando fazemos uma imitação especialmente boa do caranguejo — o dublador Samuel E. Wright tem uma voz intensa e faz um sotaque caribenho—, conseguimos um "Sebastião é engraçado" de Owen, antes de ele sair correndo.

Crianças pequenas se envolvem com aquilo que é chamado de "brincadeira paralela", ou seja, brincar ao lado de outra criança, mas não *com* ela. Do ponto de vista do desenvolvimento, esse estágio costuma terminar entre os doze e os dezoito meses. Está claro que, em muitas áreas, Owen regrediu para antes disso. Ele se envolve em brincadeiras paralelas apenas da maneira mais geral; é mais comum uma *brincadeira de proximidade*. O objetivo — o objetivo de todo mundo — é acabar chegando ao cálice sagrado da brincadeira interativa, cheia de expressões, com espelhamento, reações rápidas que constroem um toma lá dá cá e uma espécie de imaginação colaborativa, um motor poderoso de amadurecimento e desenvolvimento nas crianças. Owen fazia muito disso em Dedham.

Mas nos contentamos com o que temos. Envolvimento lado a lado é o que vivemos todo dia. Ficamos felizes e temos a sensação de conexão que desejamos tão desesperadamente rindo com ele em algumas partes dos seus filmes preferidos e ficando quietos em outras. Ele com toda a certeza está reagindo ao filme com gestos, se não com palavras. Há momentos em que dá risada — como na cena em que Robin Williams, na pele do gênio em *Aladdin*, passa por transformações aceleradíssimas de Arnold Schwarzenegger a Jack Nicholson, passando por William F. Buckley quando canta "Nunca teve um amigo assim" — e nós gargalhamos em confirmação, mesmo que estejamos vendo aquilo pela vigésima vez. Depois há momentos em que ele parece ficar quieto, assistindo à sra. Jumbo se esticar pela janela de seu carro-prisão para envolver Dumbo com a tromba e niná-lo. Geralmente ele está sentado ao lado de Cornelia, e nós o puxamos mais para perto.

Mas então escutamos algo que nos perturba: "Nada feliz". Ele anda dizendo isso muito. E é novidade. Investigamos e descobrimos que é a frase que uma das assistentes de Ivymount usa o tempo todo. Tentando controlar os comportamentos dele, ou tentando redirecioná-los, ela diz a Owen que não está "nada feliz".

Este é o bordão dele agora — em casa, no carro, no shopping —, e não demora muito para que não nos sintamos "nada felizes" com Ivymount. Owen parece levemente mais avançado do que algumas das crianças que estão na classe dele neste ano, e seu progresso modesto é suficiente para nos dar esperança. No segundo semestre de 1996, Ivymount — com seus Erics de coração grande e seu currículo bastante pesado para crianças com deficiência — deixa de fazer parte da nossa vida. Agora ele passa o dia inteiro com as crianças do NCRC.

Logo antes do Dia de Ação de Graças, no final de novembro de 1996, um psiquiatra de Maryland, que está em um novo comitê do Instituto Nacional de Saúde Mental para avaliar tratamentos, faz uma palestra na escola. Pais interessados de Washington e de Maryland se apertam no auditório, muitos procurando a próxima escola para os filhos. Antes de apresentar o médico, C. T. Gordon, o diretor do NCRC pede a Cornelia que fale a respeito da experiência da nossa família em nome das outras famílias com crianças com deficiência.

"Para todos nós que temos filhos com deficiência, sair de casa pode ser uma coisa difícil", Cornelia diz à plateia. "O que a criança pode ou não fazer em público é imprevisível. Ficamos preocupados com a reação das outras pessoas e dos irmãos. E isso é algo muito pesado, que nos acompanha o tempo todo. Mas com o NCRC é fácil. Este é um lugar que realmente se preocupa com nossos filhos, que está aqui para ajudá-los, e todos os funcionários fazem com que nos sintamos bem-vindos e em casa, não diferentes."

Depois, ela e o médico conversam. Ele também tem um filho autista, um ano mais velho do que Owen, que não fala. O dr. Gordon logo vai passar a integrar a Equipe Owen.

Aquela é uma noite gloriosa, um momento em que nos sentimos integrados. Mas é o fim do semestre, e os pais estão de olho no grande prêmio: a entrada dos pequenos, que são seu orgulho e alegria, em uma das famosas escolas particulares de Washington, como Sidwell Friends, onde os filhos das famílias Clinton e Gore estudaram, ou St. Albans, para futuros líderes. O NCRC tem ligação direta com essas e outras escolas exclusivas de Washington. Há muita conversa na recepção, em meio a ponche e biscoitos, sobre quem vai se inscrever em qual.

Mas e Owen?

"Ele está ótimo", Cornelia diz, com um sorriso paralisado. Só isso. Eles estão planejando o futuro. Nós vivemos no presente. Apegados a ele como se a vida dependesse disso.

Na tarde seguinte, estou de volta à escola, usando uma cartola listrada de vermelho e amarelo. Igual à do Gatola da Cartola. É um per-

53

sonagem que vesti algumas vezes ao longo do último ano: vou até lá para propor alguma brincadeira animada com as crianças, fazendo um showzinho.

Fazia mais de um ano que eu conhecia algumas delas e vários dos pais. Mas, ali, quando olho para os rostinhos sorridentes, sempre penso a mesma coisa: quem, neste grupo, pode se separar da manada para brincar com Owen, curioso sobre o que há por trás do sorriso distante e das batidas suaves do diálogo recitado? Talvez ajude o fato de ele ser filho do palhaço, principalmente se eu puder fazer com que as crianças, em uníssono, participem de alguma brincadeira agitada. Como sempre, estou tentando criar um círculo de *normalidade*, um lugar irresistível em que Owen possa entrar sem perceber. Será que, lá dentro, pode encontrar um amigo?

Depois de uma hora correndo, fazendo malabarismos e colocando crianças nos ombros, chego em casa, pingando de suor.

"Como foi, sr. Palhaço?" Cornelia preparou o almoço para nós.

"Todos se divertiram muito. Owen também."

"Alguma criança brincou com ele?"

"Não, hoje, não."

Tínhamos conversado até tarde na noite anterior a respeito do evento: o discurso de Cornelia, a recepção calorosa, ter conhecido um médico com um filho autista. Agora, no almoço, conversamos sobre como todas as crianças estão dando os próximos passos. "Depois do fim do ano letivo, acho que ele não vai ver muitas delas", digo. "Elas vão avançar, subir, e pronto."

O NCRC foi uma breve fantasia. Owen ficava todos os dias entre crianças típicas, como se fosse uma delas. Era uma ilusão, que agora encontra uma barreira real.

Qual será o próximo passo dele? Naquele momento, sentimos que Ivymount não daria certo; seria um passo para trás. Nos meses seguintes, visitamos algumas escolas inadequadas. As opções públicas em Washington são péssimas. Não há outras opções.

Tirando uma.

"Cidade reluzente em uma colina" foi a frase de Ronald Reagan que levou embora com rapidez o pessimismo de Jimmy Carter, dando início a uma nova era de otimismo, uma época de experimentação acerca do uso da mágica palavra "confiança".

Quando há uma mudança cultural, geralmente surgem instituições que a corporificam, embebidas dos ritmos do período. Uma dessas instituições reluzia no alto de uma colina que dava vista para o Potomac: a Lab School of Washington.

Narrativas de redenção são sempre atraentes, e a história da escola e de sua fundadora é boa demais. Começa com a filha irrequieta de um magnata das lojas de departamentos de Nova York que, no final da década de 1960, se viu presa à vida certinha da Washington política como mulher de um representante ambicioso do Departamento de Estado. Tudo parecia intacto até ficar claro que o filho dela tinha uma deficiência. Sally Smith o transformou então no foco de suas atenções. Ela logo se divorciou e passou a educar Gary e algumas outras crianças com deficiência em sua própria casa. Ela tinha base — havia estudado dança com Martha Graham durante a faculdade em Bennington e era mestre em psicologia pela Universidade de Nova York. Agora tinha uma missão, principalmente depois de recomendarem que seu filho fosse colocado com crianças com distúrbios emocionais ou deficiência intelectual. Sally Smith argumentou que ele não tinha nenhuma das duas coisas — parecia alerta e era até esperto em algumas áreas, mas não aprendia da mesma forma que os outros.

Não existia escola para ele. Então Sally construiu uma, e elas vieram: montes de crianças que não tinham nenhum outro lugar para ir.

A escola imediatamente foi superada pela demanda e mudou de um prédio a outro ao longo daquela década. Smith escreveu muito de seu posto de professora da Universidade Americana sobre dificuldades de aprendizado, principalmente a mais comum, dislexia, e como o número de crianças que sofriam com isso — já estimado em 3% — estava crescendo com rapidez. Ela tentou, em um livro best-seller, acabar com o estigma relacionado ao tema, mostrando que essas crianças costumavam compensar os problemas de leitura ou linguagem aprendendo de maneira visual ou desenvolvendo habilidades artísticas. Vinte anos depois, seu programa seria aplicado a uma ampla e crescente população de crianças com distúrbios do espectro autista.

Mas a dificuldade de aprendizado vinha primeiro. Em 1984, Smith tinha transferido a escola para um prédio novo, um castelo de pedra com vista para o Potomac, com enorme necessidade de reforma. Smith pensou em arrecadar dinheiro para isso com um baile de gala e se juntou ao pai de um dos alunos, o diretor de redação da revista *People* em Washington. Com alguns artigos na revista — em que atores ou artistas falavam sobre "problemas na escola" — e muitos telefonemas, a dupla conseguiu fazer com que um quinteto surpreendente fosse até Washington receber o prêmio que foi batizado de Campeões com Dificuldades de Aprendizado.

Naquele outono, mil moradores de Washington se reuniram com vestidos de festa e smokings em um piso vazio da loja de departamentos Hetch, no centro da cidade — um salão enorme decorado para um baile de gala. O porta-voz da Câmara dos Representantes, Thomas "Tip" O'Neill, foi o mestre de cerimônias. Mas foi Sally Smith quem comandou a noite, apresentando cada convidado com um "Esta é sua vida". O diferencial foi transformar aquilo em uma ladainha brutal, extraída de suas entrevistas com cada convidado, que era mais ou menos assim: "Você, [entra o nome da celebridade], era chamado de burro e considerado alguém que nunca daria certo na vida... Repetiu o terceiro ano porque não sabia ler... Escondia as provas com vergonha... Mas um professor puxou você de lado e disse: 'Quero te ajudar...'". Então, ninguém menos do que Cher, Tom Cruise, Bruce Jenner e o artista Robert Rauschenberg subiram ao palco para receber a tigela de cristal gravada e fazer um discurso, com a voz embargada, sobre ter que esconder tanto sua dificuldade. Rock Hudson havia acabado de morrer, depois de revelar que tinha aids. A vergonha e o segredo tinham ficado na cabeça de todo mundo — eram forças a serem vencidas. Enquanto os premiados falavam, o público, que incluía um bom número de congressistas e secretários de gabinete, levantou e deu vivas até todos ficarem roucos. O baile de gala da Lab School, estampado no dia seguinte por toda a sessão de estilo do *Washington Post*, arrecadou 386 mil dólares naquela noite.

Pouco a pouco o castelo na colina estava recebendo mais divulgação do que quase qualquer outra escola no país. O canal público de TV norte-americano PBS produziu programas especiais a respeito, e o modelo de Smith, usando a arte como porta de entrada para a educação das crianças com dislexia ou déficit de atenção, logo foi amplamente adotado. Rauschenberg ia todos os anos à escola para treinar e elogiar os professores que usavam a criatividade para fazer desabrochar os talentos de "quem aprende de maneira não convencional".

Mais celebridades foram homenageadas, um elenco reluzente a cada ano, e a substituição de "dificuldade de aprendizado" por "diferença de aprendizado" — uma troca pregada por grupo de defesa que causava constrangimento devido ao vazio do discurso politicamente correto — ajudou a moldar um exército de gente que, apesar de tudo, vencera na vida de modo irrefutável. Muitos pais começaram a enxergar seus filhos com novos olhos. Diferença de aprendizado? Aquilo parecia fazer sentido. O caminho do aprendizado tradicional estava bloqueado, mas as habilidades se desenvolviam para encontrar outro trajeto.

O efeito prático disso? Um número maior de pais e de pediatras do desenvolvimento preferiram adotar o diagnóstico da dificuldade de aprendizado para crianças incluídas no espectro autista. Logo, passaram a compartilhar um direito legal sobre a Lei da Educação das Pessoas com Dificuldades e a legislação relacionada para alocação de fundos públicos no "ambiente menos restritivo" — ou, traduzindo, uma escola feita sob medida para as necessidades da criança.

O que de fato estava se formando eram duas comunidades separadas: a da dificuldade de aprendizado e a das desordens do espectro autista. Um quarto de século depois daquela noite resplandecente em Washington, geneticistas começariam a descobrir que uma ampla e crescente gama de distúrbios, incluindo déficit de atenção, transtorno bipolar e esquizofrenia, podem ser primos genéticos da dificuldade de aprendizado ou do autismo. Todos emanam das mesmas funções autorreguladoras do cérebro. Ninguém sabe ao certo por que a incidência dessa família de distúrbios parece estar crescendo. Juntando todas, como se fossem várias boias presas e uma âncora compartilhada, em 2012, elas afetavam mais de 20% da população.

Mas Sally Smith e as dificuldades de aprendizado foram as primeiras a transpor o muro. Depois daquele baile de gala em 1984, filas começaram a se formar do lado de fora da Lab School e de outras escolas semelhantes, que não paravam de se expandir.

Dos alunos com dificuldade de aprendizado da Lab School no primeiro semestre de 1997, cerca de um quarto dos mais novos tinha comportamentos e perfil do espectro do autismo. Não havia nada que não estivéssemos dispostos a fazer para conseguir que Owen entrasse lá. Smith sabia que muitas das crianças candidatas eram difíceis de testar, principalmente as do espectro autista. Para que fossem consideradas, ela pedia algo — qualquer coisa — que mostrasse habilidade ou aptidão inata.

O dr. Bill Stixrud, o guru dos testes, é especialista em identificar aptidão, mesmo quando está bem escondida. Como um dos maiores testadores neuropsicológicos do país, o desafio dele não é apenas medir a inteligência subliminar de Owen, mas descobri-la. Nosso filho parece atento. Agora ele olha para nós. Sorri quando sorrimos. Aquilo que Alan Rosenblatt viu embaixo da cadeira naquele dia — o Owen brincalhão — tinha crescido e florescido. Mas por onde começar a procurar a aptidão para entrar na Lab? Ele tinha acabado de completar sete anos e mal falava. Também não era de seguir instruções, o que é fundamental para executar qualquer tipo de teste. Stixrud avaliou que Owen tinha entre 1% e 3% das capacidades das crianças de sua idade; o Q.I. dele foi estimado em 75, no limiar da deficiência intelectual.

O resultado foi tão desanimador que nem valia a pena enviar os resultados.

No final de fevereiro, alguns dias antes do prazo final de inscrição em 1º de março, o telefone toca. É Stixrud com uma última ideia. Há um teste que tinha sido usado no final da década de 1950 com crianças surdas — o Teste Leiter de Inteligência Não Verbal. Envolvia blocos e outros objetos de manipulação para crianças incapazes de ler e de ouvir instruções.

Mas onde encontrar todo esse aparato? Ficamos pensando juntos a respeito. Stixrud tem o nome de psicólogos idosos da região, na maior parte aposentados. Talvez um deles tenha o material para o teste guardado. Começamos a telefonar. Fazemos dúzias de ligações. No dia seguinte, um psicólogo aposentado que mora em um dos prédios da avenida Connecticut, perto da nossa casa, diz que talvez tenha um.

Cornelia corre até lá. Pouco depois ela e Owen estão no consultório em Silver Spring, Maryland, enquanto Stixrud lê as instruções com atenção. Apesar de nunca ter feito isso, ele precisa aplicar o teste, analisar os resultados e enviar à Lab School até o dia seguinte, quando se encerra o prazo de inscrição.

Stixrud pede a Cornelia que sente atrás de Owen, para não distraí-lo. Ela enxerga o rosto do médico enquanto ele e o filho, debruçados ao redor de uma daquelas mesas com tampo de fórmica de tamanho infantil, começam a mexer nos objetos.

Cornelia também está conduzindo um experimento: quanto tempo uma pessoa é capaz de ficar sentada em uma cadeira de plástico infantil sem respirar ou piscar? Ela observa para ver se detecta mudanças de expressão diminutas quando Stixrud vai tirando um conjunto de blocos após o outro de um saco de estopa grande. Parecem versões primárias do cubo mágico. O rosto dele não entrega nada — faz parte da arte de aplicar testes —, e Owen tenta entender o que querem dele para então executar. Com seu fraco processamento auditivo, daria no mesmo se o médico estivesse falando em japonês.

Já no que diz respeito aos dados de Cornelia relativos à suspensão da respiração, ela chega a 24 segundos. É o que demora até que veja os pequenos ombros de Owen mudarem de posição. Ele se inclina para a frente, de repente atento. Enxerga um padrão — como os blocos espalhados em cima da mesa devem se encaixar — e começa a juntá-los com precisão ligeira. Stixrud tira mais um conjunto do saco. Owen resolve a questão em um instante com rotações e cliques. Só então Stixrud finalmente ergue os olhos e assente com a cabeça de forma lenta e indubitável — o sinal universal para "vai ficar tudo bem".

O experimento final para Cornelia, então, é: como permitir que meses de emoções tensas e voláteis alojadas em cada nervo e gânglio oculto fluam através dos canais lacrimais sem fazer barulho?

Naquele segundo semestre, no início do ano letivo, Owen Suskind, com seis anos e meio, entra na Lab School of Washington, que será seu lar pelos próximos onze anos. Ali, suas forças serão encontradas e ampliadas, e será aberto um portal de aprendizado. Essa é a missão da escola para alunos com deficiência, da educação infantil ao ensino médio.

3. Na pele do personagem

Para reconhecer padrões, é necessário ter um pouco de distanciamento. Eles são facilmente escondidos pelo ruído da vida, das preferências e dos preconceitos. O amor tende a atrapalhar.

Isso significa que os pais são péssimos para identificá-los, como bem sabem os estatísticos, os médicos e os responsáveis pelo marketing de brinquedos. Toda criança pequena, afinal de contas, é única e especial. O olho pode se deslocar na direção daquilo que afirma essa diferença, principalmente quando lança uma luz calorosa a respeito de como os pequenos selecionaram bem os pais.

Em relação a Walt, estamos de olho na combinação de ouro: habilidades crescentes para encarar o mundo, olhá-lo nos olhos e fazer com que se curve a seus desejos... e, algum dia, usar essa força adquirida em nome do irmão mais novo. Essa é uma das razões que nos levam a comemorar a autonomia inabalável dele.

Um fato inconveniente — Walt às vezes fica emotivo quando faz aniversário — é rotulado como "característica de família" (eu também sou assim) ou "exceção que comprova a regra" (só acontece um dia em cada 365). Ele é forte, adaptável e criativo. Qualquer coisa além disso é uma aberração.

É o aniversário de nove anos de Walt, em setembro de 1997. Owen está com seis anos e meio. Depois de fazer algumas brincadeiras agitadas com os amigos no quintal dos fundos e se despedir deles, Walt fica meio choroso.

Ele se acalma, enxuga as lágrimas e volta a brincar com um amiguinho que sobrou — um menino da vizinhança que poderia ir para casa sozinho. Cornelia e eu vamos para a cozinha arrumar a bagunça da festa. Owen nos segue.

Ele olha fixo para nós, então foca em um e depois no outro. Parece ter algo a dizer.

"Walt não quer crescer. Igual a Mogli ou Peter Pan."

Assentimos, estupefatos, olhando para ele. Owen também acena com a cabeça e então desaparece em algum devaneio particular.

Parece que um raio acabou de cair sobre a cozinha.

Uma frase inteira, não apenas "Eu quero isto" ou "Me dê aquilo". Não, uma sentença completa, do tipo que ele não profere há quatro anos, desde os últimos dias em Dedham. Na verdade, do tipo que ele nunca proferiu. É algo completamente diferente.

Não dizemos nada no começo, depois não paramos de falar, durante as quatro horas seguintes, destrinchando, camada a camada, o que acabou de acontecer.

Além da linguagem, há o raciocínio interpretativo, que ele supostamente não é capaz de elaborar: alguém que chora em seu aniversário não quer crescer. Uma ideia assim já seria improvável para uma criança típica de seis anos; tanto eu como Cornelia tínhamos ignorado aquela conexão.

Era como se Owen tivesse nos deixado entrar, apenas por um instante, para vislumbrar uma rede complexa que crescia dentro dele, um local em que ele reunia itens que enxergava todos os dias e que talvez nem notássemos.

E então, alinhada com cuidado a essa rede do seu mundo, há outra, paralela, do mundo da Disney.

Depois que o jantar termina e os dois meninos vão para o sótão, Cornelia começa a pensar no que fazer.

Estou pensando em planos paralelos. Ela está pensando em solidão. Que ele está lá dentro.

"Mas como a gente volta a entrar ali?", ela diz, baixo.

Sinto que a pergunta é dirigida a mim. Faço sermões a repórteres há anos sobre esta questão: sempre existe um jeito de entrar. Se você não consegue fazer alguém se abrir, a culpa é sua.

Walt volta saltitante. Isso significa que Owen está sozinho.

Subo a escada acarpetada na ponta dos pés. Ele está sentado na cama, folheando um livro da Disney — ele não sabe ler, é claro, mas gosta de olhar os desenhos. Penso em pegar o fantoche de Iago no armário dele. O papagaio de *Aladdin* é um dos seus personagens preferidos. Ele anda fazendo muita ecolalia relacionada a Iago, fácil de identificar porque ele é dublado por Gilbert Gottfried, que soa como um mixer quebrado. Quando coloco Iago na mão, puxo com cuidado a colcha ao pé da cama dele e me enfio embaixo dela. Faço tudo isso sem que ele erga os olhos. Demora quatro minutos para que Iago e eu estejamos cobertos em segurança.

Então me arrasto em velocidade de lesma até o meio da cama. *Tudo bem.*

Fico parado ali um minuto, tentando decidir qual será minha introdução; quatro ou cinco frases passam pela minha cabeça, disputando a preferência.

Então, uma ideia: *Seja Iago.* O que ele diria?

Faço o fantoche sair pela beirada da colcha.

"Então, Owen, como vão as coisas?", pergunto, na minha melhor imitação de Gilbert Gottfried. "Quer dizer, como é ser você?"

Pela beirada da colcha, vejo que ele se vira para Iago. É como se tivesse encontrado um velho amigo.

"Não estou feliz. Não tenho amigos. Não entendo o que as pessoas dizem."

Eu não ouvia sua voz, natural e fácil, com o ritmo do discurso comum, desde que ele tinha dois anos.

Estou conversando com meu filho pela primeira vez em cinco anos. Ou Iago está.

Não saia do personagem.

"Então, Owen, quando foi que você e eu ficamos tão bons amigos?"

"Quando comecei a assistir a *Aladdin* o tempo todo. Você me faz dar muita risada. É muito engraçado."

Minha mente está disparada. *Encontre uma deixa para o diálogo, qualquer coisa.* Penso em uma cena para a qual ele sempre volta, quando Iago diz ao vizir malvado Jafar que ele deveria se tornar sultão.

"Engraçado? Como quando eu digo... hum... 'Então, então você se casa com a princesa e se transforma no marido bobão'?"

Owen faz um barulho áspero, como alguém tentando limpar a garganta para falar com a voz mais grave: "'Iago, eu *adooooro* o jeito como essa sua cabecinha suja funciona'".

É uma fala de Jafar, a próxima do filme, e ele faz até a voz — um pouco mais aguda, é claro, mas está tudo lá: o leve sotaque britânico, o tom sinistro.

Sou um papagaio maldoso conversando com um vilão da Disney, que responde.

Então ouço uma risada, uma risadinha alegre, como não ouvia fazia muitos anos.

Depois do jantar em um dia de semana no fim de setembro, Cornelia e eu levamos as crianças até o porão.

Passou uma semana desde o diálogo com Iago e não conseguimos pensar em quase mais nada. Nesta noite, resolvemos fazer um experimento.

Owen costuma escolher o filme sempre que nós nos reunimos na frente da Magnavox de 26 polegadas. Nesta noite, escolhemos para ele: *Mogli, o menino lobo*. Cornelia e eu vimos na infância e agora os meninos adoram. É a versão da Disney de 1967 para as histórias de Rudyard Kipling, escritor britânico que recebeu o prêmio Nobel, sobre Mogli, um menino criado por lobos no jângal da Índia, e suas aventuras na companhia de Balu, o urso fanfarrão, e Baguera, a pantera negra protetora. No filme, baseado principalmente na segunda história de *Os livros da selva* de Kipling, "A caçada de Kaa", escrita em 1893, Mogli acaba vencendo seu medo, representado pelo tigre Shere Khan, e então é devolvido por Balu, com certa relutância, ao vilarejo de homens, onde poderá crescer e se tornar adulto entre os membros de sua própria espécie. O filme, assim como a saga de Kipling, é cheio de lições de moral a respeito da sobrevivência dos indivíduos e das comunidades, além de versar sobre a natureza da interdependência.

Assistimos a *Mogli* até que, passados alguns minutos, chegamos à música principal. "Somente o necessário" tem a melodia quebrada por diálogos — algo não muito comum. Pausamos o vídeo, baixamos o som e nos levantamos, ficando perto do sofá. Na minha melhor tentativa de imitar a voz e a inflexão de Phil Harris, que dubla o urso, aperto o play e digo: "Ouça, o negócio é o seguinte, seu pimpolho. Você só tem que fazer como eu...".

Então cantamos, tentando acertar as palavras com o aparelho em volume baixo:

Eu uso o necessário
Somente o necessário
O extraordinário é demais

Balu ergue a ponta de uma pedra grande no filme; no nosso porão, ergo a ponta de uma almofada do sofá.

Do mesmo jeito que Balu olha para Mogli, eu olho para Owen; ele olha bem para mim — algo que não costuma fazer. Então, acontece. Aproveitando a deixa, ele diz: "Você come formigas?". É a fala de Mogli — ele o imita igualzinho. Então Owen enfia a cabeça embaixo da almofada erguida, como se estivesse procurando formigas.

Estou pronto para a próxima fala de Balu: "Tranquilamente... e você vai adorar a coceira que elas dão".

Então Cornelia, como Baguera, a pantera cautelosa, exclama: "Mogli, cuidado!".

Owen salta para trás quando eu solto a almofada, do mesmo jeito que Mogli faz quando a pedra cai.

Assumimos papéis que na verdade nos caem bem — algo que perceberíamos pouco depois. Costumo ser o personagem fanfarrão e impulsivo, e Cornelia é a protetora, sempre muito cuidadosa.

Alguns minutos depois, quando rei Louie, o orangotango maluco — dublado pelo trompetista e cantor de jazz Louis Prima —, canta para Mogli sobre se tornar homem, Walt está pronto: "Me ensine o segredo do fogo vermelho do homem", ele diz e puxa a orelha, esperando pelo segredo sussurrado do menino. Owen se encolhe — igualzinho ao que

Mogli faz no filme — e diz: "Eu não sei fazer fogo". Cornelia olha para mim; eu sacudo a cabeça — nós dois temos a mesma sensação de libertação. Em outras situações, ele não é capaz de mostrar a mesma inflexão e facilidade no discurso. Mas agora isso está no contexto, assim como suas reações.

É quase como se não houvesse autismo. Owen não está interpretando os papéis *tão bem* quanto nós; está interpretando *melhor*. Imitação é uma coisa; isso é outra. Os movimentos e as emoções parecem totalmente autênticos, como se estivesse atuando segundo o método de Stanislávski.

Assim começam as sessões no porão. Para Walt, com sua memória lépida, é muito fácil. Apesar de o gosto dele ter evoluído para filmes de ação, os clássicos da Disney já foram sua especialidade. Cornelia, com habilidades fantásticas de absorção, vem logo atrás. A minha contribuição é com as imitações, e minha memória parece melhorar quando entro na pele do personagem.

Owen, no entanto, lidera. A memória dele é impecável, mas de um jeito diferente. Aos três anos, sua compreensão de palavras faladas desabou. Isso fica claro em todos os testes e em suas próprias recordações. Escutando-o agora, parece que, enquanto assistia a cada filme de noventa minutos da Disney, vez após outra, estava colecionando e arquivando sons e ritmos em canais diversos — cada um estendendo-se infinitamente, como se fosse pi. O discurso, é claro, tem sua própria musicalidade sutil; a maior parte de nós, concentrada nas palavras e em seus significados, não a escuta. Mas isso foi a única coisa que ele escutou durante anos — palavras, entonação e cadência, com o significado inescrutável. É como uma pessoa memorizando um filme de Akira Kurosawa sem saber japonês. Então parece que ele começou a aprender japonês devagar — ou melhor, inglês falado —, usando as expressões faciais exageradas dos personagens, as situações em que se encontravam, a maneira como interagiam para ajudar a definir todos aqueles sons misteriosos. É essa a conclusão a que chegamos; afinal de contas, é assim que os bebês aprendem a falar. Mas é um pouco diferente, devido à maneira como ele memorizou trechos extensos de dúzias de filmes da Disney. Todos são sons que agora podemos ajudar a contextualizar, com pulos, rodopios, suor e expressões de alegria — como acabamos de fazer com *Mogli*. Afinal de contas, somos tridimensionais, temos um coração que bate. Podemos tocá-lo, e ele pode nos tocar. Podemos interagir de maneira concreta. Estamos fazendo a travessia entre os mundos paralelos — o real e o da Disney.

Durante o dia, cada um cuida da sua vida. Walt vai de bicicleta para a escola todas as manhãs e volta para casa todas as tardes. Cornelia cuida da casa, das contas, da agenda cheia dos dois meninos. Com meu livro sobre Cedric e seus colegas quase terminado, voltei a editar e escrever para o *Wall Street Journal*; visto o terno e pego o metrô para ir para a redação do jornal, no centro.

Ninguém sabe que temos vida dupla. À noite, nós nos transformamos em personagens de animações.

Acontece que aqueles acabaram sendo os seis meses mais extraordinários, com tantos "extras" que é até difícil lembrar. Cornelia e eu começamos a assistir aos filmes de uma maneira completamente nova. Até então, estávamos em busca de algo — qualquer coisa — que despertasse o interesse dele e mergulhávamos, tentando dar início a uma interação. Agora a coisa se inverteu. Temos uns quinze vídeos da Disney em casa. Ele quer reinterpretar quase todas as cenas que escolhemos. E consegue, com facilidade. Fica claro que memorizou todas.

Começamos a assistir aos filmes com olhar de quem avalia. Que cenas devemos escolher para a próxima sessão? E depois dessa? Levando em conta toda a nossa coleção — de *Pinóquio* e *Dumbo*, da década de 1940, até *O rei leão*, dos anos 1990 —, o cardápio é vasto.

Representamos trechos de quase todos eles — cenas de alegria, de duelo ou bobagens — durante todo o inverno e parte da primavera.

É aí que o Disney Club começa a sair do porão. Passa a acontecer na cozinha, no quintal, na varanda.

Acontece até no carro! Começamos a conversar com regularidade através de diálogos da Disney. Escolha uma fala e recite para ver no que dá. O tom é tão importante quanto as palavras. Se você conseguir canalizar o ritmo da fala, sua cadência e o sotaque, melhor ainda.

Porque Owen vai se equiparar a você. Ele dispara a fala seguinte, cheio de alegria. Acende feito um vaga-lume.

Balu, Mogli e a pedra? Claro, esse é um terreno fértil. Mas há montes de personagens para escolher, cenas incontáveis — uma para cada ocasião, sentimento ou momento. Quando Owen é desafiado, se há algo que ele está evitando, de que está fugindo — como não querer nadar ou andar de bicicleta —, você pode se ater a *Mogli* e escolher Shere Khan, o tigre, dublado no tom mais grave de George Sanders. Há um diálogo breve e específico a respeito de medo, quando ele pergunta a Mogli: "Será possível que você não sabe quem eu sou?".

Essa é a fala de abertura. Seja lá o que esteja fazendo, Owen entra na pele de Mogli: "Eu conheço você, sim. Você é Shere Kahn". É impecável, mas tem mais: sua postura, quando dá um passo adiante, com os ombros para trás, é igualzinha à de Mogli no filme, que é igual à de um menino tentando criar coragem.

"Precisamente", eu retruco com o sotaque formal de Sanders, examinando as unhas, que é o que o personagem faz naquele momento: "Então também devia saber que todo mundo foge de Shere Khan".

"Você não me assusta. Não vou fugir de ninguém."

"Ahhh. Você é bem espirituoso para alguém tão pequeno."

Claro que a última fala é aquela a que eu queria chegar, a deixa inspiradora. Ao ouvi-la, Owen sorri. Retribuo o sorriso com jeito de quem entendeu, com ar conspiratório, e então ele faz aquilo de que tem medo. Essa é a parte mais surpreendente. Funciona.

Geralmente, os diálogos são apenas diversão. Walt diz: "Você daria um ótimo urso", com a voz de Balu, e Owen o derruba, senta em cima da barriga dele e exclama: "Ah, papai urso!".

Na hora de dormir, Cornelia fala sobre Dumbo dormindo em sua árvore. Ela só precisa proferir uma fala, como a de Timóteo Q. Rato quando diz: "Vamos lá, Dumbo, você consegue", e Owen penetra no contexto, compreende a referência à árvore e corre para a cama. No café da manhã, a hora de passear com nossa cachorra, Annie, só se fala em *101 Dálmatas*.

Apesar de todas as nossas falas terem sido roteirizadas por outras pessoas, nós literalmente nos comunicamos por meio desses textos e das histórias que contam.

* * *

Em abril de 2008, o livro sobre Cedric, a família dele e os dois perfis de garotos com que se relaciona — um da área sudeste de Washington, cheio de desesperança, e o outro, da classe de calouros na Universidade Brown — é publicado. Intitulado *A Hope in the Unseen* [Uma esperança no que não se vê], o livro é um compilado de histórias sobre Cedric, sua mãe e treze outros personagens, escrito no presente e isento das tradicionais passagens explicativas — um padrão jornalístico que pratico há muito tempo — que costumam contar aos leitores aquilo que é importante, o que não é e como os personagens devem ser enxergados. A trama vai se desenrolando e os leitores podem tirar suas conclusões por si mesmos. A ideia era que as histórias fossem como figuras do teste de Rorschach — as pessoas enxergam todo tipo de coisas nelas, inclusive a si mesmas.

Afinal de contas, é assim que as coisas acontecem na nossa casa. Aquilo que Owen vê, por exemplo, em *A Bela e a Fera* pode ser diferente daquilo que nós enxergamos. Mas nós compartilhamos a história em si; essa é uma das poucas coisas que dividimos.

Ah, se pelo menos fosse assim fácil nos outros lugares... Ele compartilha pouca coisa com os professores e com os colegas na Lab School.

O primeiro ano foi uma batalha, apesar de tanto as crianças com dificuldade de aprendizado como as do espectro autista lutarem — como Smith costuma dizer — contra uma "desordem na maneira como o cérebro organiza a si mesmo e a seus estímulos". A batalha dos disléxicos — o tipo de dificuldade de aprendizado predominante na escola — é mais em relação às palavras. O autismo como distúrbio generalizado do desenvolvimento é, digamos... mais generalizado, principalmente em relação à maneira como prejudica o processamento auditivo do discurso. Para as crianças do espectro autista, instruções básicas como "Agora vamos guardar as canetinhas", "Está na hora de fazer fila para o recreio" ou "Formem duplas" geralmente passam rápido, iguais aos chocolates na esteira naquela cena famosa de Lucille Ball. É necessário acomodá-las na caixa certa do cérebro para que sejam compreendidas e a ação adequada seja desengatilhada (começar a recolher as canetinhas). Quando há um problema no processo, os chocolates não vão para a caixa, aparecem cada vez mais na esteira e você acaba igual a Lucy, com a boca cheia de chocolate e caixas por todos os lados. E eles não param de chegar! É aí que a professora diz: "Owen! Owen!?". Ele não é o único, mas o estresse vai se acumulando.

É o que acontece durante todo o primeiro ano de Owen, até que recebemos um telefonema no fim do ano letivo, em maio. Ele está mexendo com o próprio cocô.

"Isto é inaceitável", a diretora da escola nos diz no dia seguinte, em uma reunião. Sim, nós sabemos. Mas por que ele está fazendo isso? Precisamos entender o motivo. Ele vai ao banheiro sozinho há dois anos. Por algum motivo, ou não está pedindo licença para isso ou está tão estressado ou distraído que a questão o pega de surpresa. Owen nunca se sentiu à vontade com sujeira, como acontece com alguns meninos. Ele precisava se livrar do acidente. Por isso, encontrou um canto discreto e, bom, jogou tudo ali.

Eles nos dizem que precisamos fazer algo. Concordamos que vamos fazer. E então o ano letivo termina.

E é por isso que estamos sentados com ele no sofá em uma noite no início de setembro de 1998, algumas semanas depois que as aulas do segundo ano dele na escola começam. Estamos apavorados com o cocô voador. Se acontecer uma ou duas coisas que não deveriam acontecer no começo do ano letivo, ele será expulso.

Mas temos um gancho. A cada ano, as turmas organizam o currículo e as atividades em torno de uma ideia — um brainstorming promovido por Smith para ajudar a integrar conhecimento em torno de um interesse ou habilidade. Neste ano, a classe de Owen é o Clube do Dinossauro.

Ele gosta dos filmes de *Em busca do Vale Encantado*, uma série iniciada por Steven Spielberg. Então, tentamos trabalhar a partir disso, dizendo que Littlefoot — o personagem principal — sempre tinha tempo de ir ao banheiro. Ele dizia aos outros dinossauros para esperar, que só ia demorar um minuto, e mesmo assim todos chegavam ao Vale Encantado. Trabalhamos dessa forma durante um tempo.

"Está entendendo o problema do cocô na escola, por que isso não vai dar certo no Clube do Dinossauro?", Cornelia pergunta. Ele assente.

Não tivemos outro momento como naquela noite com Iago — agora já faz um ano —, quando conversei com ele como se fosse um personagem e ele respondeu com sua própria voz. Talvez o segredo daquele momento tenha sido o elemento surpresa: o personagem falando com ele diretamente, chamando-o de Owen. Depois de alguns momentos, ele começou a responder como Jafar. Uma conversa entre personagens parece ser mais confortável para ele, assim como a discussão de alguns significados rudimentares de diversas cenas ajuda a formatar seu comportamento.

Em meados de outubro, sentimos um otimismo cauteloso — não tivemos mais nenhum incidente envolvendo cocô, mas ainda há problemas em sala de aula. Ele fala sozinho, geralmente com a voz dos personagens, quando deveria estar escutando ou participando de uma atividade. Perto do Halloween, recebemos um relatório dizendo que tinha levado bronca por causa disso e ficado de castigo.

Eu o pego sentado, cabisbaixo, no tapete do quarto dele, e penso em *A espada era a lei*, que é provavelmente o mais rico entre todos os filmes. Assim como *Mogli*, *Aladdin* e *O rei leão*, o herói é um menino — o que nos dá um pouco mais de material para trabalhar. Mas a orientação afetiva que Merlin oferece ao órfão Artur parece ter saído diretamente de um roteiro para pais. Há uma cena especialmente boa no filme, em que Artur é repreendido pelo senhor feudal para quem trabalha e deixa de fazer uma viagem para Londres.

Enfio a cabeça pela abertura da porta. "Eu sei que aquela viagem para Londres era muito importante para você", digo com o tom bondoso e melodioso de Karl Swenson, o ator que dublou Merlin, morto há muito tempo. É fácil — inglês britânico básico.

Owen ergue os olhos e sorri: "Ah, a culpa não é sua. Eu devia ter revidado. Agora não há mais o que fazer", ele responde como Artur.

E lá vamos nós.

"Não, você está em ótima situação, garoto. Não pode se rebaixar. Daqui, só pode ir para cima."

"Eu gostaria de saber como."

71

"Use a cabeça. Estude, rapaz."

"De que isso vai adiantar?"

"Estude primeiro. Então, quem sabe? Está disposto a experimentar?"

"Bom... o que eu tenho a perder?"

"Esse é o espírito! Vamos começar amanhã, vamos mostrar a eles. Não vamos, menino?"

"Vamos, com certeza."

Owen e eu nunca havíamos tido uma conversa assim. Mas, como Merlin e Artur, temos. É um diálogo compreensivo, senciente. A gramática é perfeita, assim como a escolha de palavras. Será que esta é apenas uma versão mais complexa e interativa de ecolalia ou será que estamos realmente conversando? Não sei dizer qual é o limite.

Mas tenho certeza a respeito de uma coisa: a afeição que é transmitida pelos personagens do filme — aos quais Owen já assistiu umas cem vezes — passa por nós. Isso eu sou capaz de sentir.

O time de beisebol de Walt acaba de rebater e agora ele está vestindo o equipamento da defesa, preparando-se para ajudar um novo lançador. Estamos na primavera de 1999.

Cornelia desce do degrau mais baixo da arquibancada para ir dar uma olhada em Owen, que corre de um lado para o outro no parquinho ao lado do campo. Ela reveza o olhar o tempo todo de um menino para o outro. Alguns minutos antes, percebeu de canto de olho um homem — um pai do time adversário — olhando para Owen, obviamente imaginando o que estava acontecendo. Ela tentou ignorá-lo — queria ver Walt rebater, concentrar-se nisso. Mas o sujeito não parava de encarar.

"Ei, querido, do que você está brincando?", ela pergunta a Owen quando se aproxima do tanque de areia e do balanço. Ele a ignora, então Cornelia pega sua mão com gentileza, agacha e olha bem para ele. Agindo da maneira correta, Owen retribui o olhar com a mesma intensidade.

"Gárgulas."

Ela sabe que isso significa *O corcunda de Notre Dame*, o filme da Disney pelo qual Owen se apaixonou naquela primavera. "Qual delas?"

"Victor."

"Em que parte?"

"Quando dançam com Quasímodo."

Havia outras duas gárgulas: Hugo (para completar a homenagem ao autor do famoso romance) e Laverne.

"Posso fazer Laverne?", ela perguntou.

"Não, está tudo bem aqui."

"Certo, vou voltar ao jogo de Walt. Estou logo ali."

Owen olha na direção da arquibancada, assente e então retorna à rotina de música e dança sobre um renegado na Paris do século xv.

A esta altura, o valor da representação dos personagens da Disney — agora já com duração de um ano e meio desde aquela noite com Iago — é indiscutível. Trata-se de um reino oculto, e é importante caminhar por ele com muito cuidado. Estamos interessados no mundo de Owen, mas não de um modo desajeitado e intrometido — tropeçando e derrubando os móveis. Temos curiosidade e somos respeitosos. Quando fazemos perguntas a ele a respeito do que os personagens fazem e sentem, é uma deixa para que Owen fale. O resultado é que o discurso pragmático dele está melhorando, assim como as ilhas de expressão mais complexas.

Correndo de um lado para o outro e recitando cenas em um parque público, Owen está tão alheio como sempre ao que os outros vão achar. Nosso ponto de vista é que mudou — nossa visão dele. Havia motivo para suas rimas.

Cornelia atravessa o gramado e retorna para a arquibancada. Mas não para a nossa. Ela caminha direto para o homem que olha fixo. Ele se vira quando Cornelia se aproxima, como alguém que desvia de um golpe.

"Posso ajudar em algo?!", ela pergunta, com as mãos na cintura, olhando feio.

"Hum. O quê?"

"É falta de educação ficar encarando."

"Eu não estava, quer dizer, eu não... humm... estava encarando."

"Ele é diferente, certo? E é assim que ele brinca. Você sempre fica encarando crianças com deficiência?"

Ele faz uma pausa e começa a balbuciar algo, mas ela não escuta.

Já deu meia-volta. Foi a primeira vez que confrontou alguém, e está tremendo por causa disso.

Animações, principalmente da Disney, costumam terminar com a reprise da música-tema em algum tipo de versão pop — cantada por um artista famoso, como Michael Bolton ou Elton John — enquanto os créditos rolam. É quando, depois de assistir pela enésima vez a um filme, Cornelia e eu costumamos sair do porão apressados para fazer tudo o que ficou em suspenso nos últimos noventa minutos: tirar a panela de macarrão do fogo, editar uma reportagem, ligar para amigos, parentes, novas fontes, fazer todo tipo de tarefas domésticas possível, ir ao supermercado, dar comida para o cachorro, caminhar, tomar banho, arrumar as camas, cuidar do jardim ou passar alguns minutos ao sol. Walt geralmente precisa fazer lição de casa. Owen invariavelmente fica para trás. Achamos que é por causa da música. Ele parece gostar e sempre quer ver até o fim dos créditos. O filme não está completo para ele enquanto a tela não fica preta. Ansiosos para dar conta das tarefas negligenciadas, nenhum de nós se dá conta de que os créditos duram entre dois e quatro minutos, mas ele fica lá durante meia hora.

É só na primavera de 1999 que reparamos nisso, então percebemos que ele fica voltando à última música. Faz isso algumas vezes. O motivo é um mistério, para variar. Talvez ele simplesmente adore a música-tema.

Não pensamos nos créditos porque, bom, ele não sabe ler. Não de verdade. E não por falta de tentativa. Aos oito anos, Owen conhece o alfabeto, os sons das consoantes e das vogais, mas tropeça nas noções mais simples de fonética básica, fazendo aula particular uma vez por semana depois da escola. A Lab School apresenta uma ampla gama de técnicas para alunos com problemas de leitura, e isso é a única coisa que as crianças com dificuldade de aprendizado, muitas delas disléxicas, e as crianças autistas e com déficit de desenvolvimento compartilham.

Mas então a professora particular dele diz que algo deve estar funcionando. A decodificação de palavras dele, que avança a passo de lesma há mais de dois anos, está ganhando velocidade e precisão. Ela fica imaginando se estão tentando algo novo na Lab.

Então, vamos conferir. Não, não é a escola.

O Disney Club parece ter adicionado uma aula a seu currículo: LEITURA E COMPREENSÃO DE CRÉDITOS DE FILME.

Na verdade, é um estudo independente — Owen está fazendo tudo sozinho e, como vamos logo percebendo, parece ser a única forma de ele conseguir aprender. O modelo básico da educação primária — sentar, escutar, memorizar, discutir, então medir o progresso (com uma prova) — não está funcionando. Desses cinco passos, quatro são impossíveis para ele. E a memorização só funciona se ele estiver interessado.

E ele passou a se interessar intensamente por quem está por trás das imagens coloridas e em movimento que lhe dão tanta alegria, tanto amparo. Não sabemos dizer ao certo quando a luz acendeu. Mas acendeu. Um terceiro plano, outra rede, unida pelas duas primeiras — o mundo real e o mundo paralelo da Disney. Ambos estão conectados por uma terceira: todas as pessoas — artistas, dubladores, consultores de roteiro, diretores, animadores e assim por diante — que elaboram a paisagem em mutação que faz a imaginação de Owen caminhar durante as horas em que está desperto. Não é a busca por Deus. Mas está perto. É a busca pelos criadores.

Play, stop, volta, play, stop, volta, quadro a quadro. A metodologia é lógica e deliberada. Ele não parece querer fazer isso quando estamos presentes. Assim, passamos a espiar da cozinha, no topo da escada. Eis o que escutamos certa noite naquele inverno: primeiro ele decodifica o nome do personagem. Escolhe um. "Urrrr... Urrsss... Urssaaa... Urrssooo." Levando em conta que se trata de *A pequena sereia*, ele pode e consegue deduzir "Úrsula" com rapidez. Esse é um aquecimento para o terreno mais difícil e mais novo: desvendar o nome da atriz que dubla a bruxa do mar. Ele aperta o play durante um minuto, então para e congela a tela no ponto exato: "P-p-p... P-paaaa...".

Depois de alguns minutos de batalha, ele junta as coisas: Pat Carroll. Ouvimos quando diz o nome baixinho, quase com reverência, repetindo-o algumas vezes. E então outras funções, como "assistente", "diretor de iluminação" e "produtor". Ele parece feliz e concentrado, passando os quadros, calmo e intensamente envolvido, com tantos filmes entre os quais escolher. Nossa única tarefa é não incomodar.

Walt está com Owen em um sábado no começo de junho de 1999. Eles estão à toa, folheando livros na biblioteca pública de Washington, a cerca de um quilômetro e meio da nossa casa. Ou estavam, há um minuto, quando olhei pela última vez.

Ouço um homem erguer a voz e me viro a tempo de ver uma cena se desenrolar. Na verdade, a primeira coisa que vejo é como os olhos de Walt estão arregalados.

O gritão a *sotto voce* é do bibliotecário, que caminha com rapidez do balcão de empréstimos: "O que você está fazendo?".

Tenho um bom trecho de carpete para cruzar da seção de história contemporânea até eles, cerca de cinco segundos em um trote lento, e observo o bibliotecário, um homem de óculos meio jovem, olhando, como quem exige uma explicação urgente, primeiro para Walt e depois para algo embaixo, que está fora da minha linha de visão. Então ele volta a olhar para Walt, cujos olhos ficam ainda mais arregalados. Quando chego lá, Walt se vira e sai correndo da biblioteca.

Enxergo o que eles estão vendo: o traseiro e os pés de Owen, dando chutes, embaixo de uma prateleira. Ele afastou os livros e enfiou quase todo o corpo no espaço escuro.

Percebo imediatamente que é por causa de *Pagemaster: O mestre da mágica*, um filme da 20th Century Fox no qual anda obcecado. Além dos da Disney, ele também se envolve com outros filmes — como *Space Jam: O jogo do século* — que espelham a estranheza crescente de sua vida e da família toda, combinando animação e atores em carne e osso. Lançado em 1994, *Pagemaster* foi praticamente feito sob medida para ele e sua realidade sempre em mutação. O personagem principal, um menino cauteloso chamado Richard Tyler — representado por Macaulay Culkin — fica preso em uma biblioteca em uma noite de tempestade e acaba encontrando um personagem mítico representado por Christopher Lloyd. Ele é o Pagemaster, um tipo mágico que conduz o menino para dentro de pilhas de livros e de um mundo — escondido entre as estantes — onde as grandes histórias, como O médico e o monstro e Moby Dick, ganham vida. Os guias do menino são três livros falantes, cada um representante de um gênero — fantasia, aventura e terror —, que o conduzem por uma jornada para enfrentar seus medos.

O filme é uma das razões por que estamos na biblioteca hoje. Owen se animou com a sugestão quando procurávamos algo para distrair os dois no sábado à tarde.

Esse é o lado negativo das nossas representações. Elas não têm limites naturais. O mundo agora é o palco de Owen. Eu o puxo do meio das prateleiras e peço desculpas, acanhado, ao bibliotecário estupefato. "É que tem um filme sobre uma biblioteca de que ele gosta de verdade... Tenho certeza de que você ia adorar."

Do lado de fora, encontro Walt. Ele está sentado em um banco, sacudindo a cabeça.

"Pai, ele precisa mesmo ser assim?", ele pergunta, em uma espécie de súplica.

Não sei bem o que dizer. Falo um pouco sobre o fato de que foi assim que seu irmão nasceu. "Ele não fez nada para ser assim, e não sei bem se ia querer ser diferente se pudesse escolher. Mas Owen não tem escolha, nem nós. Precisamos dar apoio a ele."

Walt sabe de tudo isso, o que não ajuda. Ele está chateado de verdade. Fica claro que a coisa vem se acumulando há um tempo. "Owen não tem ideia de como deve se comportar. Nenhuma!"

Concordo. Ambos sabemos que ele tem razão. Fico lá sentado com Walt por um momento, enquanto se acalma. Ele estava irritado quando saímos da biblioteca. Owen começa a dançar ali perto, na grama; ponho a mão nos ombros de seu irmão mais velho. "Você conhece Owen melhor do que ninguém, Walt. Ele é assim, ponto final. Sei que é difícil, mas temos que achar um jeito de aceitar seu irmão como ele é. É o que acontece com todo mundo, na verdade. Owen tem sorte por ter você como irmão."

Quando entramos no carro, alguns minutos depois, sinto pontos se ligando ao redor da questão do "dever".

Ultimamente ando usando muito esse termo que Walt usou. Desde que meu livro A Hope in the Unseen foi lançado, há um ano, as pessoas têm me perguntado nas palestras como Cedric venceu a falta de expectativa e os códigos de comportamento destrutivo que definiam sua escola e seu bairro. Há vários motivos — relacionados ao modo como foi criado, à mãe dele, à sua fé e à maneira como sua situação de pária o separou das normas sociais. Mas Cedric é uma raridade. Uma pesquisa recente a respeito de uma coisa chamada "ameaças e incentivos dos estereótipos" mostra o poder impressionante das expectativas embutidas em estereótipos culturais — afro-americanos são atléticos e espirituais; americanos de origem asiática são gênios da matemática — ao determinar como centenas de bebês, todos idênticos em capacidades humanas básicas, acabam ficando tão diferentes quando adultos. Desde a idade mais tenra, essas expectativas determinam como os outros nos enxergam, como nós nos enxergamos e quais as capacidades que desenvolvemos quando somos incentivados — ou desmotivados — pelos olhos dos outros.

Essas ideias de "dever" vêm, é claro, da capacidade humana fundamental de avaliar com rapidez o contexto ao redor e nosso lugar nele.

É a qualidade que mais distingue Walt de Owen.

A coisa está fixada e funciona por instinto em Walt, como acontece com a maior parte das pessoas, e já está bem avançada em termos de formatar o comportamento e a identidade dele.

Os especialistas dizem que a incapacidade de Owen de fazer isso é sua deficiência mais básica e definidora. Em círculos de autismo, isso se chama "cegueira de contexto".

Ele não tem noção de "dever" porque não consegue decifrar todos os olhares, expressões a favor ou contra, o clima da multidão que está presente em cada momento que passa e que se acumula para formar uma vida. Isso significa que não sabe o que se deve fazer em uma biblioteca — em contraste com um parquinho —, nem a que filmes a maior parte das crianças de oito anos assiste. As questões que os pesquisadores se empenham em colocar são se essa deficiência é questão de vontade ou capacidade; se pode ser desenvolvida em uma pessoa; e, se puder, como? Mas os fatos do cotidiano são claros: assim como ocorre com o número crescente de crianças e adultos pertencentes ao espectro autista, Owen é motivado, formatado e guiado por aquilo que vem à tona, quase sempre de modo misterioso, de dentro. Há várias necessidades autodirecionadas em todo mundo. O negócio é que o impulso se desfaz instantaneamente quando depara com nossa avaliação, rápida como um raio, do *contexto*. A zona atmosférica criada por essa colisão é o comportamento.

Walt está aborrecido porque já passou por vários momentos parecidos com o da biblioteca e desconfia de que haverá muitos mais. Provavelmente tem razão. Da perspectiva de um menino de onze anos, isso significa que ele passará a vida toda envergonhado ou vai ter de se afastar do irmão, pelo menos em público. Uma escolha bem difícil.

Owen, nesse ínterim, não entende por que Walt está chorando.

Um mês depois, no verão de 1999, entramos em uma realidade alternativa, às vezes chamada de "O Lugar Mais Feliz da Terra".

Nesta nossa terceira viagem ao Walt Disney World, Owen está com nove anos. Ele é capaz de fazer e dizer mais coisas. Muito mais.

Cegueira de contexto? De repente o vemos dominar um contexto que é invisível para nós.

E para o Chapeleiro Maluco.

É ele quem vemos no café da manhã com os personagens da Disney. Enquanto comemos panquecas, Alice aparece, seguida por um homenzinho com uma cartola verde.

Owen levanta da mesa bem decidido e se aproxima dele; o resto de nós vai atrás, depressa.

"Com licença", ele diz, e o Chapeleiro Maluco se vira. "Você conhece Ed Wynn?" Trata-se de um ex-ator de vaudevile que dublou o Chapeleiro Maluco no filme da Disney.

"Claro que sim, ele é um bom amigo", o Chapeleiro Maluco responde, de maneira-padrão. Afinal de contas, eles não podem parar de representar. Owen olha para ele com atenção, tentando detectar algo por trás do nariz falso e da maquiagem pesada. Parece não encontrar nada. Ele insiste.

Owen: "Então você conhece Verna Felton, a voz da Rainha de Copas?".

Chapeleiro Maluco (confuso): ...

Owen (igualmente confuso): "Ela também foi Winifried em *Mogli*, a fada madrinha em *Cinderela*, a tia Sarah em *A dama e o vagabundo*, uma das três fadas madrinhas em *A bela adormecida* e o elefante maldoso de *Dumbo*".

Chapeleiro Maluco: "Quem?".

Então ele sai correndo como alguém que está atrasado para um compromisso muito importante.

Owen, quero dizer.

Ficamos deliciados — não, ficamos em êxtase — por ele assumir a liderança. Tanta coisa para fazer nos três dias na Disney, tantas atrações, tantos personagens para interrogar. Claro que quase nenhum deles fala. Só os que são humanos maquiados podem responder, como Alice, o Chapeleiro Maluco ou Ariel. Naquelas breves conversas — ou através do que Owen pergunta aos personagens animados que não falam e andam de um lado para o outro — temos vislumbres da Atlântida que está construindo sob o mar. Ele não está aprendendo apenas a fonética das palavras ao ler os créditos. Ele se lembra dos nomes, os cataloga — são seis filmes para Verna Felton — e cria um índice de referências cruzadas na cabeça. Quando encontra com os personagens, há muita coisa para conversar.

Em seus primeiros cinquenta anos, os estúdios da Disney dependeram de um grupo fechado de atores — alguns famosos, outros menos — que se misturavam e se combinavam para dublar os personagens animados que eram desenhados, com esmero, apenas depois de as faixas com as vozes terem sido gravadas. Esses dubladores se deslocavam por trás das cenas em grupinhos. Verna Felton, por exemplo, fez três filmes de destaque com Sterling Holloway — ele é a cobra Kaa em *Mogli*, o Gato em *Alice no País das Maravilhas* e a cegonha que entrega o bebê de orelhas grandes em *Dumbo*. O Ursinho Puff — famoso por ser dublado por Holloway — recebe todas essas perguntas da parte de Owen mais tarde naquele mesmo dia, na Terra da Fantasia. Puff assente e dá de ombros, e Owen o abraça. É estranho para Cornelia e eu assistirmos àquilo: depois de anos de conversas de mão única com Owen, ele agora debate com Puff. O personagem parece compreender, e Owen reconhece isso com um abraço. Quantas vezes fizemos isso com ele? E ali, parados, nossos olhos começam a se ajustar, a enxergar o que nosso filho enxerga. Os personagens são parte de uma família. Sua família. Owen cresceu com eles, dependeu deles, aprendeu com eles. Esta é sua chance de conectar a relação que têm uns com os outros, de descobrir o que os liga.

Quando finalmente vê o Pateta, a quem já estava preocupado com a possibilidade de não encontrar, Owen corre na direção do cachorro gigante, ou cavalo, ou o que quer que seja, e o envolve com os braços. Eles só ficam abraçados por um instante, até que consigo fazer Owen se virar, sem largar o Pateta, para uma foto.

É algo animador e que desperta a humildade em mim. Ele está expressivo e demonstra afeto por esses personagens de maneiras que raramente faz conosco ou com qualquer outra pessoa.

Cornelia e eu conversamos sobre isso no café do Wilderness Lodge. Será que é um problema ele ter uma conexão tão emocional com esses personagens? Será que existe um perigo aqui? Será que as visões e as verdades que ele foi ingerindo estavam praticamente invisíveis aos nossos olhos adultos?

Por onde começar? Trata-se de um mundo completo, autossustentável, artificial. Ela menciona o que vimos no fim daquela tarde: uma multidão reunida ao redor da lagoa perto da ilha de Tom Sawyer, olhando para algo na água. O que poderia ser? Fomos nos aproximando e finalmente tivemos um vislumbre. Era um pequeno jacaré, com pouco mais de meio metro de comprimento. Os observadores debatiam se era um boneco animatrônico ou se era de verdade; não se chegou a um consenso.

Apostei no animal: "E é a única coisa de verdade que vimos aqui em três dias". "Bom, tem esta cerveja", Cornelia brinca, então erguemos as canecas e brindamos ao executivo da Disney que decidiu que o Whispering Canyon Café deveria servir álcool.

As emoções que Owen tem não podem ser equivalentes a "emoções reais com pessoas de verdade", eu digo, sem me desviar da questão. "Ele tem que saber, no fundo, que os personagens... não são de verdade."

Cornelia dá de ombros. "Olha, as crianças acreditam em Papai Noel durante muito tempo até começarem a desconfiar dos problemas de logística. A crença e o ceticismo podem andar juntos durante um bom tempo. São os mistérios da fé e tudo o mais..."

A questão, ela diz, é mais como isso faz com que ele se sinta e se comporte. Depois de passar todos os dias com Owen durante anos, o que ela vê agora é como aqui ele parece calmo, dono de si e confiante. E fica claro que não está fazendo tanta coisa "inadequada", além de se afastar do comportamento de autoestímulo, como falar sozinho ou agitar as mãos, que cada vez mais percebemos ser suscitado por situações cuja complexidade ele tem dificuldade em compreender. A "cegueira de contexto" causa estresse. Quando desafiado, ele se recolhe dentro de si.

Mas, aqui, tudo se inverte. Owen conhece o contexto, é capaz de avaliá-lo com rapidez e se movimentar com facilidade dentro dele. Claro, ele continua tendo que falar, caminhar, interagir e fazer escolhas, como no mundo real. Mas, agora, essas decisões de frações de segundos — qual sorvete temático pedir, se quer ir de novo no brinquedo do Peter Pan — se apoiam em uma paisagem firme, feita de tijolo e cimento, tirada dos filmes que ele é capaz de recitar e que parecem estar delineando sua identidade — da mesma maneira que o mundo mais amplo delineia a de Walt. Seja lá o que ele sinta pelos personagens, nós dois concordamos que, aqui, ele fica mais atencioso, afetivo e disponível *para nós*... mesmo que, depois de três dias afundados até o pescoço nos artifícios da Disney, não vejamos a hora de voltar ao mundo real.

Owen poderia ficar aqui para sempre. Ele se sente confortável em casa e se sente confortável aqui.

Dois lugares.

Ele está tentando adicionar um terceiro lugar — a escola — a essa lista.

Todos estamos. No início do terceiro ano dele na Lab School, no segundo semestre de 1999, vemos suas habilidades melhorarem — sua leitura rudimentar, sua nova capacidade de fazer contas simples —, mas os resultados são irregulares e instáveis, assim como a construção de conexões sociais com amigos em potencial.

É uma luta para ele acompanhar a turma, principalmente porque sua mente com tanta frequência dispara para o universo paralelo dos filmes — argumenta a escola.

A hiperconcentração faz parte da batalha dele contra os transtornos invasivos do desenvolvimento não identificados. Não usamos a palavra "autismo", pelo menos não em público, porque sentimos que ela continua carregando os estigmas de *Rain Man*. A manifestação dele, como Rosenblatt disse com acerto, não está bem alinhada com a das crianças autistas de caso mais sério ou de descrição clássica, que parecem mais fechadas ao mundo. Owen, desde aquele dia em que provocou Rosenblatt embaixo da cadeira, demonstrou a capacidade — e, muito importante, o desejo periódico — de se envolver. Mas agora começamos a ver que esses rótulos sempre foram mais estratégicos, do ponto de vista social e legal, do que funcionais. A realidade dos "comportamentos do tipo autista" — em que as crianças são "autodirecionadas a interesses estreitos" — é aquilo com que convivemos. Começamos a enxergar as qualidades escorregadias de um espectro, um conceito que vários profissionais médicos a esta altura já adotaram: de um lado, observamos crianças como Owen, mas que atendem melhor ao trabalho escolar e têm mais flexibilidade ao passar para temas desconhecidos e experiências novas. Elas geralmente são obtusas do ponto de vista social, mas constroem habilidades sociais por meio da experiência porque são mais capazes de escutar as professoras, perceber deixas dos colegas, integrar-se ao grupo.

Do outro lado, observamos crianças como Owen, que são mais "envolvidas", como o filho do dr. C. T. Gordon.

Gordon, que agora atende Owen uma vez por semana, está entre uma gama crescente de médicos que encontrou sua especialidade depois de descobrir que tinha um filho autista. Com o aparente crescimento da incidência do autismo, agora há médicos-pais e médicas-mães por toda parte ganhando uma posição de destaque na pesquisa e em debates nacionais, em parte devido à sua urgência incansável, noite e dia, de ajudar o filho ou a filha. Gordon fundou uma organização que examina novos tratamentos, alegações de causa e descobertas científicas, e publica suas avaliações em um jornal de importância crescente. O filho dele, Zack, tem sete anos e não fala — assim como muitas crianças autistas mais autoenvolvidas — e depende de um pequeno aparelho, um teclado com uma tela, para digitar cem palavras por minuto. Mas a paixão dele é exatamente a mesma de Owen: os clássicos da Disney. Zack organizou as sessões dele em rotações e rituais amplos e complexos, que o deixam extremamente feliz. A visão de Gordon — assim como da maior parte dos profissionais — é de que essa paixão deveria ser usada como ferramenta ou recompensa para incentivar Zack a completar tarefas educacionais e cuidados pessoais que de outra maneira ele resistia a desempenhar. Claro que "Termine a lição de casa antes de assistir à tv" é um refrão comum em qualquer casa. Mas uma criança típica — ou "neurotípica" — é capaz de descobrir e alimentar interesses de maneira muito mais ampla e de modo mais liberal sempre que encontra algo provocador na lição de casa daquela noite, ou quando está em busca de alegria e de afirmação, de trazer para casa um "A" em uma prova. O interesse das crianças autistas por, digamos, um vídeo desejado é profundo e talvez insaciável; o interesse delas por quase todo o resto é apenas fraco. Deixadas ao próprio gosto, elas vão para a área escolhida em detrimento de tudo o mais. Para algumas crianças, a afinidade está em horários de trem; para outras, em mapas; no caso de Owen e Zack — e, temos certeza, de muitas outras crianças —, está nos filmes da Disney.

Não eliminem, Gordon sugere. Controlem. Usem os vídeos como recompensa, podendo ser vistos em um momento determinado se certas coisas forem feitas. E *nada de voltar a fita*, o que para Gordon é parecido com uma roda encalhada em uma valeta. Foi o que ele fez com Zack. Sessões marcadas e sem rebobinar o filme: os vídeos foram importantes em grande parte como ferramentas de motivação.

Já temos colocado alguns controles nas sessões, mas agora os ampliamos. Estabelecemos um sistema em que ele ganha pontos por comportamento adequado na escola — escutar a professora, fazer as tarefas. Pontos suficientes significam ver um vídeo à noite. Em algumas noites, isso não é possível. Sentimos muito, nada de filme.

Há melhoras modestas no comportamento dele na escola — nada dramático —, mas, depois de dois dias sucessivos sem recompensa, Cornelia acorda no meio da noite.

Ela me tira de um sono profundo. "Tenho certeza de que escutei alguma coisa lá embaixo." Confiro o relógio. São três da manhã. Cinco minutos depois, com um taco de beisebol na mão, deparo com Owen no porão. Ele está acomodado para uma maratona de filmes.

Owen é prolixo em seus pedidos de desculpa. Diz que não vai mais fazer isso. Alguns dias depois, vemos vestígios pela manhã. Ele só ficou mais eficiente em não chamar a atenção.

Logo, uma guerrilha tênue começa, fazendo com que tenhamos sentimentos contraditórios. É como se estivéssemos cortando as linhas de fornecimento dele. A escola é difícil e estressante. O alívio, o refúgio, está sendo proibido.

Cornelia me liga certa manhã do carro, a caminho da escola. Owen está roncando no banco de trás. "De que adianta levá-lo para a escola?", ela indaga. Precisamos entrar com a artilharia pesada. Depois do trabalho, dou uma passada na loja de ferragens.

Naquela noite, todos nos reunimos no porão para conversar sobre as novas regras da casa. Coloquei um cadeado no armário em que a TV grande fica. Seguro a chave, feito um guarda de prisão.

"Mamãe e eu vamos ficar com esta chave. É a única que existe."

A Disney agora é substância controlada.

4. Dança das cadeiras

É um redirecionamento enorme.

Com a limitação da TV dentro de casa, tentando ajudar Owen a controlar suas paixões e seus impulsos, precisamos canalizar o rio animado na direção da escola. A Lab fala sem parar sobre seu aprendizado baseado nas artes. Vamos ver se vão conseguir continuar com o aprendizado autodirecionado que começamos no porão e que, agora, fazemos em todo lugar. Representamos as cenas, e o teatro é uma das especialidades da Lab School.

Claro que a parte do autodirecionamento torna tudo um pouco mais complicado. Precisamos nos guiar pelas coisas por quais Owen se *interessa*. Quando o outono de 1999 se transforma no inverno de 2000, ele já não quer nenhum filme da Disney. Está completamente viciado em *A canção do sul*.

Foi uma confusão quando o título foi lançado, em 1946. E isso antes do movimento pelos direitos civis.

Depois da estreia, a revista *Time* escreveu que o retrato que o filme fazia das relações raciais nos anos seguintes à Guerra de Secessão "tinha tudo para deixar sua marca em águas quentes". E deixou. Ativistas fizeram piquete na frente dos cinemas com cartazes dizendo que era "um insulto às pessoas negras". Sem dúvida, foi mesmo, para algumas. Mas "Zip-A-Dee-Doo-Dah" ganhou o Oscar de melhor canção original.

Ah, os Estados Unidos.

Owen adora a música. Ela toca sem parar dentro da Splash Mountain no Walt Disney World, o primeiro brinquedo de alta intensidade em que foi, que tem uma longa queda de montanha-russa no fim. Medo e alegria se fundem. Ele agora está começando a usar o computador e encontra um clipe de tio Remus cantando a música. Essa foi uma das primeiras tentativas de misturar atores em carne e osso com animação, e os passarinhos azuis voam ao redor do sorridente Remus. Essa mistura — um ator de verdade com personagens animados rodopiando ao redor de sua cabeça — é bem a vida de Owen, o contexto específico dele.

Enxergar as coisas através da lente do contexto é a grande inovação do momento: perceber que, sim, a maneira como ele é cego ao contexto é desastrosa em relação ao mundo da interação humana, que é acelerado, ruidoso, está sempre em mutação e exige jogo de cintura, e compreender — na medida em que ele se torna mais ativo — o que realmente significa viver sem contexto. Entre as várias coisas que ignoramos estão os anúncios durante os intervalos comerciais, em revistas, em outdoors e em lojas de brinquedos de shoppings e que dizem: você NÃO PODE VIVER SEM. O bombardeio que zune sem parar — resultando em incansáveis "Por favor, por favor, compra para mim", ou, aliás, em uma cultura de consumo baseada em desejos crescentes que se transformam em necessidades — simplesmente passa batido para ele.

Mas, na área que escolheu, ele mergulha fundo. Tudo o que quer vem daquele poço. E o vídeo de *A canção do sul* sobe para o topo da lista de pedidos para o Chanuká e o Natal.

Logo, o "Papai Noel" está navegando no inferno do eBay.

O filme, é claro, não envelheceu bem. Por reconhecer isso, a empresa nunca o lançou em vídeo nos Estados Unidos.

Mas, neste capítulo inicial da conectividade que se chama World Wide Web, é possível encontrá-lo. O filme teve lançamento limitado em alguns outros países, como o Japão e o Reino Unido, e é onde encontramos um exemplar para o qual fazemos um lance. Não queríamos saber quem estava do outro lado da transação. Só que alguém na Inglaterra ganhara cem dólares e em breve teríamos em mãos uma caixa com tio Remus e aqueles passarinhos azuis sorrindo para nós.

Quando chega, não funciona. Descobrimos que o Reino Unido usa um formato de vídeo diferente dos Estados Unidos. Precisa ser convertido. Estou trabalhando como correspondente convidado para o programa *Nightline*, da rede de televisão ABC, com Ted Koppel, e conheço editores de vídeo. Nem eles conseguem fazer a conversão, mas conhecem uma produtora de vídeo que deve conseguir. E só cobra quatrocentos dólares!

Então, perto do Ano-Novo, nós nos acomodamos no porão para assistir a um vídeo que custou quinhentos dólares. O gentil tio Remus basicamente cai nas peças de meninos brancos vingativos — com possíveis consequências terríveis no sul da Reconstrução. Naquela época, eu sempre dava palestras como o sujeito branco que "saca a questão racial". Mas isso na esfera pública. Dentro de casa, vivemos mergulhados em uma coleção de filmes da Disney. Neste caso, um título específico selecionado por um menino de oito anos que é alheio — quase sempre felizmente — a história, cultura, códigos sociais e costumes aceitos fora de seu maravilhoso — e seguro — mundo dos filmes da Disney. Apesar de só estar no sexto ano, Walt sabe mais do que o suficiente para ficar horrorizado. Basicamente, ele assiste a todo o filme sacudindo a cabeça e dizendo: "Ai, meu Deus". Quando termina, tentamos explicar a Owen por que algumas pessoas não gostam daquele filme. É difícil saber por onde começar. "Lembra quando Jafar acorrentou Aladdin?" Depois de alguns minutos, ele diz: "Podemos cantar agora?".

Então damos as mãos — Cornelia, Walt e eu, encolhendo os ombros em um gesto de resignação — para um coro animado de "Zip-A--Dee-Doo-Dah".

A fixação dele pelo filme é um golpe duro para nossa estratégia de redirecionamento de massa, mas temos também um pouco de sorte: Jennifer, uma das professoras, já trabalha com ele há dois anos. Os dois estabeleceram uma conexão, e ela sempre coloca Owen no colo para acalmar o autoestímulo dele. As histórias do coelho Quincas datam de muito tempo atrás, pertencendo às tradições folclóricas africanas que precedem a Disney.

É o espaço perfeito para agir. Jennifer assume o comando e sempre nos liga para discutir estratégias sobre como gerenciar Owen de forma bem-sucedida. No primeiro semestre de 2000, há práticas regulares de interpretação e criação de objetos de cena na aula de arte. Com a orientação de Jennifer, Owen é o diretor de elenco, colocando os colegas em diversos papéis — Zé Grandão ou João Honesto — que parecem combinar com a aparência ou a personalidade deles. Por saber de cor o longo diálogo da batalha entre o coelho Quincas e o boneco de piche, Owen é o ator principal.

Em uma terça-feira em meados de abril, alunos, pais e crianças se reúnem dentro do teatro da Lab School, que é uma caixa preta, um modelo fidedigno dos teatros experimentais de Nova York. Nenhum dos presentes sabe como aquela é uma experiência eletrizante para Cornelia e para mim: nossa vida dupla está se transformando em uma só. O Disney Club vem a público.

Owen não decepciona. Ele entra na pele do personagem imediatamente. Claro, já que passa o tempo todo na pele do personagem. Isso significa que saber as falas não é problema. Ele conversa com o pote de piche — "Qual é o seu problema? Eu disse olá!" —, então fica com um braço preso, depois o outro, depois as pernas, e finalmente a cabeça, e arrancando risadas e sinais de positivo da plateia. "Ele ensaiou muito?", uma mãe ao lado de Cornelia cochicha para ela. "Ah, se você soubesse...", Cornelia sussurra para si mesma. É exatamente igual ao filme, cada movimento e cada sílaba.

É estranho observá-lo fazer isso em público. É a primeira apresentação dele — se é que se pode chamar assim. Não que Owen esteja prestando atenção especial na plateia. A maior parte das crianças fica procurando os pais, com um olho na plateia e nas reações das pessoas enquanto recitam suas falas. Ele, não. Mas presta atenção nas outras crianças, e sabemos que é porque elas também estão participando do diálogo que na maior parte se encaixa no filme. Quando elas desviam do original, o mesmo acontece com ele.

Na maior parte, tudo vai bem, com os outros atores fazendo seu papel, ainda que de modo mais interpretativo e com menos precisão. Owen agora está fazendo com outras crianças aquilo que fazemos no porão. É um sonho. Sentimos um enlevo de aspiração maluco, e ao mesmo tempo reconhecemos como aquilo foi difícil de construir: demorou meses para acontecer.

Mas é uma vitória conquistada. No final, todos agradecem juntos, de mãos dadas, sob uma chuva de aplausos. Owen não é o garoto que ficou para trás, esforçando-se para acompanhar, não desta vez. E — enquanto os outros pais aplaudem e se orgulham dos filhos, como nós nos orgulhamos do nosso — Cornelia e eu percebemos que tudo o que nós queremos é isto: que ele se misture.

A apresentação se segue por uma recepção aos pais, e nós nos integramos, aquecidos pelo brilho da vitória dele, num relaxamento momentâneo das nossas preocupações. Os pais são todos muito legais. Mas, depois de três anos nesta escola, não fizemos amizade com muitos deles — um resultado muito diferente das várias amizades que formamos com tanta rapidez com os pais dos amigos de Walt e da escola anterior de Owen, apesar de aquelas crianças "neurotípicas" não terem nem de longe tanta inclinação a ser amigas de Owen — amigas de verdade — quanto seus colegas atuais.

À medida que os anos passam, nós nos apegamos, até com tenacidade, a locais e habitantes selecionados com cuidado dentro do continente do típico. Ficamos com os velhos amigos e nos aproximamos de novos que podem ser classificados como "astutos" em relação ao contexto. Eles costumam ser ecléticos e curiosos, questionadores também, de modo algum cheios de certezas ou rígidos. E quando não "entendem Owen", se ficam irrequietos, impacientes ou o desprezam, é como se tivessem pisado em uma arapuca. Desaparecem.

Mas, para o grupo central — cerca de uma dúzia de famílias que faziam parte do clube —, era o oposto. A familiaridade dessa gente com Owen, seus hábitos, seus ritmos, cresceu ao longo dos anos. O fato de que muitas dessas pessoas eram de Boston e o conheciam desde antes da mudança abrupta aos dois anos e meio as coloca em uma situação a que ainda nos apegamos: de que o antigo Owen, preso em alguma espécie de prisão neurológica, um dia vai vir à tona. A atenção, tanto dos pais como dos filhos, permite que nosso quarteto se movimente entre eles com tranquilidade e conforto. Walt criou laços duradouros com outras crianças e nós, com os pais, enquanto Owen assume um papel — bem parecido com o que acontece entre a família de Cornelia e a minha — como a criança do conjunto cujas diferenças suscitam uma busca pelo especial, pelo particular, pelo único. Os filhos dos outros que ficam ao lado dele tentando encontrar uma maneira de arrastá-lo para fora são aceitos como heróis. Geralmente sabem que o caminho para entrar é Walt Disney. E Owen adora as tentativas deles, mesmo que às vezes tenha dificuldade em demonstrar sua animação.

E esse era precisamente o dilema: as crianças com essas habilidades de interpretação elevadas no final precisam de certo nível de reciprocidade que Owen tem dificuldade de fornecer para algum dia formar laços de amizade verdadeira e mútua.

Em um dia de outono no segundo semestre de 2000, quatro famílias dos nossos amigos mais antigos se reúnem em uma fazenda em Rochester, Vermont.

Este é o oitavo ano que nos juntamos na fazenda Liberty Hill para um fim de semana prolongado de caminhadas e passeios de carroça, comida caseira deliciosa e a apreciação compartilhada de que nenhum de nós tem que trabalhar nem de longe tão duro quanto Bob e Beth, que cuidam de uma fazenda de vacas leiteiras.

Também apreciamos *histórias*. Não só o fato de todos nós contarmos histórias a respeito do que está acontecendo na nossa vida. Inventamos um jogo. Nessa noite, assim como toda noite, doze crianças ansiosas, incluindo nossos dois filhos, reúnem-se em um quarto do andar de cima. Está mais ou menos na hora de apagar as luzes. E todo mundo, a essa altura, já conhece a rotina. Eu circulo pelo quarto enquanto cada criança fala o nome de um personagem preferido de qualquer livro, filme ou programa de tv. Owen escolhe um personagem da Disney, como sempre: hoje, Sebastião, de *A pequena sereia*. Eu invento uma história, incluindo o personagem da Disney de Owen logo no começo — para manter a atenção dele. As outras crianças, com sua capacidade tradicional para antecipação e concentração, escutam com atenção, esperando seu personagem aparecer... "E então Sebastião e

Madeleine encontram o Homem de Lata!" A história vai ganhando corpo à medida que os personagens vão se moldando, uma turma crescente, dirigindo-se a um *grand finale* que, como sempre, inclui um personagem inventado: nesta noite, um bebê com uma fralda explosiva que é levado com a turma. Com crianças desta idade, humor envolvendo cocô sempre funciona.

Cada personagem, é claro, é o avatar de sua criança. Misturo todos, porque espero que as crianças se misturem, com o personagem de Owen — o avatar dele. Os personagens não poderiam ser mais diferentes — um caranguejo, uma menininha francesa, um homem feito de lata enferrujada. Mas eles vão avançando aos trancos e barrancos, tateando o caminho, dependendo uns dos outros, movimentando-se como se fossem um só.

Essa é a história que eu quero contar. Aquela que eu quero que seja verdade.

Sally Smith também está contando uma história que ela quer que seja verdade.

Estou aqui para ajudar.

Ela colocou Cornelia e a mim no comitê da festa de gala logo nos nossos primeiros dias na escola. Como jornalistas, éramos eficientes em obter números de telefone e romper as barreiras protegendo os poderosos ou famosos. Com Cornelia ocupada demais, esse trabalho passou a ser mais meu. Smith e eu criamos um bom relacionamento. Fazíamos várias reuniões todos os anos a respeito do baile de gala, que se tornou a paixão — alguns diriam obsessão — dela.

Trocávamos listas de pessoas que talvez tivessem dificuldades de aprendizado e haviam vencido na vida — uma menção em uma reportagem sobre dificuldades na escola, uma dica de alguém que conhecia alguém —, então eu telefonava. Em 1998, fiz de tudo para conseguir falar com René Russo, que não pôde comparecer ao baile de gala. Optamos então por Vince Vaughn, que na época era um astro em ascensão.

No dia da festa, o costume era levar os homenageados para visitar a escola e depois participar de um almoço com os maiores colaboradores. Foi aí que, ao longo dos anos, percebi uma tensão sutil nessa equação entre percepção e realidade, quando eles olhavam para as classes com alunos que se assemelhavam muito pouco ao que tinham sido quando pequenos.

No almoço no topo do hotel Mayflower, Vince Vaughn me perguntou a respeito do meu filho. Fui bem direto: "Ele é autista". Vaughn, um sujeito muito alto e bondoso que tinha dificuldades leves de aprendizado, olhou para mim um pouco confuso. "Há muitas crianças autistas na escola?", perguntou.

Não havia, e a cada ano elas eram em menor número. Talvez tenha sido por isso que eu simplesmente disse *autista* — foi uma das primeiras vezes que fiz isso. Já estávamos cansados de fazer o jogo dos rótulos — transtorno invasivo do desenvolvimento não especificado, autismo clássico, Asperger.

O grande baile de gala — uma noite exclusiva na capital da nação — funciona bem demais. A escola está sendo invadida por crianças com dificuldades de aprendizado de famílias endinheiradas de Washington ou gente que se mudou para a cidade por causa da Lab. Ao eliminarem as nuvens da dislexia ou do déficit de atenção, muitas tomam o caminho de boas faculdades; são resultados que propagandeiam com facilidade a eficiência da escola, mesmo que isso se deva em grande parte à distância muito menor que essas crianças precisam percorrer.

Enquanto estou trabalhando no baile de gala em homenagem a James Carvill e Kelly McGillis em 2000, Cornelia sente um calafrio de desespero. A vitória do coelho Quincas no primeiro semestre não teve continuidade no segundo. Owen está fazendo progresso — mais do que jamais poderíamos imaginar —, mas as outras crianças avançam com mais rapidez. O ponto mais brilhante é sua arte. A escola deixa as crianças desenharem o que quiserem, e ele está começando a fazer personagens, inclusive seus favoritos da Disney, com uma espécie de exuberância alegre. Mas as paixões autodirigidas na escola não vão mais longe do que isso. A produção da peça foi um evento especial; esse tipo de energia é difícil de integrar no currículo do dia a dia.

A Disney continua sendo substância controlada, o cadeado continua no lugar, e ele anda falando menos sozinho na escola. Mas, como a escola não está canalizando o anseio criativo nascente nele, Cornelia intercede.

Ela o puxa de lado depois do jantar — um momento em que costumamos ir para o porão para um pouco de Disney. "Owen", ela diz, segurando as mãos dele e se agachando para ficar cara a cara. "Vamos representar um dos seus filmes preferidos, com todos os seus primos, no próximo Dia de Ação de Graças. Você vai ser o produtor, o diretor e o astro."

Owen se ilumina. Ele sabe exatamente o que são todas essas funções. Imediatamente escolhe um de seus filmes preferidos na época: *James e o pêssego gigante*, uma produção da Disney do livro clássico de Roald Dahl que misturava atores em carne e osso com figuras de massinha. Movimenta um tiquinho, fotografa, movimenta mais um tiquinho, fotografa de novo. Esse método de *stop-motion* já existe faz um tempo — foi assim que fizeram *King Kong* na década de 1930, com um boneco de 45 centímetros de altura —, mas, com a última enxurrada de filmes animados, a técnica foi aprimorada — é mais fácil, de certa maneira, do que desenhar incontáveis quadros de animação.

O filme, assim como o livro de Dahl, é uma fábula turbinada, contendo todas as grandes questões — medo, perda, abandono, redenção, amadurecimento — e uma gama forte de personagens marcantes, liderados pelo órfão James. Ele fica com uma dupla de tias maldosas — Esponja e Espiga —, criadas por Dahl em um clima de pesadelo de Dickens. A magia intervém e faz com que um pessegueiro no jardim dê um único fruto monstruoso. James entra na enorme embarcação úmida que sai para o mar e lá encontra uma variedade de insetos falantes, do tamanho de uma pessoa. O protagonista começa como um garoto fechado, abatido e cabisbaixo, mas faz descobertas por meio de seus companheiros — a respeito de si mesmo e do mundo mais amplo — enquanto o pêssego segue para a América, o lugar com que James sonha.

Claro que queremos que Owen seja o astro, James. Nós o incentivamos, junto com Walt: "Owen, você é o único que sabe todas as músicas e todos os diálogos!".

Ele não quer nem saber. "Brian é o James certo." Brian, filho de Deane, o irmão mais velho de Cornelia, e sua mulher, Kathleen, é um ano mais novo do que Walt, mas está passando por dificuldades, na escola e em casa. Quando jogava futebol com os primos — partidas lideradas por Walt —, Brian sempre perdia feio. Depois de um tempo, concordamos. Afinal, Owen é o diretor de elenco. A escolha é dele.

Fazia tempo que Cornelia esperava para organizar um Dia de Ação de Graças colonial com toda a sua família. Este é o ano, e a peça vai arrematar o fim de semana.

Em um salão grande e acarpetado na pousada Williamsburg Inn, nós nos reunimos no Dia de Ação de Graças — no total, 27 pessoas, incluindo os sete irmãos, filhos, tios e pais de Cornelia. Owen e a mãe fizeram fantasias simples, com um ou dois itens de cena básicos — um chapéu, uma bengala, um colete — que identificam cada personagem, e as crianças recebem roteiros rudimentares para representar as cenas.

E então as luzes metafóricas se acendem. Na função de narrador/técnico de palco, começo apresentando cada um dos nossos personagens, chamando-os para que saiam dos bastidores, no corredor, e se apresentem.

Matt — primo confiante e inteligente de Owen, alguns meses mais velho do que Walt — é o primeiro a se apresentar, no papel da Centopeia que não tem papas na língua e, sob pressão, mostra seu lado suave. Com um boné e um charuto, Matt descreve o personagem com poucas palavras abruptas, como é típico de um menino de doze anos, e abre espaço para Walt, que se apresenta como o Gafanhoto, um artrópode falante que toca violino, mas também é capaz de mandar ver com suas pernas fortes. E assim por diante, até que todos os nove personagens — meninos e meninas — se apresentaram, menos um. "Finalmente, o nosso produtor, diretor e também ator como a Minhoca", eu digo com um floreio enquanto Owen avança, usando os óculos do meigo personagem, que serve como um protagonista improvável da história. No filme e no livro, a minhoca, com relutância, é usada como isca para atrair gaivotas famintas, que então são presas pela rede da d. Aranha e transformadas em força de voo que conduz o pêssego à segurança, em seu caminho para a América.

Owen olha para o rosto conhecido dos tios e avós, cada um o encarando com sua versão de um sorriso de incentivo, sábios e condizentes, bondosos e preparados. Em certos aspectos, estão todos ali por

Owen, coisa que as crianças mais velhas sentem, e até algumas das mais novas também — até a prima de quatro anos, Grace, que representa a d. Aranha. Ela vê que Owen está mais perto da plateia do que os outros, a poucos passos de distância, fora do X marcado no tapete com fita-crepe. Mas não diz nada, sabe que não deve dizer, apesar de já ter visto — como todo mundo — Owen ser ajudado, corrigido e guiado para fazer as coisas mais simples.

Porque é isso que acontece quando ninguém lhe diz qual é o momento em que a criança "especial" chega. Como uma família inteira, de cima a baixo, é transformada por alguém que faz cessar a batida constante do "eu" e do "meu", quem está em cima, quem está embaixo, o drama irresistível das linhagens de sangue, ordem de nascimento e política familiar. Por quê? Porque a maneira como ele é diferente conclama a uma busca minuto a minuto, humanizadora, por todas as maneiras como ele *não* é diferente. Ela nos obriga a dar nosso melhor.

E agora ele está em pé à frente do grupo, para se dirigir a todos, na verdade pela primeira vez na vida. Há silêncio, mas ele está olhando para baixo, ou para algum lugar dentro de si — os pontos invisíveis em que vive com tanta frequência — para encontrar algo, para ser o doador.

"A Minhoca", ele diz, baixinho mas firme, "às vezes tem medo e fica confusa. E ela é inverj... inverj..." Tem uma palavra que ele enxerga na cabeça e tenta decodificar, algo que deve ter lido, ou ouvido, mas nunca proferiu, e nenhum dos vinte observadores, aglomerados bem pertinho, parece conseguir terminar para ele até que, depois de um minuto de silêncio, a tia Marita — que é bem próxima e costuma ser capaz de arrancar coisas dele — diz: "Invejosa?".

Owen ergue os olhos e assente, então o fio da meada é restaurado. "Ela tem inveja do Gafanhoto, da Centopeia e dos outros personagens, que podem fazer coisas que ela não pode. E é por isso que eu sou a Minhoca."

Neste momento é bom o fato de que ele não percebe as coisas, assim não vê que os olhos de todos os adultos se enchem de lágrimas.

A peça começa, e de repente cada um está em seu papel, embrenhado no personagem, liderados por Owen, tanto como ele mesmo, apontando as falas ditas erradas, como através da batalhadora e apavorada Minhoca, os dois agora unidos na fábula da jornada, da aventura, enfrentando medos.

Até a descoberta, já com a história avançada, que deixaram passar uma música. Sim, é isso mesmo. Cornelia se apressa e entrega as folhas com a letra do tema do filme — mais para os pais, porque as crianças a conhecem.

Procuro pensar, podemos viajar
E até aqui chegarmos vivos
E eu lhe confesso
Eu também quero dizer
Aonde a gente iria parar se não fosse você, James?

A cantoria é forte. A letra impressa permite que os pais participem, enquanto Owen, que sabe a letra e a sente de maneiras que permanecem misteriosas, dança no ritmo — os braços sincronizados, esticando, balançando —, bem no meio de uma comemoração maluca que desengatou. E isso, com aquele último verso — "se não fosse você" —, parece uma deixa para o Gafanhoto e a Centopeia, que se esforçam para erguer a Minhoca em cima dos ombros enquanto todas as crianças se aproximam e querem tocá-la. As vozes sobem com ele — todos estão cantando emoções guardadas durante anos, finalmente libertadas — e enchem o salão de luz.

Tão belo é o amor
Não é uma coisa que se possa encontrar
É o que temos por você
É muito amor, é puro amor
Que todos nós temos por você

E é assim que, no Dia de Ação de Graças de 2000, o enredo de *James e o pêssego gigante* se transforma para fazer da Minhoca o herói. Não quero ofender Dahl nem James. Trata-se de uma família usando uma história para obter aquilo de que precisa. Vivemos, afinal de contas, em uma sociedade que celebra o vencedor; ergue um acima de todos os outros. Sabemos como é isso. Apesar de Owen fazer um papel coadjuvante, nós o transformamos em herói da casta tradicional — erguido, triunfante. Ele não está à vontade; esse não é o jeito dele.

Mas nós somos maiores do que ele.

No dia 11 de setembro, Cornelia tenta arrombar o cadeado da televisão para ligar na CNN.

Em meio ao pânico, com o Pentágono em chamas, a seis quilômetros de Walt na escola Sidwell Friends e a apenas um quilômetro e meio da Lab School, do outro lado do rio Potomac, ela não consegue se lembrar de onde escondeu a chave no dia anterior — que de repente parecia ter sido uma eternidade antes.

Estou bem longe, trabalhando em uma reportagem. Depois de pegar os dois meninos na escola, Cornelia pede a um vizinho que corte o cadeado com um alicate. Nunca mais haveria um cadeado na televisão. Aquela era acabara.

Outras eras também.

No Dia de Ação de Graças, estou sentado na sala de Sally Smith.

Ela diz que não está dando certo para Owen na Lab. Faço minha defesa. Ele está fazendo progresso à sua maneira, melhorando dia a dia. O clube do quinto ano — Deuses Gregos — está sendo fácil para ele, com base no interesse que desenvolveu ao memorizar *Hércules*, o filme da Disney de 1997.

"Cada vez mais, ele está transformando os filmes em ferramentas para encontrar sentido no mundo mais amplo", eu digo.

Ela olha para mim com solidariedade, mas não arreda pé. "É difícil demais ensinar muitas destas crianças, com tão poucas afinidades entre elas. Não há degraus suficientes que possamos identificar e utilizar — pelo menos não no ambiente da sala de aula." Ela faz uma pausa. "Olhe, não captar deixas sociais é um peso enorme. Eles não conseguem se envolver com os professores nem com os colegas o suficiente para seguir em frente."

Digo a Smith que não vou discutir. Ela administra a escola e decide que tipo de aluno se encaixa. Mas nós dois conhecemos a verdade:

o baile de gala, criado inicialmente para atrair os recursos tão necessários para a Lab School, agora a delineia. Os alunos parecem cada vez mais com versões jovens dos homenageados célebres, e menos com o filho para o qual Smith começou a escola em primeiro lugar.

Conversamos brevemente sobre os homenageados com dificuldade de aprendizado: David Boies, o superadvogado cuja dislexia o forçou a construir a memória verbal extraordinária que usa para acabar com os oponentes no tribunal, e John Chambers, CEO da Cisco Systems.

Dois dos vencedores titânicos da sociedade. "E saber que eles tiveram algumas dificuldades no início", digo, tentando não parecer amargo, "vai mudar muitíssimo a visão sobre o potencial das pessoas com diferença de aprendizado."

"Algo assim", ela responde. "Acabar com as expectativas negativas é algo. Faz diferença."

Está na hora de ir. Smith diz que espera que continuemos amigos e que eu continue a ajudar com o baile de gala. Eu me levanto. "Você abriu esta escola para que o seu filho, que tinha sido descartado pela sociedade, tivesse um lugar onde aprender", digo, vestindo o casaco. Gary, agora já na idade adulta, tem problemas sérios, assim como Owen. "Acha que ele seria aceito aqui hoje?"

Estas são palavras belicosas. Não consigo me segurar — estou pensando em como vai ser difícil para meu filho. Sally não compra a briga, o que é um ponto a seu favor.

"Olhe, sinto muito", ela diz baixinho. "As coisas mudam. Estamos servindo uma necessidade, e muito bem. Só que não é mais para alguém como Owen."

Estão planejando uma pequena cerimônia de formatura no início de junho de 2002. A classe de Owen vai passar para o ensino fundamental II.

Menos um aluno.

Há poucas opções. Ligamos para Ivymount e dizemos que foi "aconselhado que ele saísse". Eles se compadecem. Parece uma dança das cadeiras, só que as crianças do espectro autista não conseguem escutar quando a música para. O diretor-assistente diz que ficarão felizes em recebê-lo de volta.

Contamos a Owen no início de maio, com um mês de antecedência. Saímos para jantar e dizemos que ele vai voltar para Ivymount. Ele fez alguns amigos na Lab. Fazem coisas juntos, estão começando a ter pequenos rituais. Afinal de contas, muito da amizade é isso. Ele sente que seu lugar é ali. "Vai ser ótimo, Owen", Walt diz, e coloca o braço em seus ombros. "Tenho certeza de que alguns dos seus velhos amigos da Ivymount ainda vão estar lá."

Owen ergue as sobrancelhas e abre o maior dos sorrisos, uma expressão típica que ele chama de "sua cara feliz". Faz isso quando está preocupado que possa começar a chorar.

No dia da cerimônia, as crianças dão a Owen cartões que fizeram para ele, desejando tudo de bom. Ele está com aquela turma há cinco anos. Desenharam o Mickey Mouse e os Simpsons, de que Owen passou a gostar por causa de Walt. Elizabeth, umas das várias meninas adotadas na Rússia com atraso de desenvolvimento, escreveu: "Sou sua amiga, Owen. Vou sentir sua falta. Gosto de ajudar você a ficar quieto quando falam para a gente ficar quieto. Acho legal que goste de *James e o pêssego gigante*. Também adoro os filmes e os personagens da Disney!". Outro amigo, Sebastian, desenhou Mickey ao lado de Homer Simpson e escreveu: "Vou sentir a sua falta, e o Homer também". A maior parte diz que espera que ele faça novos amigos. Eles também assinaram juntos um cartão que lhe deseja CEM ANOS DE MAGIA DE WALT NA DISNEY WORLD.

Todos o abraçam para se despedir. Neela Seldin, diretora do fundamental I, entrega a ele um certificado que "reconhece que Owen Suskind completou o primeiro ciclo do ensino fundamental com sucesso". Colocam um selo dourado nele, para parecer um diploma.

Owen não se deixa enganar. Ele não diz nada nem solta um pio no carro, a caminho de casa. Só olha pela janela. Durante toda a "cerimônia", sentada no gramado atrás da escola, Cornelia tentou segurar as pontas. Ela não ia permitir que eles a vissem chorando. Sente uma combinação de raiva e arraso — não apenas por Owen, que está sendo expulso de um lugar que adora e no qual ela se esforçou tanto para mantê-lo —, mas por todas as outras crianças do espectro autista que ela acredita terem sido tratadas de maneira injusta por uma instituição que tinha o compromisso de educá-las.

Em casa, Cornelia diz a Owen que tem uma tarde de atividades planejada — uma visita à locadora de vídeo e à livraria, sorvete e depois pizza. Tudo de que ele gosta.

Owen pensa por um minuto e então sacode a cabeça negativamente. "Acho que só quero ir para o porão assistir aos meus filmes. Isso vai fazer com que eu me sinta melhor."

5. O protetor dos escudeiros

Algo está acontecendo no porão.

Não sabemos bem o quê.

É um porão novo, em uma casa nova, no mesmo quarteirão que a anterior. A construção é um pouco maior e tem uma garagem nos fundos que foi transformada em um escritório para mim, mas o resto é todo igual. Owen encontra conforto em rituais, na mesmice, e tomamos o cuidado de encontrar os lugares bem certinhos em sua nova caverna para todos os itens fundamentais — o sofá, a TV e as duas estantes pequenas da videoteca, onde todas as fitas de vídeo ficam na caixa original, bem apertadas e com a lombada para fora, arranjadas em um sistema que apenas Owen entende.

Em meados de junho, ele está acomodado no carpete macio que cobre todo o piso do porão — instalado pouco antes da nossa mudança. Tira um vídeo da prateleira e examina, a parte da frente e a de trás, então devolve e pega outro.

Observo do pé da escada. Desde a expulsão da Lab School, algumas semanas atrás, estou fazendo muito isso. Cornelia também. Sabemos que foi um golpe duro, mas não há como realmente conversar sobre isso com ele. Sua fala ainda é baseada em necessidades, a não ser quando algo vem à tona, mais profundo. Mas isso é raro e nunca se sabe quando pode acontecer.

Então, observo os movimentos dele e tiro conclusões. Uma capa de vhs de um filme da Disney geralmente é um desenho de todos os personagens em uma montagem, que, para Owen, deve ser como olhar para um retrato de família, uma reunião de gente querida. Isso fica claro pela maneira como olha para cada capa — ele as manuseia com prática e gentileza, apreciando-as, olhando de um rosto para o outro. Será que Owen os ama? Nesse caso, qual seria a natureza desse amor?

Ultimamente ele anda passando mais tempo com eles do que conosco e mais tempo neste porão do que no da casa antiga — e isso tem um grande significado. Fica separando e assistindo a seus filmes, fuçando no computador novo que compramos para eles, quieto e empenhado, como se estivesse trabalhando em algum tipo de projeto.

Ele desenvolveu um novo hábito de avisar quando vai descer: "Vou estar no porão se precisarem de mim". Owen diz isso com cadência e naturalidade mais tradicionais do que qualquer outra coisa. É como se fosse a voz de outra pessoa, uma oitava mais grave do que o alto atonal que costuma impelir sua fala. Cornelia e eu temos certeza de que ouviu Walt ou a mim dizendo isso e agora repete como se fosse uma fala de diálogo da Disney que recita com a voz de Merlin ou de Jafar. De qualquer maneira, é um salto: uma frase que se estende para além da primeira pessoa do singular relativo ao que ele quer e funciona como uma orientação para nós, exigindo que tiremos nossas próprias conclusões: *Mãe, pai, por favor, não me incomodem a menos que seja importante.*

E lá vai ele descendo a escada. Está claro que sua idade cronológica significa menos do que achávamos antes, ou que às vezes tínhamos esperança de que significasse, mas de repente acreditamos nisso, dizendo um ao outro que ele está com onze anos, uma idade em que as crianças começam a precisar de seu espaço.

Dura algumas semanas, até que Cornelia é acometida por um espasmo de ansiedade da separação — *O que ele está fazendo lá embaixo?* —, com uma ansiedade mais generalizada a respeito de salas de bate-papo e coisas do tipo. Desço naquela noite para conferir o histórico de páginas visitadas. Owen só acessa sites da Disney, o Internet Movie Database ou o eBay, que ele gosta de vasculhar em busca de vídeos que não estão mais à venda, pôsteres originais ou bonequinhos da Disney, que foram a surpresa, durante décadas do McLanche Feliz. Os únicos predadores que detecto são Shere Kahn e Scar.

Tentamos manter a vigilância leve, sempre sorrindo, como se fôssemos apenas atenciosos. O resultado é modesto — não há maneira fácil de penetrar —, e ele parece não querer que nos intrometamos. Nos últimos dias na Lab, quando ele sentiu o desastre iminente, usou cada grama de energia disponível para tentar segurar o ímpeto de falar sozinho e entrar em devaneios de autoestímulo. Owen assumia uma postura atenta, com os braços ao lado do corpo, os olhos arregalados, o queixo para a frente, feito um marinheiro, sempre que uma professora se aproximava e dizia: "Não, bobinho!". Era como tentar segurar um rio caudaloso: depois de um ou dois minutos, a água transbordava. Mas, a essa altura, a coisa tinha se transformado em questão de alternar: um minuto pensando em como, digamos, todos os vilões da Disney têm um pouco de vermelho na roupa; um minuto escutando o que a professora dizia sobre o discurso de Gettysburg. Pelo menos ele era capaz de desligar.

E era isso que estava fazendo sempre que *nos aproximávamos*.

Isso significa que, pela primeira vez, ele está desenvolvendo a capacidade de se esconder em plena vista. De escolher o momento certo, mergulhar em seu mundo secreto, então ressurgir para fazer o que lhe pedem e voltar a mergulhar fundo.

Essa capacidade crescente de controlar os pensamentos e as imagens que surgem em sua cabeça é algo que queremos expandir. Ao mesmo tempo, isso nos deixa mais preocupados: parece ser prova de alguma mágoa que ele esconde, e não uma reação natural contra a inquisição dos pais.

Entender o que ele está sentindo — compartilhar com ele, reconfortá-lo — está acima de tudo. Então decidimos nos esforçar mais em reunir pistas, nos organizarmos melhor, anotar observações, dicas, qualquer coisa suspeita e trocar relatórios todas as noites.

Seremos espiões em nossa própria casa.

Um filme da Disney chamado *Lilo & Stitch* é lançado no dia 21 de junho. Owen, agora turbinado pela internet, espera com ansiedade a data de estreia, já sabendo que haveria confusão. Geralmente, em um dia de estreia da Disney, vamos para um dos cinemas preferidos dele na região e pegamos o primeiro lugar da fila.

Não desta vez. Em meados de junho, já estamos em New Hampshire para um ritual de verão que parece não ter data para acabar. Walt vai passar todo o verão em um acampamento e nós estaremos em uma casa em um lago. *Hope in the Unseen* foi selecionado como leitura obrigatória do primeiro ano da Universidade Dartmouth e fui convidado a trabalhar lá como professor visitante no verão. Eu tinha saído do *Wall Street Journal* para escrever livros em tempo integral e, como Dartmouth nos forneceu uma casa no lago para o verão, demos início oficial às férias.

Isso casa com a vida cada vez mais autodirecionada de Owen. E significa que, em uma noite de junho, pegamos o carro e viajamos durante uma hora e meia até um cinema tipo drive-in em Fairlee, Vermont. Naquela manhã, Owen vira *Lilo & Stitch* anunciado na seção de cinema do jornal local — a única exibição na região.

Ao anoitecer, entramos na via principal da cidadezinha de uma rua só, que parece bem contente perdida em uma cápsula do tempo: uma barraquinha de sorvete de madeira, uma prefeitura de tábuas brancas, um armazém e uma lanchonete, tudo arrematado por um dos únicos dois hoteizinhos tipo drive-in que sobraram nos Estados Unidos. Esta foi uma invenção da década de 1950, conduzida por uma necessidade primal — arraigada na espécie — de assistir a estreias de filmes deitado. As camas ficavam em uma fileira de quartos de hotel com janelas panorâmicas apontadas para uma tela grande, com aqueles alto-falantes que se penduram na janela do carro na mesinha de cabeceira. Essa inovação tão ousada há muito foi substituída pelo videocassete, a HBO, os DVDs e o pay-per-view, mas este drive-in resiste — os quartos do hotel estão quase todos vazios — em Fairlee, que, assim como outras cidadezinhas minúsculas, tinha se acostumado a assistir a filmes em um estacionamento com picapes estacionadas.

Está cheio de gente nesta noite abafada para ver a história da Disney sobre um alienígena — uma criatura inteligente e destrutiva que parece com um cachorro — que despenca no Havaí e é adotado por Lilo, uma menininha órfã sem amigos (a Disney, assim como Dickens, adora

105

um órfão). Ela perde seu extraterrestre adotivo, o caos se instala, vilões são revelados e então derrotados e, no fim, Lilo o consegue de volta.

Uma fala fundamental do filme se apoia na palavra "*ohana*". Significa "família" em havaiano, mas tem conotações culturais mais amplas, referindo-se a laços de sangue ou por escolha própria. No filme, Lilo — tentando fazer Stitch compreender a ligação crescente entre os dois — diz ao alienígena: "*Ohana* significa família. Família significa que ninguém é deixado para trás".

Esta fala não deixa nenhuma impressão marcante nem em Cornelia nem em mim, que comemos pipoca no banco da frente. O filme é o.k., apesar de previsível, e já estamos sobrecarregados com diálogos de uma dúzia de clássicos da Disney.

Oito meses depois, quando o vídeo é lançado no primeiro fim de semana de fevereiro de 2003, Owen se assegura de que sejamos os primeiros da fila para comprá-lo. Logo o título se transforma em favorito do porão, rodando sem parar.

Ele agora já passou mais da metade do ano letivo em Ivymount e não está sendo desafiado nem do ponto de vista acadêmico nem do social, já que muitas das crianças ali têm dificuldade em formar conexões. A reação de Cornelia foi reforçar sua programação. Owen começou a ter aulas de piano com uma professora de Ivymount especializada em ensinar crianças com deficiência. Há ainda as visitas aos terapeutas e qualquer atividade para depois da escola que somos capazes de encontrar. Mas ele não brinca muito com outras crianças.

Owen não parece se incomodar. A única coisa que quer são cadernos para desenhar e lápis. Canetinhas também.

Ele começou a desenhar três anos antes, na Lab — uma das poucas aulas em que se saía bem lá era a de artes.

Mas isso é diferente. Ele usa um bloco inteiro em alguns dias e pede mais um. "Onde está o outro bloco, Owen?", Cornelia pergunta. Ele olha para ela sem entender nada. Certo, de volta à loja. Mais alguns dias e ele precisa de outro. Procuro os dois cadernos desaparecidos. Não estão em lugar nenhum. Será que ele escondeu?

Cornelia é a diretora atuante do nosso serviço de inteligência. Ela passa a maior parte do dia com ele e, à noite, relata suas descobertas. Owen está distraído. Anda assistindo a muitos vídeos. A escola informa que está fazendo muita "coisa errada". Escuto, mais analista do que agente.

"Caramba, mas ele gosta mesmo de desenhar", eu digo a ela em um sábado ensolarado, perto do meio-dia.

"Fico aqui pensando que negócio é esse", ela diz, dando de ombros antes de sair com Walt para uma tarde de afazeres.

Depois que Owen e eu almoçamos, ele é tomado por uma urgência, sai da mesa da cozinha e vai para o quarto. Um momento depois está de volta, caminhando pelo piso de lajotas a caminho do porão, com caderno de desenho, lápis e um de seus grandes livros sobre animação na mão.

Espero um minuto antes de ir atrás dele na ponta dos pés e paro ao pé da escada. Ele está em cima do tapete, ajoelhado, mas inclinado para a frente, folheando o livro furiosamente. Quando me aproximo, vejo que ensina como desenhar os personagens de A pequena sereia. Meu medo de que ele me aviste começa a desaparecer; Owen está tão absorto que eu provavelmente poderia derrubar um vaso e ele nem iria se virar.

Parado em silêncio, vejo que está olhando desenhos de Sebastião, o caranguejo sábio que cuida da heroína Ariel. Há uns vinte Sebastiões — um com Ariel, um sozinho, esboços a lápis de quando os animadores estavam desenvolvendo o personagem, versões coloridas de cenas importantes do filme. E é lá que ele para, mais para o fim do livro: em um slide de Sebastião com uma expressão amedrontada em seu rostinho de caranguejo — a boca aberta, os olhos esbugalhados.

O caderno de desenho se abre e ele empunha o lápis preto. Olha do desenho para o bloco: desenho, bloco, desenho, bloco. E então o lápis agarrado com força começa a se mover, traçando uma linha arrastada de grafite. A maior parte das crianças, quase todo mundo, ia começar pelo rosto — o primeiro ponto para o qual costumamos olhar —, mas ele começa pela garra, que toma forma em uma única linha. Penso naquelas máquinas de contorno antiquadas, com dois lápis sobre dois blocos, conectados por uma engenhoca mecânica, uma estrutura cruzada, de modo que mover um cria o mesmo movimento, a mesma linha precisa, no outro. No final, o resultado são dois desenhos idênticos, lado a lado.

Está acontecendo logo abaixo de mim: os olhos dele seguem uma linha, a linha do artista da Disney, enquanto a mão repete o traçado a menos de meio metro de distância.

Mas o mais maluco é o seguinte: todas as partes dele começam a se mexer menos a mão, firme como uma rocha. Seu corpo todo se contorce e se agita — movendo-se o tanto quanto é possível quando se está ajoelhado, com o braço livre dobrado no ângulo da garra esquerda de Sebastião. Cinco minutos depois, quando ele chega ao rosto, ergo os olhos e vejo um reflexo do rosto de Owen, comigo atrás dele, na tela escura da tv, bem à nossa frente. A expressão no rosto do caranguejo do livro está replicada no rosto do meu filho na tv onde, é claro, assistimos à cena — de Sebastião observando Ariel perder a voz — tantas vezes.

E então tudo acaba, como se tivesse sido uma tempestade passageira. Ele larga o lápis, recua, vira a cabeça e, de canto de olho, começa a espiar uma réplica quase precisa do que está no livro.

Aquilo me apavora.

Owen não consegue escrever o próprio nome de maneira legível. Mas aqui está uma representação de um personagem da Disney que poderia figurar, com facilidade, em qualquer um dos vinte livros de animação do quarto dele.

Estou prestes a dizer alguma coisa — preciso falar sobre sua criação —, mas seu movimento me desarma: ele levanta de um salto e sai. Nem olha na minha direção e some escada acima, muito provavelmente para representar alguma cena de *A pequena sereia*.

Fico lá parado em cima do caderno de desenhos. Eu me agacho e começo a folhear. É um personagem atrás do outro — o Chapeleiro Maluco ao lado de Rafiki, depois Lumière, o candelabro de *A Bela e a Fera* e, na página seguinte, o Grilo Falante. As expressões são todas vívidas. Dúzias deles, página após página.

Ouço um barulho e viro de supetão. É Annie, nossa labradora preta. "Sou só eu, menina, espionando seu irmão."

Eu me acomodo de pernas cruzadas sobre o carpete para examinar as páginas. O que os desenhos significam? Será que o rosto desses personagens é reflexo de sentimentos ocultos e reprimidos? Será que ele percorre os livros em busca de expressões que combinem com a maneira como ele se sente e então a põe no papel?

Pode ter passado uma meia hora desde que me sentei ali, talvez mais. Estou dentro dele, ou pelo menos imagino que estou, passando os dedos pelos leves sulcos de grafite — uma boca sorridente de Balu, um anão choroso, um corvo de *Dumbo* voando — para tentar tocá-lo, suas lágrimas, seus sorrisos e momentos de voo repentino. Essa é a dor esmagadora do autismo. Não ser capaz de conhecer o próprio filho, de compartilhar seu amor e suas risadas com ele, de reconfortá-lo, de responder a suas perguntas. Cornelia passa muito tempo ali, na cabeça dele — o filho que ela carregou —, sussurrando para ele. Agora eu também estou aqui.

O tempo passa e eu viro as páginas. E então vejo coisas escritas. Na última página do caderno de desenho, há algo. São os garranchos de sempre dele, as letras pouco legíveis: "Sou o protetor dos escudeiros".

Folheio tudo de novo. Na letra incerta de uma criança da educação infantil, há mais uma frase escrita.

"Nenhum escudeiro fica para trás."

Naquela noite, Cornelia está sentada na cama, apoiada nos travesseiros, esperando.

"Como foi seu dia com Owen?"

Digo a ela que foi bom e fascinante, sem muita animação, então entrego o caderno de desenho.

"Você encontrou um. Onde ele escondeu?" Cornelia abre na primeira página, que tem um desenho de Timóteo Q. Rato de *Dumbo*, e fica boquiaberta. "Meu Deus, olhe só para isto?!" Vira mais duas páginas e vai arregalando os olhos. "Ele pode ser animador!" Passei o dia todo pensando nisso, claro, mesmo depois de ver que a técnica dele — desenhar as figuras à mão livre enquanto olha o livro — não envolve a parte criativa do trabalho do animador. Mas chega bem perto. Não precisamos de muito para mergulhar mais uma vez em nossas fantasias de conquista, de que um Owen refeito e triunfante vai surgir — *Ei,*

109

pessoal, como vocês têm passado? Desculpem por ter me ausentado — e fazer com que tudo fique bem.

Então ela fez o que eu fiz: olhou com atenção página por página, para o rosto dos personagens, tão expressivo. "Muito medo e surpresa", ela diz depois de alguns minutos, ainda corada de animação. Até chegar às últimas duas páginas.

Cornelia as lê, ergue os olhos e solta um suspiro longo e contínuo: "A Minhoca".

Também solto a respiração, como se tivesse levado um soco no estômago. "Certo. Parece que isso anda fermentando, em algum lugar lá no fundo, há algum tempo."

Não que não pensássemos na Minhoca de vez em quando e no jeito como Owen falou, há dois anos no Dia de Ação de Graças, sobre ter inveja da Lagarta, da Centopeia e dos outros personagens que faziam coisas que ele não podia. Isso, é claro, incluía James, o herói. Queríamos que ele fosse James — o astro —, e ele dissera que não, que era a Minhoca, o menor entre os coadjuvantes — os escudeiros, como ele diz —, e também aquela que "às vezes tem medo e fica confusa". Até as crianças o ergueram nos ombros para finalizar a peça.

Ficamos lá deitados durante alguns minutos, lado a lado, repassando todos os anos anteriores bem rápido, em silêncio, quando de repente tudo entra em foco, mais nítido. É como se fosse uma via de mão única — um monólogo que acaba de se transformar em diálogo. Ele está reagindo a nós e ao mundo mais amplo que começa a enxergar.

Outras crianças avançam aceleradas, com seus sonhos de heroísmo. Ele ficou travado nos blocos iniciais, um escudeiro. E se transformou no protetor dos escudeiros, do elenco coadjuvante, exigindo que nenhum deles seja deixado para trás. Só isso. Não está pedindo o mundo aqui — só que não deixem ninguém para trás.

"E nós o mandamos para a famosa Lab School", digo. "Só para fazer com que perdesse num jogo brutal de dança das cadeiras, sendo que ele nem conseguia ouvir a música, muito menos saber quando parava."

"Agora ele é capaz de escutar", Cornelia diz.

Precisamos agir no momento certo. A cada segundo que passamos com Owen nos dias seguintes, Cornelia e eu procuramos nossa abertura — um momento em que ele esteja sozinho, ou confortável, ou animado, ou um pouco mais falante do que o normal.

Enquanto isso, pesquiso fontes na internet. Se ele escreveu a frase com base em algo que viu, um filme, um vídeo on-line, podemos usar isso para iniciar a conversa. Não aparece nada. Só a segunda metade daquela fala sobre 'ohana, de Lilo & Stitch. Uma criança típica talvez fosse capaz de explicar as origens daquelas frases, como pensou em algo ou o que se passava na sua cabeça. Isso era impossível com Owen, assim como era impossível saber o que tinha vindo primeiro — a parte do "escudeiro" ou a de "ficar para trás". A primeira é uma identidade; a segunda, uma circunstância. Juntas, elas formam algo maior.

Então as estrelas se alinham. Ele está assistindo a A Bela e a Fera e quer que nós nos juntemos a ele. Logo, estamos todos no porão, vendo a conhecida cena de abertura, em que o príncipe bonitão rejeita uma velha feia em uma noite terrível, apenas para vê-la se tornar uma linda feiticeira que o transforma em uma fera horrorosa; o encanto só pode ser quebrado se ele conseguir "aprender a amar e a ser amado". Já ouvimos essas palavras dúzias de vezes, mas agora elas soam diferente — como tudo o mais parece soar desde que lemos aquelas duas frases no caderno de desenho dele. Será que a Fera é um escudeiro? O filme, afinal de contas, é na verdade sobre Bela; ela é a heroína. Owen se levanta de um pulo em momentos importantes, movendo-se em sincronia com o filme — como se fosse o espelho dele —, e então volta a se acomodar no sofá; depois se levanta mais uma vez. Walt sai para fazer a lição de casa. O filme vai chegando à última batalha e ao final feliz. Quando os créditos passam, imitamos algumas vozes. Eu digo: "Sacrebleu, invasores!", como Lumière (Jerry Orbach fazendo sotaque francês exagerado) e Cornelia entra com uma fala da madame Samovar (Angela Lansbury, em um inglês britânico afetado): "Ele finalmente está aprendendo a amar". Owen se levanta a cada uma delas com um arroubo de frases que se seguem. Nós respondemos, na voz do personagem. Nada de especial. Só uma família americana comum conversando através de diálogos da Disney.

Só que ambos os personagens estão desenhados de modo vívido no caderno dele.

"Eles formam uma bela dupla de... escudeiros", Cornelia diz.

Nunca usamos a palavra com ele em uma conversa.

Owen fica animado. "Adoro a madame Samovar e o Lumière."

"Por quê?", pergunto.

"Eles são escudeiros", Owen diz.

"O que isso significa?", Cornelia emenda. Owen olha para ela sem entender nada.

"O que é um escudeiro?", ela indaga, de maneira mais específica.

"Um escudeiro ajuda o herói a realizar seu destino", ele diz. A frase sai com facilidade da boca dele, como se recitada.

Passamos um minuto sem dizer nada. Minha mente começa a disparar, imaginando se ele já tinha escutado aquela frase, talvez em um daqueles vídeos de making-of, em que os roteiristas e diretores falam sobre o que se passa por trás das cenas. Tento me livrar da ideia, *mas que diferença faz?* Esta é uma definição clássica e elegante.

Cornelia está igualmente distraída.

"Você se sente como um escudeiro, Owen?", ela pergunta com gentileza. Os olhos dos dois estão alinhados. Agora são só eles, entreolhando-se, até que de repente ele faz sua "expressão feliz" — aquele enorme sorriso emplastrado, os lábios apertados contra os dentinhos.

"Sim!", ele diz. Sua voz está estridente e alegre, sem sinal de tremor. "Sou um escudeiro." As palavras saem sem entonação, sem afetação. Mas ele compensa dando-lhes expressão assentindo de quando em quando.

"E nenhum... escudeiro... fica... para trás."

O rádio fica ligado o tempo todo na cozinha. A guerra do Iraque começou na semana passada, no dia 20 de março. Há repórteres entre os soldados. A cobertura é ampla.

Eu o escuto enquanto passo pelo balcão em busca de pretzels, castanhas — qualquer coisa — quando a noite cai. Uma semana antes, ouvimos George W. Bush pedir em um discurso que o Iraque cedesse às exigências dos Estados Unidos em 48 horas ou o país seria invadido. Agora, soldados lutam para abrir caminho até Bagdá.

No momento, estou trabalhando em um livro sobre a conduta e o caráter do governo Bush, e principalmente sobre como, depois do Onze de Setembro, o contexto prevalente de medo foi aproveitado de maneira brilhante e fervorosa para atingir seus objetivos ideológicos. Minha principal fonte é o secretário do Tesouro recém-demitido, Paul O'Neil, que acaba de me entregar 19 mil documentos internos. Eles mostram, entre outras coisas, que a desculpa apresentada para a guerra — o medo de que Saddam Hussein tivesse armas de destruição em massa — não é a causa de uma invasão que agora parece iminente.

Afundado até o pescoço todos os dias no meu escritório, estou morrendo de fome. Cornelia me expulsa da cozinha. "Não coma porcaria. Hoje à noite temos um jantar importante." Ela não precisa me dizer isso. O cheiro suculento de rosbife e repolho enche a cozinha.

Trata-se do jantar do Dia de São Patrício mais tardio dos Estados Unidos. Walt estivera fora, em uma viagem a Porto Rico com os colegas de classe da escola Sidwell Friends, onde agora cursa o oitavo ano. Eles ajudaram a construir residências em bairros pobres e depois passaram um dia na praia. Isso significava que a tradição anual de um grande banquete tinha sido transferida do dia 17 de março para esta noite, o dia 24. Como a líder deste lar judeu continua sendo uma católica irlandesa não reconstituída, todas as tradições que Cornelia adorava da infância são celebradas com gosto. Ela não ia deixar essa passar.

São quase sete horas quando as crianças se sentam no lugar de sempre e eu mexo no rádio. Na escola, Walt está começando a participar de discussões mais sofisticadas, sem conclusão certa, sobre guerra e paz ao longo da história moderna dos Estados Unidos. Ele também sabe o que estou fazendo com todos aqueles documentos. Owen acaba de assistir a *O rei leão* pela enésima vez. A cena com as hienas marchando feito soldados nazistas me vem à mente.

Ergo os olhos e me dou conta de que assumimos uma postura estranhamente formal, quase de reverência, sentados à mesa posta com elegância, escutando os relatos da NPR a respeito de como os aviões aliados estão atacando as posições da Guarda Republicana de

Saddam perto de Bagdá enquanto o exército dos Estados Unidos chega a oitenta quilômetros da capital iraquiana.

Cornelia me pede que, por favor, desligue o rádio. Eu me levanto de um salto.

Desligo o rádio, e Cornelia e eu trazemos as travessas de rosbife e repolho cozido, e o pão caseiro irlandês.

Ela sugere que agradeçamos antes de comer. Walt se acostumou a fazer isso toda noite no acampamento de verão, que tem raízes episcopais, e Cornelia acha que é uma boa tradição a ser implantada, tendo sido criada assim.

Damos as mãos e cada um de nós diz alguma coisa, até chegar a Owen.

"Quer agradecer, querido?"

Ele olha para Cornelia com ar de indagação, parecendo confuso com o conceito. "É só uma conversa com Deus", ela diz. "Mais nada."

Owen assente, compreendendo.

"Caro Deus", ele diz depois de um momento. "Que as pessoas no mundo todo hoje à noite encontrem paz e honra, liberdade e escolha." Ele para e olha para cada um de nós. "E que nós nesta mesa sejamos sempre parte um do outro."

Walt olha para mim, surpreso. "Você disse essas coisas para ele?" Mas ele logo percebe que não, porque estou de queixo caído. As bochechas de Cornelia já estão molhadas.

Conheço Walt muito bem — podemos trocar olhares que abrigam montes de compreensão compartilhada e referências em comum. Seu irmão mais novo mal consegue falar. E então uma janela se abre.

Começamos a comer e eu penso... *Billy Felch?*

Há dez anos, esse homem não me vem à cabeça. De repente, parece que ele está sentado à mesa conosco. Nosso único modelo de autista tinha sido o temível Raymond Babbit. Até este momento, quer dizer, quando Dustin Hoffman é substituído por alguém que eu de fato conheço. Escrevi sobre ele para a primeira página do *Wall Street Journal* no ano em que Owen nasceu, e *eu não fazia ideia de que ele era autista*. Mas claramente era.

O que me atraiu originalmente em Felch foi uma dica de uma aluna em uma aula noturna de jornalismo que eu dava em Harvard:

ela conhecia uma pessoa que estava em "luto perpétuo" em Seabrook, New Hampshire, bem perto de Boston. Eu sempre tinha sido fascinado por pessoas em luto perpétuo, provavelmente porque, mais ou menos na época em que meu pai morreu, assisti a *Ensina-me a viver*, em que Ruth Gordon vai a enterros de desconhecidos para permanecer em contato com a efemeridade da vida. O que descobri em Seabrook não devia estar longe disso: um homem corpulento de meia-idade que consertava motores de cortadores de grama em uma garagem atrás de sua casa nos limites da cidade. Billy ficou conhecido do clérigo local quando era um menino de onze anos, chegou à missa do enterro de um amigo e tocou "Old Iron Cross" de ouvido no órgão. Depois disso, ele começou a tocar a música todos os domingos na igreja e, quando chegou à adolescência, passou a aparecer em enterros montado em sua motocicleta para organizar o trânsito e ajudar de qualquer maneira possível. Era o que fazia havia três décadas. Achei que ele fosse um maluco com boas intenções, que parecia se lembrar do aniversário de todas as pessoas e entregava doces às crianças do hospital local incansavelmente. Ali, em sua garagem, tentando inutilmente estabelecer contato visual e travar uma conversa, ele olhou por cima do meu ombro para a traseira de um carro que passava. "Não é daqui", disse, sem fôlego. Perguntei como sabia. "Pela placa." Escrevi tudo através da minha lente, do meu contexto de vida, como se ele fosse um homem excêntrico que anotava todas as idas e vindas, a vida e a morte, de uma cidadezinha.

Mas nada disso suscitou a lembrança quando Owen terminou sua reza. Foi algo que nem entrou no artigo: a ocasião em que Billy recebeu um telefonema no meio do inverno da mulher do pastor de Seabrook que tinha se aposentado e se mudado para a área oeste de Massachusetts. Ela disse a Billy que o pastor estava morrendo e precisava falar com ele imediatamente. Billy pegou a motocicleta e encarou três horas de estrada no meio de uma nevasca para chegar logo à cabeceira da cama dele. O homem argumentou que não podia morrer a não ser que Billy dissesse a Deus que ele, pastor, era um bom homem, que tinha vivido caridosamente. E foi o que Billy fez, rezando, segurando a mão de seu velho amigo, acompanhando-o para fora deste mundo duro.

Originalmente, eu tinha escrito sobre o pastor moribundo em três ou quatro parágrafos no final do artigo. O editor da primeira página do *Wall Street Journal* disse que era muito piegas.

Ele usou o termo "piegas", que significa sentimental demais. A melhor definição prática, pelo menos para um escritor, é a de J. D. Salinger, para quem sentimentalismo — "o maior inimigo da escrita" — significa dar a seus personagens "mais amor do que Deus lhes dá". Mas não é só isso, pelo menos para a não ficção. É dar a eles mais amor do que a sociedade lhes dá, porque fazer isso vira as coisas de cabeça para baixo; mais especificamente, bagunça com a nossa certeza sobre as maneiras de medir o valor humano e sobre como alguns de nós enxergamos a nós mesmos com muito conforto, como se fôssemos melhores do que os outros. Concordei com meu editor. Aquela coisa sobre Billy e o pastor era piegas demais. Então, eu a cortei.

Agora, olhando para trás, preferia não ter feito isso. Mas ainda resta a questão sobre o que aconteceu exatamente no jantar. A última coisa que eu queria fazer era sentimentalizar meu próprio filho. Virei de um lado para o outro na cama naquela noite, tentando me convencer de que o que eu tinha visto à mesa era indiscutível e baseado em fatos. Em uma noite em que a nação e boa parte do mundo foram tomadas pela tensão — uma ansiedade que, temos certeza, Owen era capaz de sentir, apesar de não compreender suas minúcias —, pedimos a ele que dissesse algo. Talvez aquilo que falta a Owen, as dúvidas razoáveis e as hesitações comuns, permita que olhe para cima, inabalado, concentrado em capacidades invisíveis. Afinal de contas, é pesado falar com Deus, se você realmente acredita que ele pode escutar. Fico pensando em tudo isso, caminhando pela casa enquanto o amanhecer se aproxima, imaginando como é possível, depois de todo o nosso esforço, que a coisa mais convincente e do fundo do coração que o meu filho jamais disse tenha sido para uma deidade em que não acredito muito.

Faz anos que Cornelia e eu não dormimos bem. No entanto, a qualidade da insônia mudou. Tem mais a ver com a maneira como não conseguimos dormir depois que os meninos nasceram, quando a novidade daquilo, a vida nova que berrava sua presença, que se revelava, fez com que pressionássemos a nós mesmos e um ao outro para permanecer acordados.

Owen está fazendo algum tipo de movimento, aqui, com os escudeiros. As frases ficam passando na minha cabeça. Penso nelas quando acordo. Cornelia e eu conversamos a respeito naquela noite.

Não há dúvida, agora, de que ele enxerga o que nós enxergamos: crianças variadas — as típicas e seus ex-colegas da Lab School — estão avançando, enquanto ele fica para trás. Owen escolhe a Minhoca e depois desenha os escudeiros, página a página. Nos meses difíceis depois que foi expulso da Lab, a reação dele é aceitar tudo, toda a dor, e se tornar um protetor dos ignorados. Protegê-lo contra o preconceito e a perda, ajudar a fazer com que a vida fosse um banho quentinho e que Owen se tornasse o mais independente possível era o meu trabalho e o de Cornelia, de modo que deveríamos dar nosso melhor para conseguir isso. Estávamos fadados a fracassar em algum ponto. Suponho que soubéssemos disso. Mas que escolha tínhamos, com ele andando por aí como anda, sem a casca protetora do instinto ou da acuidade social, com o coração exposto de maneira tão completa e perigosa?

Exposto, sim, mas de repente podemos enxergar mais. Ele começa a atribuir identidades de escudeiros a seus colegas de escola em Ivymount, muitos dos quais carregam um fardo bem pesado — alguns têm deficiências físicas e muitas crianças autistas pouco falam. Mas Owen vai identificando suas qualidades — este é leal; aquele, gentil; outro é bobo de um jeito engraçado, que o faz dar risada. De modo instantâneo, Owen percorre todo o panteão de escudeiros e, para cada um deles, encontra uma combinação.

Os heróis em muitas fábulas costumam ser planos, construídos com uma espécie de simplicidade sólida que permite aos leitores ou espectadores entrar no barco e seguir a jornada junto com eles. Os coadjuvantes são com frequência mais variados e vívidos. Até nos primeiros filmes da Disney, os primeiros escudeiros — Pateta, Pluto e depois Donald — costumavam se envolver em confusões, fazer bobeiras, apresentar fragilidades, como orgulho e vaidade, ter boas ideias e conquistar e aprender coisas com esforço. O espectro das emoções humanas complexas está abrigado junto aos escudeiros.

Existem centenas deles na Disney. Todo herói tem escudeiros, geralmente vários. Alguns são desajeitados ou burrinhos; alguns, cômicos; alguns, criativos. Há os provocadores, os adoráveis, os sabidos.

Owen tinha se tornado um aficionado. Mal conseguíamos acompanhar. Na caverna acarpetada no andar de baixo, ele parecia estar desenvolvendo um vocabulário próprio envolvendo os escudeiros, por meio do qual era capaz de organizar suas emoções.

Entre elas, o que sentia por nós. No aniversário de Cornelia, no final de fevereiro, Owen fez para ela um desenho da Mamãe Coruja de *O cão e a raposa*, aquela que adota a raposinha órfã, Dodó, porque, ele disse ao entregar o cartão: "Ela é a mais bondosa e a mais carinhosa de todas as escudeiras".

Para o Dia dos Pais, ele me deu um desenho de Merlin e escreveu do lado: "Você é o melhor pai que eu poderia ter. Obrigado por ser tão guiador". Digo a ele que adorei, é claro, e que estou honrado por me encontrar entre os escudeiros mais sábios, como Merlin. Mas "guiador" não existe. O que ele quis dizer com isso?

"Guiador é um escudeiro amoroso que orienta com carinho", ele respondeu, sem se importar se a palavra existe ou não. Na linguagem dele, funciona.

Em setembro, no aniversário de quinze anos de Walt, ele desenha Aladdin e escreve: "Ao melhor irmão que eu tive na vida". A essa altura, os cadernos de desenho se empilham aos montes, mas esse é o único herói que Owen reproduziu. Ele costuma observar o irmão com atenção, de canto de olho: Walt com sua turma de amigos, entrando e saindo de casa; com seu uniforme de futebol americano, enlameado, depois de um jogo; falando ao telefone, talvez com uma menina.

Alguns dias depois do aniversário, Walt dá uma pausa na lição de casa para assistir a um pouco de *Dumbo* no porão. Ele pede a Owen que avance até o fim, quando o elefantinho aprende a abrir as orelhas gigantes feito asas e sobrevoa o circo lançando amendoins nos elefantes cruéis, orgulhosos e vaidosos que o renegaram. Walt sempre gostou desta parte. "Ele bem que se vinga daqueles elefantes maldosos no fim, hein?" Owen dá risada: "É, Walt, o Dumbo voa".

"Eles mereciam, não acha?"

"Não sei... mereciam?"

Em muitos aspectos, o único outro garoto que Owen conhece de verdade e bem é o irmão. Ele é seu único modelo.

Walt é desenhado como o herói. Owen, que brande o lápis, nos disse — em termos inconfundíveis — que ele próprio vive entre os escudeiros.

Cornelia entra no quarto de Owen e pega a mochila dele, virando a maçaneta com cuidado antes de fechar a porta para não acordá-lo. Walt já apagou. É outono e estamos em plena temporada do futebol americano. Ele fica exausto depois do treino da tarde e de uma longa noite fazendo a lição de casa. Cornelia tem passado muito tempo sozinha, porque eu praticamente moro na garagem transformada em escritório e estou distraído quando não estou lá, com milhares de documentos internos do governo passando pela minha cabeça. Preciso trabalhar feito um louco, com a aproximação do prazo de entrega do livro.

Sentada na escada, ela tira o fichário de Owen da mochila e abre na divisória colorida de matemática. Trata-se de soma simples, dois mais dois — matemática como ele aprendia três anos antes, na Lab. Ela passa para a leitura. Tudo igual. As coisas mais básicas — o gato corre, o cachorro senta. Só Deus sabe como ele se esforçou, na época, para dominar esse nível de material e ir além dele. Retroceder — que é o que ele está fazendo — é um pecado. Cornelia pensa em Sally Smith e no que ela lhe diria se as duas se encontrassem na rua. Ah, se tivesse essa sorte...

Em um compartimento do fichário acadêmico desolador, há um contraponto modesto e digno de comemoração — seu caderno de piano. Ele começou a ter aula uma vez por semana na casa da professora de sessenta e poucos anos da Ivymount, Ruthlee, na casa dela. Está fazendo progresso contínuo e, de certo modo, nós também. Cerca de uma dúzia de crianças e adultos com deficiência se aglomeram no porão dela duas vezes por ano para recitais e, toda vez, saímos de lá sutilmente alterados. Entre os alunos, mais ou menos um terço tem síndrome de Down e os outros dois terços estão no espectro autista com alguns outros problemas incluídos. Muitos têm desempenho extraordinário. Observar uma senhora de 45 anos com síndrome de Down — que estuda com Adler há 25 anos — batucar as notas, depois de você saber que passou horas se esforçando, é uma experiência transformadora, arrematada pelo momento em que a aluna se levanta, meio desequilibrada, e faz uma mesura enquanto todo mundo aplaude tanto que as mãos chegam a doer, com a mãe dela, que tem mais ou menos a idade de Ruthlee, à frente.

Talvez isso não arranque emoções tão fortes assim de todo mundo. Mas de Cornelia e de mim, sim. E não é porque temos pena dela, ou da mãe dela, que precisou permanecer no papel de mãe durante toda a sua longa vida. Sabemos muito bem que não se deve ter pena de laços de amor. Tem a ver com a maneira como cada nota arranjada à perfeição por Mozart, Beethoven, Chopin — ou uma música pop que celebra o amor e fica na cabeça — é oferecida com fidelidade, sem vacilo, por uma pessoa que passa grande parte da vida definida por alguma imperfeição visível e dominante. Todos nos esforçamos tanto para nos apresentar com perfeição, com louros, e nos sobrepor àqueles que não são capazes. É da nossa natureza querer estar acima. Ou pelo menos é o que parece enquanto doze ou treze números — incluindo o de Owen, com uma peça geralmente tirada do catálogo da Disney — são apresentados com hesitação, culminando em cada pianista que se sente como uma criatura de perfeição indiscutível no meio da chuva de aplausos. A certa altura, sussurro para Cornelia: "Se existe Deus, ele está nesta sala".

À meia-luz, ela folheia o caderno de músicas que Owen aprendeu a tocar no piano, um feito que jamais poderia imaginar anos antes. Em sua cabeça, quase pode enxergá-lo tocando as músicas. Isso sobe. O trabalho acadêmico dele desce. *Não é verdade que a música e a matemática são processadas pela mesma parte do cérebro?* Não faz sentido. Cornelia enfia todos os papéis de volta na mochila.

Na tarde seguinte, uma quarta-feira do final de setembro de 2003, ela entra no estacionamento de uma clínica escondida atrás de uma rua comercial em Kensington, Maryland, logo ao norte de Washington. Owen tem aulas particulares ali uma vez por semana com a especialista em educação Suzie Blattner, que trabalha com ele desde os três anos de idade.

Passados oito anos, Cornelia e Suzie têm uma relação muito próxima. Ela esteve presente a cada estágio e a cada curva, sempre examinando as tarefas da escola — o que há dentro da mochila dele — e orientando Owen pelas lições, tornando as equações escritas ou as palavras misteriosas algo visual, vívido, simbólico ou teórico, transformado em coisas reais. O mais importante de tudo é saber como mantê-lo concentrado na tarefa. "Olhe para mim, Owen. Olhe nos meus olhos." Suzie já disse isso mil vezes.

Na sessão desta semana, Cornelia deixa Owen alguns minutos a mais na sala de espera e diz a ele que volta logo.

"Suzie, estamos andando para trás", ela diz um momento depois e se larga na cadeira infantil. A especialista se senta na frente dela enquanto examinam as apostilas de tarefas da escola na mesinha para crianças. Suzie sabe que ele perdeu terreno e achou que Cornelia logo ia se apresentar, mais uma vez pronta para fazer soar o toque da batalha.

"Lutamos tanto para que ele fosse para a Lab e para que ficasse lá", Cornelia diz, "e agora Owen está perdendo tudo." Suzie sabe que Cornelia ficou abatida com a expulsão da Lab e agradecida por Ivymount tê-lo aceitado de volta. Mas um ano se passou. Está na hora.

"Só posso passar uma ou duas horas por semana com ele, talvez um pouco mais", Suzie diz e empurra as folhas para o lado. Ela aponta que o problema não é o fato de não se concentrarem nos estudos acadêmicos na escola em que ele está. É o nível ser mais baixo. A ênfase deles, por motivos óbvios, é na construção da base da interação social.

As duas já sabem disso e ficam lá em silêncio. No mundo típico, os pais ficam próximos do pediatra que veem a cada seis meses. Cornelia vê Suzie uma vez por semana desde o primeiro mandato de Clinton. A esta altura, as duas já são capazes de se comunicar com bastante eficiência sem palavras.

Cornelia se levanta para chamar Owen. "Dá para fazer muito mais por Owen — pelo 'lado social'."

A interação social não costuma ser vista como "lado". Tudo se acomoda em seu âmbito. As pessoas típicas interagem por desejo e inclinação. São acanhadas ou gregárias, adoram a solidão ou não conseguem suportá-la, envolvem-se ou não, como desejam ou são capazes de fazer.

O limite entre natureza e criação é difícil de estabelecer para qualquer pessoa. Mas, para Cornelia, o terreno entre vontade e capacidade, entre o que é aprendido e o que é inato, é como areia movediça. O equipamento sensorial de Owen talvez esteja tão fora de sintonia que ele não seria capaz de interagir nem se quisesse. E essa incapacidade é capaz de diminuir com tanta força a alegria da interação humana que ele tem pouca vontade ou desejo de se esforçar para construir essas capacidades. Se é que elas podem ser construídas. Mas lá vamos nós, dispostos a tentar qualquer coisa.

E então Cornelia atravessa o corredor para marcar uma consulta com Christine Sproat, a terapeuta ocupacional de longa data de Owen que trata das questões complexas do processamento sensorial — especificamente a maneira como o corpo e o cérebro organizam os estímulos recebidos através dos diversos sentidos. Novas maneiras de estudar isso foram se estabelecendo com discrição na década de 1970, mas receberam impulso em meados da década de 1990 com a fama crescente de Temple Grandin, escritora autista. Nascida na década de 1950 e diagnosticada com autismo, Grandin desenvolveu na adolescência uma coisa que chamou de "máquina de aperto" — uma espécie de caixão bem acolchoado com alavancas para aplicar pressão. A força simultânea em todas as partes de seu corpo fazia com que ela se sentisse centrada e organizada, como se seus sentidos desconectados fossem colocados em integração, permitindo a ela que tratasse dos afazeres do dia com mais sucesso. Em seus best-sellers, há descrições detalhadas de como as hipersensibilidades com que convivia havia tanto tempo — além das técnicas, como a máquina, que a ajudaram a navegar pelo cotidiano — transformaram a paisagem do espectro. As pessoas então conseguiam entender aquilo que os autistas de maneira geral não eram capazes de descrever: *o que eles sentem*. Além da compreensão pública, isso ajudou a criar muitos consultórios como aquele em que Cornelia se encontra agora. Ele é cheio de balanços estranhos, tábuas cobertas de tecido, bolas para jogar ou rolar e traves para se andar em cima.

Christine Sproat, uma terapeuta ocupacional jovem e enérgica, diz que teve um cancelamento e pode encaixar Owen depois que a sessão com Suzie terminar. Não há nada de novo na TO, que amplia a terapia física para se concentrar em objetivos específicos e inclui interações com o ambiente ao redor. O crescimento recente vem daquilo que os pais e terapeutas notaram em relação às crianças autistas: que ficam mais disponíveis do ponto de vista social e mais interativas depois de ser apertadas, como Grandin com sua máquina, ou giradas, como em uma brincadeira. Depois de muitos estudos, ainda não ficou bem claro por que isso é eficiente — da mesma maneira que não está completamente claro, do ponto de vista neurológico, por que as pessoas se sentem de certa maneira depois de praticar uma quantidade tremenda de exercício — ou por que isso parece estabelecer bases subliminares para que os sentidos se integrem melhor.

Mas fazemos, porque funciona. Atrás de Suzie, Cornelia observa Owen com seus exercícios, esforçando-se com o equipamento e dando risada de Christine —como deveria fazer com um grupo de garotos da sua idade —, então pensa: "Esse menino precisa de amigos".

"É fácil reunir uma turma para uma festa de aniversário, e os clubes da escola promovem encontros semanais", Cornelia diz, apoiada no balcão da cozinha. "E se juntarmos as duas coisas?"

Ela está me deixando a par de tudo. Geralmente, é o contrário.

"Será que podemos conversar sobre isso amanhã?"

"Olhe, eu preciso organizar isso. Talvez mude tudo."

"Talvez", eu murmuro. "Talvez mude." Ela está atacando o "lado social". Quer fazer um evento semanal, um encontro social, algo que alguns dos meninos da classe de Owen colocariam toda quinta à noite ou sábado à tarde na agenda. Eles poderiam jogar boliche ou assistir a um filme e comer uma pizza. As atividades mudariam, de acordo com a vontade das crianças, e os pais iam se revezar como acompanhantes. Se forem só quatro ou cinco crianças, seria um compromisso uma vez por mês para cada pai ou mãe. Um grupo faz com que a coisa seja especial e, com mais crianças, haverá mais avenidas de interação, mais oportunidades de conexão. Com as festas de fim de ano chegando, há muito que fazer. O *Washington Post* está cheio de ótimas atividades.

Na manhã seguinte, ela está com a corda toda. Com a lista de telefones da classe em punho, começa a ligar para as mães.

Uma semana depois, está sentada na cozinha, imaginando se o celular quebraria se o jogasse longe. Deve ter feito uma dúzia de ligações a essa altura. Com certeza é uma boa ideia. Todo mundo reconhece. "Meu filho vai ficar tão feliz. *Ligo de volta.*" E na maior parte das vezes ligava, mas com problemas. Cornelia era solidária. A vida dessas pessoas é parecida com a nossa. Muitas das mães e dos pais trabalham fora e têm que enfrentar um conjunto completo de fatores estressantes. Ligação a ligação, a fragilidade da vida em família, relacionada às crianças — e também aos pais — que precisam de apoio, é o tema. Cada família está presa a um conjunto de rituais fixos que não ousa romper: quando o pai ou a mãe leva a criança à terapia; quando o outro vai buscar; um dia reservado para uma atividade especial em família, uma tarde em que o filho está sempre cansado, principalmente com o novo remédio que estão experimentando.

Nessa manhã, ela contabilizou as possibilidades e as baixas, achando que, se pudesse começar só com Owen e mais um menino, talvez a coisa crescesse. Conexões sociais estão relacionadas a encontrar o nível de conforto ou de afinidade de alguém, sejam os atletas da escola ou os nerds que encontram sua mesa no refeitório em uma escola típica, sejam as crianças como Owen, que com frequência vão combinar com outras que se equiparam em sua capacidade de se relacionar. À medida que as habilidades sociais dele cresciam na Lab, nosso filho encontrou um pouco disso, construindo amizade com crianças com capacidades semelhantes, ainda que um pouco menos dramáticas. Ele estava se elevando para chegar ao nível delas. Isso é mais difícil de encontrar em Ivymount, um bote salva-vidas para crianças com uma ampla gama de dificuldades, muitas bem severas. Mas ainda há uma mãe para ligar, de um menino — Phillip — de quem Owen parece gostar. Ele é um dos garotos mais capazes e mais interativos da turma. Talvez seja a combinação certa.

A mãe esteve fora a trabalho, mas agora está de volta e tirou o dia de folga. Parece de bom humor quando Cornelia liga.

Elas se dão bem, e isso é animador, apesar de não ser assim tão surpreendente. Afinal de contas, Cornelia tinha aprendido a se virar nas ruas de Fairfield, Connecticut, onde pais católicos — muitos deles com emprego em Wall Street — enchiam casas grandes com montes de Matthews, Marks, Johns e Marys; eram casas com oito, dez ou treze filhos, que corriam em liberdade, de casa em casa, de cozinha em cozinha, depois passavam para os bosques seguros. Era um mundo de crianças. Você aprende a se dar bem com os outros.

E Cornelia aprendeu. Ela era capaz de contar uma história obscena — foi eleita como a que tinha o melhor senso de humor no ensino médio, suas habilidades sociais eram admiradas, ela era bondosa, firme e atenciosa. Construiu amizades por toda a extensão da Costa Leste dos Estados Unidos.

Mas a gente vive por meio dos filhos; uma circunstância que criava perturbação aguda em uma mulher que era sempre capaz de encontrar um amigo. Ela não tinha como implorar, emprestar ou roubar um para seu filho.

Cornelia e Helen, uma mãe muito legal, estão conversando, bem calorosas e receptivas, há quinze minutos. Todos os assuntos se cruzam. Elas contam suas histórias como profissionais tarimbadas — criação, faculdade, marido, trabalho, filhos e depois a batalha das necessidades especiais que ambas as famílias enfrentam. A vida deles é bem parecida com a nossa, Cornelia pensa. Phillip é como Owen. Ele mantém alguma ligação com a vida comum e também tem um irmão, um ano mais novo. Helen diz que eles enfrentam as mesmas questões que nós, de tentar encontrar maneiras para que o irmão mais novo inclua Phillip, sempre que possível, em grupos de crianças típicas.

Cornelia apresenta sua ideia original, conta rapidamente como a semana foi difícil e então lança sua última cartada. Na verdade, ela a joga com uma risada: "A esta altura, se alguém simplesmente convidasse Owen para ir à casa deles, eu ficaria feliz".

Helen faz uma pausa. "O problema é que a única noite em que isso é possível, com nossa agenda maluca, é sexta."

Cornelia interrompe, animada. "Sexta é uma noite ótima para nós." Ela tenta fechar acordo rapidamente. "Sabe, Helen, Owen vive falando de Phillip." Certo, ele falou uma vez, mas é o suficiente.

"Phillip também sempre fala de Owen. Mas, como eu ia dizendo", Helen prossegue, "na sexta sempre comemos pizza com Phillip, meu outro filho e os amigos dele."

A linha fica muda durante alguns segundos. Cornelia está de joelhos, mas não vai implorar nem proferir as palavras que estão se formando em seu estômago: *"Será que você ia morrer se o convidasse para ir à sua casa comer pizza, só para ficar com Phillip, o irmão dele e seus amiguinhos absolutamente normais, como se não fosse nada de mais? Ele é bonzinho, não vai machucar ninguém. E vamos retribuir. Pelo amor de Deus, ele só quer ter um amigo".*

Mas é claro que ela não diz isso — ninguém diria.

E Helen fecha a porta: "Então, esse é o problema, Cornelia. Essa única noite já está tomada".

Ela não sabe bem se é capaz de falar. Mas fala.

"Eu compreendo."

6. A música da jornada

Em uma noite no início de março de 2004, vou até o porão e me acomodo no sofá. Comecei a passar mais tempo aqui embaixo com Owen, só nós dois, assistindo a filmes e conversando sobre escudeiros. Nem é tanto por ele: estou muito estressado, e isso ajuda. Estou sendo investigado pelo governo dos Estados Unidos por supostamente ter roubado um número não especificado de documentos sigilosos entre aqueles 19 mil.

Isso está rolando há quase dois meses, desde que Paul O'Neill e eu estivemos no programa de TV *60 Minutes*, no começo de janeiro, dois dias antes de *The Price of Loyalty* [O preço da lealdade] ser lançado. No programa, mostraram a capa de um relatório sigiloso de janeiro de 2001, a primeira reunião do Conselho de Segurança Nacional do governo Bush. Eu não estava com aquele documento nem com algum outro sigiloso — todos tinham sido apagados dos discos que recebi de O'Neill. Mas as capas, não, e eu usei esta para descobrir que, desde as primeiras semanas de governo, muito antes do Onze de Setembro, Bush estava decidido a encontrar qualquer desculpa para completar o trabalho inacabado do pai e depor Hussein, de modo a se apossar dos campos de petróleo do Iraque. Eu disse a Leslie Stahl que se assegurasse de que o programa observasse que eu não estava de posse do documento sigiloso que acompanharia a capa. Isso não foi feito. E, na manhã seguinte, um representante do Departamento do Tesouro dos

Estados Unidos ligou para nossa casa. Ele perguntou a Cornelia se ela era minha mulher (depois de certa hesitação, ela reconheceu o matrimônio) e então disse que agentes do governo estavam a caminho para apreender documentos que acreditavam estar no meu escritório.

Os dez segundos que ele demorou para explicar tudo foram suficientes para ela se sair com um "Como ousa?", após tantos anos de prática por causa de Owen. Ela disse que eu era protegido pela Primeira Emenda da Constituição e que "ninguém vai vir à minha casa para apreender nada". Mas, se ele deixasse o telefone, Cornelia ia me achar e daria o recado para que eu ligasse de volta.

Ela de fato me achou — no meio de uma entrevista para um segmento gravado da rádio pública NPR. Conversamos alguns minutos sobre os advogados com quem eu deveria falar. Pouco depois, vários advogados de Washington que cobram quinhentos dólares por hora ligaram para o Departamento do Tesouro no fim daquele dia de janeiro e deram início a uma batalha legal que ainda está a toda no início de março, quando Owen e eu nos acomodamos para uma sessão.

"Oi, amigão."

"Oi, pai."

"O que você está vendo?"

"*O rei leão* — eu adoro este filme."

"E você sabe no que ele foi baseado?", pergunto.

"Hamlet!"

Conversamos muitas vezes sobre as raízes deste filme, e ele gosta de acertar a resposta. Acho que é porque saber o que há por trás de um filme que significa tanto para ele é satisfatório, da mesma maneira que gosta de examinar profundamente a carreira daqueles creditados no filme, como James Earl Jones (Mufasa, que começa como rei) ou Jeremy Irons (o irmão maldoso e fratricida, Scar). Saber que isso é Shakespeare com leões é como entrar atrás da parede com luzes bruxuleantes, onde os criadores dessa coisa que ele adora se escondem, piscando para Owen.

Ou talvez seja só para me agradar. Gosto que Owen responda certo, o que quase sempre acontece, quando amigos — tanto de Walt quanto nossos — nos visitam. Quero que as pessoas o enxerguem como mais inteligente e capaz. Acho que assim vão tratá-lo com mais cuidado, interesse ou respeito, e que Owen vai reagir a isso. Tem a ver com conectá-lo àquilo que todo mundo nos Estados Unidos que está no fim da infância deve saber. Porque essa é a minha definição de autoconhecimento. As pessoas identificam facilmente quem não conhece a si mesmo, e se aproveitam disso.

Então, quando Owen, agora estirado na cadeira de couro preto, pergunta para mim: "George Bush está bravo com você?", sinto um prazer perverso por ele saber o que está acontecendo no mundo e como isso impacta nossa família. Depois de entrevistas no mundo todo, sou forçado a responder ao meu filho com simplicidade, de um modo que não desperte preocupação. Digo que só estou fazendo meu trabalho e que o presidente está fazendo o dele — uma resposta simples e franca que é melhor do que quase tudo que falei em todas aquelas entrevistas. Ele pergunta: "Está tudo bem com a gente?". Respondo que sim. Então Owen se volta mais uma vez para o filme. Ele acredita em Cornelia e em mim. Não fica procurando subtexto, intenções ou significados ocultos.

Enquanto assistimos à cena das hienas marchando, sou eu quem começa a fazer isso. Será que Owen me perguntou sobre Bush por saber o que viria a seguir na tela? Não sei dizer com certeza. O agradecimento dele a Deus algumas noites antes, depois da invasão do Iraque, ajudou a dirimir qualquer dúvida remanescente de que absorve a tensão do ambiente, de dentro de casa ou além. Owen não é capaz de processar muito do discurso cara a cara — é estimulante demais, os terapeutas dizem —, mas se Cornelia sussurra algo para mim com o menor tom emocional, logo ouvimos a pergunta educada, mas cheia de urgência: "Está tudo bem?". "Está, Owen!", Cornelia grita em resposta. "Papai e eu só estamos conversando."

Na tela, Simba — exilado depois do assassinato do pai — está tendo uma conversa profunda com o suricato Timão e o javali Pumba (Rosencrantz e Guildenstern), que o ajudam a esquecer seus problemas. Owen dá risada e canta "Hakuna Matata": "Os seus problemas você deve esquecer...". Estou lá, cantando ao lado dele. Quando Owen dança na frente da tela, faço a mesma coisa. Ele esquece seus problemas aqui embaixo. Ao entrar no contexto em que ele vive —um rio de símbolos que corre à meia-luz, bem abaixo do mundo barulhento da superfície dos acontecimentos passageiros e das impressões —, eu também esqueço os meus.

Atraí-lo para essa superfície, conectá-lo ao mundo mais amplo do conhecimento convencional talvez seja inútil. Há um gancho para Hamlet que atiça o interesse dele. Isso é um dom. Tente perguntar a ele quem inventou a lâmpada, por que chove, quando a Guerra Civil foi travada (o século certo já valeria crédito) ou quanto é sete vezes três e geralmente só vai receber em resposta um olhar vazio. Um pouco deste tipo de conhecimento geral estava começando a se fixar nos últimos tempos na Lab, quando ele foi levado a saber coisas sem nenhum interesse específico para permanecer no grupo dos novos amigos, mas isso —junto com suas habilidades em escrita e matemática —regrediu desde então.

Quero consertar isso, quero consertar Owen, mas ultimamente Cornelia anda dizendo que talvez devamos pensar mais em valorizá-lo pelo que é, sem tentar melhorá-lo ou consertá-lo todos os minutos de todos os dias.

Esse impulso é difícil de controlar. Quero consertar tudo, quero que as coisas fiquem bem, que tudo fique certo. Mas cantar "Hakuna Matata" com ele me relaxa, fazendo meus impulsos de correção sumirem. O filme chega à cena em que o fantasma de Mufasa aparece para Simba, que agora está chegando ao início da idade adulta, e o incita a realizar seu destino. Assistimos em silêncio ao fantasma de um pai morto sobre um adolescente, dizendo a ele quem deve ser.

"Eu tive outro sonho sobre Walter", Owen diz baixinho, referindo-se ao meu pai, que ele nunca conheceu. Os olhos dele não desgrudam da tela.

Já tinha havido um primeiro sonho, algumas semanas antes, que ele tinha me contado enquanto folheávamos alguns livros de animação no seu quarto. Owen simplesmente soltou: "Walter me visitou no meu sonho". Demorei um segundo para me recompor. Não sonho com meu pai e sempre me indaguei por quê. Perguntei a Owen qual era a aparência de Walter no sonho dele; meu filho respondeu que era igual à foto (de corpo inteiro, sorrindo, logo antes de o câncer se abater, aos 45 anos) que está pendurada na parede da salinha. E só.

Dessa vez, eu não respondo, fico tentando encontrar alguma coisa perfeita para dizer que vá incentivá-lo a me contar mais. Então ficamos vendo Simba realizar seu destino. Os escudeiros dele — o pássaro protetor Zazu, o velho mandril sábio Rafiki — tornam isso possível. Eles o fazem avançar. Owen absorve tudo aquilo, levanta e se estica, nesse universo subterrâneo, seu lugar seguro de família e fábula.

"Você disse que Walter apareceu em outro sonho", menciono como quem não quer nada. "O que aconteceu?"

Owen não fazia ideia de que eu estava esperando para saber mais. Estava envolvido com o filme.

"Bom, dessa vez ele era um velho com cabelo grisalho. Tinha vivido a vida inteira dele. Foi gentil e bondoso, e nós conversamos e brincamos. Então ele disse que me amava."

A multidão se reúne em uma tarde esplêndida de primavera — 17 de abril de 2004 — em uma sinagoga modernista, toda de madeira clara, teto altíssimo assimétrico e claraboias, construída para dias ensolarados.

Chegou a hora de Owen. Nós, assim como mais ou menos uma centena de pessoas que agora vão se acomodando em seus lugares, não sabemos o que esperar.

Quase qualquer coisa pode acontecer. E é por isso que muitas crianças como ele não passam por nada parecido com uma cerimônia formal de bar mitsvá, um ritual que se baseia em estudo e atuação para atender a expectativas daquilo que um menino de treze anos pode — e agora deve — fazer para ser aceito como adulto em uma comunidade judaica.

Sendo afortunada e algumas vezes desastrosamente autocentrado, Owen precisa estar envolvido em alguma coisa para que faça o que se espera dele. Ele poderia facilmente rezar, assentir com a cabeça em sinal de afirmação e sair.

Passamos seis meses tentando garantir que não fosse assim. Tem sido uma batalha quase frenética para toda a família desde o momento

— no segundo semestre do ano passado — em que perguntei a Owen se ele queria um bar mitsvá como o de Walt, ou algo mais simples. Ele respondeu: "Do mesmo jeito que Walt fez. Agora é minha vez".

Entre essas duas frases se estendiam uma paisagem não mapeada e diversos abismos profundos. Era necessário construir pontes. Fortes o bastante. Os bar mitsvás de fato fazem justiça à ideia batida de "ritual de passagem". São tão carregados quanto casamentos, com a diferença de que envolvem adolescentes imprevisíveis que em geral precisam de muito incentivo para fazer algo.

Nós naturalmente começamos com os filmes. Será que havia alguns com tema judaico que poderiam fornecer qualquer coisa com que trabalhar, para que pudesse penetrar naquele mundo?

Começamos com um favorito indispensável: *Fievel: Um conto americano*, um desenho animado de 1986 da Universal sobre ratinhos russos, com sotaque carregado, que vão para os Estados Unidos porque "as ruas são pavimentadas com queijo". São os judeus retratados como ratos, liderados por um dos personagens mais queridos de Owen, Fievel, que é separado da família e vaga pelo circo rude da Nova York da década de 1890. Ele tem muitos escudeiros que o ajudam a realizar seu destino, em sua maior parte entre um grupo de judeus/ratinhos que mais ou menos equivalem aos meus ancestrais que chegaram ao país por Ellis Island. Depois de várias sessões do filme, pensei em uma frase forte: "Os judeus, Owen, sempre foram os escudeiros da história". Isso ele podia entender!

Já no que diz respeito à porção da Torá que os meninos e meninas leem no bar e no bat mitsvá, demos sorte: era a passagem do Levítico em que Moisés recebe os Dez Mandamentos, e para isso também havia um desenho animado conveniente: *O príncipe do Egito*, uma versão de 1998 da DreamWorks para a história do Êxodo. Foi um filme a que ele assistiu e não gostou, porque "Não tinha escudeiros para deixar as coisas engraçadas". Mas nós o forçamos a ver várias vezes — o que foi nossa versão de escola de hebraico. No fim, conversamos sobre os mandamentos e questões de certo e errado. Ele se prendeu a isso, à estrutura do que deve e do que não deve ser feito, o que é comum entre crianças do espectro autista. Elas gostam de uma regra que, por sua natureza, estreita as diversas opções de comportamento imprevisível. Lemos a tradução em inglês dos Dez Mandamentos e outras regras listadas nessa passagem do Levítico. Ele assentia com a cabeça. Alguns pareceram tocá-lo, principalmente aqueles que proíbem se aproveitar dos fracos.

Mas então ele foi cuidar de seus próprios assuntos. Cada menino e menina do bar e do bat mitsvá têm que fazer um discurso, com base no que leram em hebraico da Torá. Owen anotou regras que sentia ser importantes com canetinha colorida em algumas páginas do caderno de desenho. Dizemos a ele para fazer a mesma coisa que nas rezas antes do jantar — só que escrevendo —, e que teríamos que escutar pelo menos uma semana antes do grande dia. Ele vinha rezando à mesa de jantar algumas noites por semana fazia quase um ano, desde a noite do Iraque. Sabíamos que tinha aquilo dentro de si, mas só se não atrapalhássemos e ele realmente sentisse que estava falando com Deus.

Mas a tarefa central — aplicar habilidades de estudo que a maior parte das crianças aprende na escola para poder ler a Torá — era simplesmente impossível. Ele nunca ia saber hebraico. Minha habilidade chegou a seu auge precisamente 34 anos antes, no meu bar mitsvá, e tinha diminuído de maneira progressiva desde então. Precisávamos de um tutor que tivesse a paciência de... bom, um santo. Encontramos uma funcionária de carreira do Departamento de Justiça com cabelos grisalhos, uma procuradora que exalava uma firmeza tranquila e sem meias palavras que teria impressionado Elliot Ness. Miriam, que atendia por Mim, também era neta do fundador do reconstrucionismo, nossa fatia do judaísmo que crescia com rapidez, misturando o culto tradicional à sensibilidade progressista, aceitando casamentos entre pessoas de religiões diferentes (como o nosso) e pregando sua crença fundamental de fazer com que a religião seja mais relevante no cotidiano. Já no que diz respeito à crença pessoal, ela tinha acesso a um poço ainda mais profundo: na década de 1930, a mãe dela tinha sido a primeira menina nos Estados Unidos a ter um bat mitsvá. Sua filha de sessenta e poucos anos ajudava aqueles que muita gente não consideraria adequados para participar de uma cerimônia tão rigorosa e antiga, trabalhando como voluntária com crianças com deficiência. Ela

133

tinha a motivação e a paciência necessárias para ficar com Owen hora após hora recitando hebraico e discutindo a temática de um jeito que Owen fosse capaz de entender.

Tudo isso é um drama por trás dos panos que permanece invisível à plateia cheia de expectativa e de várias religiões que agora se acomoda no santuário da Adat Shalom em Bethesda: uma reunião dos Suskind de Nova York e da Flórida, dos Kennedy de Connecticut e de um grupo variado de amigos de Boston a Washington, muitas das professoras e terapeutas de Owen, e alguns colegas de escola com os pais. Praticamente todo mundo que ele conhece na vida e alguns integrantes da congregação, que apareceram por curiosidade. É o primeiro serviço minchá do templo, aquilo que os ultraortodoxos, que rezam o dia inteiro, chamam de "serviço da tarde". Para nós, é uma maneira de atender a uma exigência básica: que o bar mitsvá aconteça de maneira oficial perante a comunidade em que um menino ou uma menina será aceito como adulto sem a perspectiva de que as coisas saiam do eixo na frente da congregação toda.

Mas o objetivo de todos esses planos detalhados é simples: que Owen tenha sua "vez", assim como Walt e todas as outras crianças judias têm da maneira mais humana possível.

A pressão e a esperança sutis, de fazer acontecer para o menino, reverberam pela atuação de todos os envolvidos na coreografia emotiva de um serviço da Torá. Uma após a outra, as pessoas são chamadas ao palco, denominado *bima* — com a palavra em hebraico *"ya'ah'mode"* — para acompanhar Owen ao longo do serviço. A procissão começa com os pais de Cornelia, que, juntos, leem uma oração sânscrita em inglês. O pai dela, John, homem com alcance emotivo sabidamente estreito, arremata com um floreio: "Owen, que você sempre caminhe ao sol. Que nunca lhe falte nada. Que os anjos irlandeses pousem suas asas bem ao lado da sua porta", ele recita com a voz falhando de emoção na última palavra.

Cornelia aperta minha mão. "Caramba", ela sussurra, "lá vamos nós."

Sentado ao lado dela na primeira fila, sinto o puxão de uma correnteza, uma coisa profunda e misteriosa que percorre seu próprio caminho tortuoso desde a peça *James e o pêssego gigante*, em que as crianças o ergueram nos ombros, até uma sensação calorosa neste salão cheio de gente que veio levantá-lo. À medida que as pessoas são chamadas a se apresentar em seus diversos papéis ritualísticos — abrir a arca em que a Torá está guardada, removê-la, carregá-la pelo salão, tirar os ornamentos de veludo pesado e prata para que possa ser desenrolada, ler passagens curtas, precedidas e seguidas por orações curtas —, dá para ver as pessoas sussurrando para Owen, ali no meio: "Por aqui, Owen" ou "Caminhe ao meu lado, querido". Enquanto isso, vão fazendo com que avance, erguendo-o.

Ou talvez seja ele que esteja nos erguendo. Os limites estão borrados. Quando Cornelia e eu somos chamados ao *bima* para apresentar a ele seu xale de orações, ou *tallit*, estamos todos sorridentes e um pouco vacilantes. Este momento, quando os pais dizem algo ao filho, é de uma intimidade estranhamente pública. Você incentiva e elogia seu filho, expressa amor e busca alguma verdade religiosa... diante de um salão cheio de bisbilhoteiros. É um voyeurismo espiritual, com o tipo de coisa que você talvez nunca tenha dito a seus filhos transformado em oratória.

Cornelia conta a história de um amigo de Walt que uma vez chamou Owen de "menino mágico". Ela diz que isso é verdade, "porque você tira tanta alegria da vida e vê as coisas maravilhosas que tantos de nós deixamos passar". Cornelia está elogiando sua bondade, com certeza, mas também dando a entender que isso o deixa vulnerável. "Meu desejo para você, Owen", ela diz, "é que sempre enxergue a vida com o coração e que confie em todas as pessoas que estão aqui hoje e que têm tanto amor por você, e que continue a tocar os outros com os dons que Deus lhe deu." Ao ouvido treinado, trata-se de um apelo para que, a partir de agora, todos os presentes se responsabilizem por esse menino com dons sutis, que vai precisar de ajuda, proteção e cuidado ao longo da vida. É um contrato verbal, e Cornelia espera com fervor pelas cabeças que assentem, fileira após fileira.

Durante o discurso dela, Owen olha para todo lugar — as claraboias, o tapete grosso sob seus melhores sapatos — menos para nós. Está nos evitando. Ele é assim. Eu o puxo com gentileza na nossa direção, segurando suas mãos e dizendo um "Ei, amigão" entre as frases dela, para chamar sua atenção.

E na minha vez não é diferente. Enquanto conto uma história bem construída a respeito de Owen para Owen, com testemunhas, que eu espero que vá alterar de maneira sutil a visão que todos têm dele e que ele tem de si mesmo. Estou tentando transformar isso — da mesma maneira que Cornelia fez — em um contrato com todos os presentes que sirva de proteção contra meus próprios medos. Cito uma mudança nascente que detectamos nos últimos meses, quando ele decidiu começar a nos chamar de "mãe" e "pai", em vez de "mamãe" e "papai", e mencionei que ele estava dando "um descanso" a seus desenhos da Disney em detrimento de uma paixão crescente pelos filmes de ação de Batman, em que Tim Burton, segundo ele, "transformou Gotham em um personagem obscuro e sombrio". Achamos que, com a aproximação do bar mitsvá, ele estava se inspirando em Walt e, com algum tipo de cálculo subconsciente, eu queria fixar aquilo para incentivá-lo a almejar o que é aceitável socialmente e apropriado para a idade. Isso era tanto para Owen quanto para todos os presentes que poderiam ajudar ao longo desse amadurecimento rumo à adolescência. Então, depois de enquadrar essa história como parte do "tornar-se homem", recito as próprias palavras de Owen, proferidas um mês antes: "Owen, você me disse que 'está na hora de deixar os vilões de Disney para trás e seguir além das coisas de criança pequena. Que está na hora do Batman, de um pouco de escuridão e complexidade'". Claro que isso arranca risadas.

E ainda mais quando Owen responde "E Bob Esponja!", basicamente matando o esquema todo.

"Mas, Owen, *um pouco* de escuridão e complexidade?"

"E Bob Esponja!", ele exclama mais uma vez (mais risadas). Deixando a coisa por ali, eu me aproximo do final aludindo a algo espiritual, falando da característica especial que ele tem de conversar com Deus, de sentir a presença dele. "E, à medida que você cresce, explora e almeja as estrelas, continue conversando com Deus. Aproveite para agradecer por nós, por ter te trazido à nossa vida."

Então terminamos de falar em nome dele. Cornelia obriga todo mundo a amá-lo do jeito que ele é; eu peço que o ajudem a mudar, para que possa traçar seu próprio caminho em um mundo implacável

— um par de afirmações político-emocionais de pai e mãe para filho, lidas das páginas impressas que tremem um pouco nas nossas mãos.

Descemos do palco. Ele coloca o xale de oração em cima dos ombros e vai até o púlpito. A Torá, desenrolada, está à sua espera. Só podemos assistir a isso, nada mais. Ele está sozinho ali, com a imperiosa Mim, sua tutora, de um lado, e Rachel Hersh — a chantre do templo, com jeitão de Judy Collins — do outro, conduzindo o serviço.

Owen parece calmo e começa a olhar com curiosidade firme para o mar de olhos. Nunca tanta gente assim olhou para ele. Parece livre do medo e da ansiedade que costuma acompanhar o fato de saber o que as pessoas pensam e de se importar muito com isso. E tem uma vantagem: a memória que o permitiu armazenar e codificar algumas dúzias de horas de filmes da Disney apesar de — no início — ele não ser capaz de entender o inglês nem um pouco mais do que entende hebraico agora. Owen não memoriza nada que não seja importante para ele. Mas Mim sussurra a primeira palavra da parte da Torá e fica claro que aquilo é importante para ele, entoando linha após linha de hebraico, olhando para a multidão, com ela a seu lado, lendo em silêncio cada palavra do velho pergaminho — coisa que faz com frequência durante os serviços, como guardiã sem rodeios do livro sagrado. Depois de alguns minutos, ele termina a recitação longa e surpreendente. Ela assente. *Perfeito.* Depois que Owen recita a prece de conclusão, mais uma vez de forma perfeita, Mim sorri e estende a mão. Ele a toca de leve e ela solta a palavra *"ya'ah'mode"*, tentando convocar agora as pessoas que vão guardar a Torá — antes de sua voz falhar e lágrimas a cegarem. Ver a mulher chorar me mata, e a Cornelia também, em uma espécie de eco, suponho, de mil anos de meninas que ouviram que esse também não era o lugar delas. Então Mim — verdadeiramente surpresa, como alguém que foi pego em um temporal de primavera — enxuga os olhos e desce do *bima.*

E tudo isso foi antes de ele chegar ao inglês.

Sabíamos o que estava por vir — tínhamos ouvido o discurso. Era como se fosse uma prece de antes do jantar de quatro páginas. Na verdade, não faz sentido. Se pedíssemos a ele que escrevesse o que tinha lido em um livro didático do terceiro ano ou ouviu a professora dizer, só receberíamos duas frases ralas, com verbos simples e erros de ortografia. Agora, pedindo a ele que fosse fundo dentro de si, em busca de algo para dizer a Deus, na frente de todas as pessoas que conhecia, a coisa fluía como se fosse música.

Sabemos que todos os presentes estão prestes a testemunhar essa contradição — da mesma maneira que sabemos que muitas dessas pessoas olham para os "que ficam para trás", como Owen diria, do mesmo jeito que olhávamos antes.

Ele diz que sua porção da Torá contém muitos mandamentos a respeito de ética e certo e errado, inclusive "uma das regras mais importantes deste capítulo: que não se deve colocar um bloco na frente de uma pessoa cega para ela tropeçar. Isso significa que você nunca deve enganar as pessoas nem ser maldoso com elas. Uma pessoa cega tem uma dificuldade e Deus nos diz que não devemos nunca tirar vantagem dessa fraqueza".

Ele dá socos ritmados no fim de cada frase, porque dissemos que isso era bom para discursos públicos. Owen explica que a passagem nos diz para "amar ao próximo como a si mesmo" e que "próximo" não significa apenas as pessoas que estão perto, mas "todas as pessoas que você conhece na vida".

Ele faz uma pausa. Ajusta as páginas. Então, seu dedo indicador se ergue. Não fica claro se é um gesto de acusação ou se só está marcando o tempo. "Às vezes, é difícil para as pessoas amarem o próximo como a si mesmas." Ele aponta para a plateia como quem diz uma obviedade. "As pessoas podem ficar bravas, com inveja, podem ser maldosas, odiosas, grosseiras ou ficar com medo. Isso pode impedir que tratem o próximo com amor e compreensão." Ele vira a página. "Às vezes, as pessoas ficam com medo de gente que não é igual a elas. Podem ser más e ignorar os outros algumas vezes." A voz dele fica baixa quando diz essa última frase, como se estivesse conversando consigo mesmo, em uma sala vazia. Então ele ergue os olhos, quase surpreso de ver a casa cheia. "Você ia ficar com medo ou triste se alguém tratasse você assim, não ia?"

Agora ele está falando diretamente com eles, com todo mundo de uma vez só, o indicador marcando cada palavra.

"Sinto que sou uma pessoa especial porque Deus me fez especial."
Ele assente. Seus lábios se apertam. "Deus me deu força, coragem e um
coração grande."

Ele olha ao redor por um longo minuto. Vemos seus olhos se mo-
verem pelos rostos, examinando alguns enquanto fazem careta tentando conter a emoção, outros enquanto assentem. Ele obviamente está
tentando se conectar com todos de uma vez só. Então, retorna ao discurso, para uma frase que sabemos ser importantíssima para Owen.

"Deus quer que tratemos todas as pessoas na nossa vida como se
também fossem especiais."

Se você perguntar às pessoas, anos depois, do que elas se lembram
do discurso, a memória delas costuma parar nessa frase.

As poucas que se lembram de que Owen prosseguiu e falou sobre
suas rezas antes do jantar e que "orava para que Deus tomasse conta da
vovó e de Lizzy e fizesse as duas melhorarem" — em geral pertencem
à família Kennedy, que lutava contra o câncer do pulmão de sua matriarca havia um ano e o câncer da irmã de Cornelia, Lizzy.

O punhado de gente que se lembra de que ele terminou o discurso
com "Minhas orações sempre começam com a palavra 'esperança'. Gosto dela" tende a ser da minha família, que sabe que a palavra *hatikva*
significa "esperança" em hebraico. Esse é o nome da música — o hino
nacional israelense — que ele tocou no piano na ocasião, para encerrar
o serviço, erguendo os olhos da partitura para encarar os convidados,
como fez ao recitar em hebraico.

A memória é assim. Um gancho, uma associação forte ou um momento de perspectiva modificada ajudam a mantê-la bem firme, pron-
tinha para ser recuperada anos depois.

E é por isso que nenhum dos presentes naquele dia vai se esquecer da maneira como aquele rapazinho único lhes disse que todos
devem ser tratados como se fossem especiais.

Na recepção depois do serviço, Paul O'Neill e Cedric Jennings fazem perguntas específicas a respeito de Owen e do que as crianças autistas são capazes. Falo a eles um pouco sobre os escudeiros e os heróis.

O'Neill dá risada. "Suponho que eu tenha sido um escudeiro do presidente Bush, mas não tenho certeza se ele era o herói ou o vilão." Cedric, criado na Igreja, fica imaginando se Owen pode pensar em ser pastor.

Minha mãe, Shril, que foi pianista e professora e cujo segundo marido também morreu de câncer, apenas alguns anos depois do meu pai, havia muito sentia que uma nuvem negra a perseguia. Ela não tinha como deixar de considerar a batalha de Owen parte disso e sentia dificuldade de enxergá-lo como qualquer coisa além de danificado e menor. Depois da cerimônia, ela parece estranhamente alegre. Algo relacionado a Owen ter definido "especial" e depois tocado uma canção chamada "Esperança" enquanto olhava diretamente para ela ajudou a enxergá-lo de um jeito novo. "Ele realmente foi algo fora do comum naquele palco", ela sussurra ao me puxar de lado enquanto a multidão se desloca para a área de recepção do templo. Minha mãe olha bem nos meus olhos, como se buscasse pistas. "De verdade, Ronald, mal dá para acreditar." Ela não fala assim comigo — nunca.

Um pouco mais tarde, meu amigo mais antigo também me puxa de lado. "Está tudo bem com Shril? Ela está diferente, esquecendo coisas." Ele estava certo. Foi o primeiro a notar os sinais do Alzheimer.

Tempos depois, ao visitá-la, eu sempre pensava naquele momento e em como seus julgamentos duros — nascidos de experiências de formação e memória seletiva — tinham afrouxado com a doença, libertando-a, de certa maneira, para enxergar as coisas com novos olhos.

Era o mesmo que estava acontecendo de maneira natural dia a dia, ano a ano, dentro da nossa casa: os julgamentos que Cornelia e eu tínhamos — suposições amplamente aceitas a respeito das pessoas com as ditas deficiências intelectuais — estavam sendo desalojados e substituídos por uma compreensão muito mais profunda.

Acontece algo com todo mundo. A leveza que às vezes sentimos, os fardos que deixamos de carregar — como na noite com Iago, ou com a descoberta do caderno de desenho de Owen — agora parecem aquecer o salão de banquete do templo, o que fica perceptível nos olhos brilhantes dos amigos, em suas bochechas rosadas, na maneira como abraçam Owen.

E, para a nossa surpresa, na maneira como ele retribuiu os abraços.

* * *

Walt acorda no sábado de manhã, na primeira semana de maio, com um plano.

Cornelia e eu estamos passando alguns dias em Utah — vou dar uma palestra e vamos comemorar nosso 17º aniversário de casamento. Como aluno do nono ano, na primavera de sua jovem vida, é um fim de semana de ouro para ele, que está determinado a aproveitar ao máximo, como descobrimos algum tempo depois.

Walt é um garoto esforçado. Ele se empenha na escola — Sidwell é um lugar intenso —, mas tem amigos, uma turma, pessoas que são muitíssimo importantes para ele. Walt ama o irmão, mas isso nem sempre é fácil. É difícil se conectar com Owen. Ele tinha esperança de que fosse ficar mais fácil à medida que crescessem, mas não ficou. Contamos a Walt praticamente tudo a respeito de Owen, e ele é bem aberto em relação a muitas coisas; mais do que a maior parte dos garotos costuma ser com os pais, mas temos certeza de que muita coisa acontece e nem ficamos sabendo. Participamos de tudo de que os outros pais participam — as assembleias na escola, as noites de pais e mestres, os jogos de futebol. Cornelia até faz certa questão de mostrar que somos iguais aos outros, só que um pouco mais. No entanto, ficamos tão ocupados com Owen que Walt às vezes pode nos escapar. Ele sempre foi um cara independente. É capaz de dar conta das coisas.

Eugênia, a diarista equatoriana que vai passar o fim de semana com eles, acorda cedo. O café da manhã está pronto quando descem para a cozinha.

Walt tem um grande plano. Vão pegar Nathan, um menino bonzinho da idade de Owen que mora na casa vizinha, para ir ao cinema. Eugenia pode levá-los. Nathan — filho dos nossos primeiros amigos em Georgetown — é de fato o único menino típico de Washington que é amigo de Owen, tanto quanto nosso filho permite isso. Por isso, Nathan é recebido na nossa casa como um herói. Ele também tem muito em comum com Walt — é um bom garoto, vai bem nos esportes, é engraçado e as pessoas gostam dele. Além disso, é muito legal com Owen.

O objetivo de Walt é: *ser muito legal com Owen*. O segredo, como sem-

141

pre, é um filme. Owen gosta muito do mais novo da Disney, *Nem que a vaca tussa*. O negócio que eu disse no bar mitsvá a respeito de ter aberto mão da Disney pelo Batman e coisas mais adolescentes era um desejo. Há algumas exceções, o que é bom, mas a Disney continua dominando. Owen já assistiu a *Nem que a vaca tussa* três vezes, e há algo na história que o toca, de verdade. Ele canta as músicas o tempo todo. É louco pela história.

Enquanto devoram as tigelas de cereal, Walt explica o que vai acontecer a Owen: "O que você acha de assistir a *Nem que a vaca tussa* comigo e Nathan?". Owen fica feliz da vida. "Eu quero!"

Eugenia os leva de carro naquela tarde, e é muito divertido estar na companhia de Nathan. O filme não é ruim, mas não é o melhor da Disney. Mas não é como se fosse difícil de ver, então eles não se importam. Owen, é claro, adora os dois, e isso é ótimo. Assim Walt pode conversar com ele, sair com ele, como um irmão normal. Só é preciso ter a Disney envolvida.

Depois que voltam para casa e Owen vai para o porão, Walt o segue.

O dia todo foi planejado para este momento.

"Você se divertiu, Owen?"

"Foi ótimo. Adoro aquele filme."

"Eu também. Escute, preciso da sua ajuda com uma coisa."

Owen fica ansioso. Walt nunca pede ajuda a ele. Jamais. Por que agora?

"Sabe, talvez alguns amigos meus venham aqui hoje à noite, e não quero que a mamãe e o papai saibam."

Owen assente devagar. "O que eu faço?"

"Não conte para eles", Walt diz. "Está combinado? Você não vai mentir. Só não precisa contar."

Owen fica perfeitamente imóvel durante alguns segundos, então assente. Ele entende.

"Valeu, amigão. Isso me deixa muito feliz."

Walt é capaz de dar conta das coisas. Essa é a especialidade dele. E está se virando muito bem no começo da festa. Ele disse a Eugenia que ia receber alguns amigos e todos iriam direto para o porão.

Owen fica quase só no nosso quarto, no terceiro andar, onde Walt o deixou com pizza e seus filmes. Ninguém precisa subir; o porão tem lugar para muita gente. Ou pelo menos foi o que Walt achou, até mais ou menos as dez horas, quando alunos do último ano do time de futebol resolvem dar uma passada — alguém mandou uma mensagem de texto para um cara que conhecia Walt —, então vários desses caras chegaram e o pessoal se espalhou pelo quintal dos fundos, entrando e saindo para se refrescar, porque o porão está entupido, com gente apertada no escritório e na lavanderia. Embaixo da mesa de pingue-pongue está um monte de caixas de bebida que sobraram do bar mitsvá. Compramos demais, então há uma boa quantidade — quase só vodca e gim. E, caramba, vai rápido com oitenta garotos ali, talvez noventa. De repente são três da manhã e Walt e seus dois melhores amigos estão lavando o tapete. Esfregam e dão risada. Nem estão tão bêbados assim, mas que noite fantástica!

Walt se sente ótimo no dia seguinte, apesar de ter dormido apenas uma hora, e é tão encantador quanto um garoto pode ser quando conversa com Eugenia, que dormiu no sofá da sala.

"Você recebeu muitos amigos, foi?"

"Convidei alguns, mas vieram mais do que eu pensei."

Ela olha para ele. "Você se comportou, Walt?"

"*Más o menos*", ele responde, dando de ombros e sorrindo. "O que eu posso dizer, Eugenia? Tenho muitos amigos."

Quando voltamos para casa naquele domingo à noite, Walt faz questão de nos cumprimentar todo sorridente. Eugenia escapole rapidinho, oferecendo um sorriso acanhado e nada mais. Walt não a olha nos olhos, mas observa enquanto se afasta. Ele deve muito a ela.

Alguns dias se passam, e ele está na boa. É surpreendente o que uma festa assim faz com a posição social de um aluno do nono ano. Quando esbarram com ele no corredor da escola, os garotos dizem: "Ei... bela festa". Walt só assente. *Nada de mais*. As coisas já estavam boas antes, e agora ficaram bem melhores.

Então, sentado na cama na terça-feira à noite, trocando mensagens com um amigo sobre a festa, ele se dá conta. *Precisa repor a vodca e o gim*. Não bebemos muito. Talvez nem reparemos que a bebida não

143

está lá por umas duas semanas ou mais. As caixas — enfeites de Natal, livros, álbuns de fotos — ficam ali juntando pó durante anos.

Mas o calafrio — por não ter nem pensado, de algum modo, em repor a bebida — faz com que fique agitado. Ele não está livre. Ainda não. Não sabe dizer o quanto Owen está inteirado, mas com toda a certeza viu todo mundo no quintal dos fundos pela janela do quarto. Walt se levanta e entra saltitante no quarto do irmão. "Ei, amigão."

Owen está à escrivaninha, folheando um livro de animação. Ele ergue os olhos.

Walt está animado: "Está tudo bem?".

Owen retribui o olhar. "Está."

E eles apenas se entreolham. "Certo, só estava conferindo." Em um segundo, Walt está de volta na cama, com a porta fechada, esforçando-se para ter uma ideia de como a mente de Owen funciona, porque há bastante coisa em risco. Ele não parece catalogar as coisas para informar aos pais, como algumas crianças típicas começam a fazer logo cedo, quando descrevem como se sentem para ver a expressão no rosto dos pais mudar. Então, um pouco depois, isso evolui para "Como foi a escola hoje?" e "O que você faz na casa do seu amigo?". Mais para a frente, você começa a entender o que eles estão interessados em saber e o que você realmente quer contar a eles — principalmente quando é adolescente.

Mas nada disso acontece com Owen, Walt conclui. A não ser quando ele faz um relato sobre um filme da Disney a que assistiu e nós ficamos bem felizes com isso e comemoramos. Fora isso, Owen realmente não parece levar em consideração o que queremos saber, como o fato de que havia oitenta garotos no porão e espalhados pelo quintal há alguns dias.

Owen não é capaz de mentir, mas, desde que não desconfiemos de nada e não perguntemos a ele, Walt não precisa se preocupar. Nosso filho mais velho pensa nisso e em como a coisa toda é esquisita demais, igualzinho a Jim Carrey em O mentiroso, no qual é atingido por um feitiço e só pode dizer a verdade. É meio bonito a seu modo — e o motivo por que aquele discurso do bar mitsvá deixou todo mundo comovido. Não ser capaz de mentir, como naquele filme, seria um pesadelo. Mas Walt também calculou a coisa toda nos mínimos detalhes. Por esse motivo, foi muito claro quando conversou com Owen depois de assistirem a *Nem que a vaca tussa*. A mãe e o pai não precisavam saber da festa. Só isso. Não era mentira.

No sábado, reparo que minha bicicleta não está no galpão do quintal dos fundos e pergunto a respeito.

Walt está saindo da cozinha para o quintal dos fundos. Faz uma pausa para pensar, mas só por um segundo. Ele explica que um amigo a pegou emprestada. Digo a ele para pegar de volta. "Sem problema, pai. Vou ligar para ele agora mesmo."

Mas aí eu acho a bicicleta a algumas casas de distância, no meio de uns arbustos.

Eu digo isso a Cornelia quando entro, e Walt escuta do quarto dele. Sua mente dispara. *Preciso falar com Owen*. Mas para dizer o quê? A última coisa que ele quer é conversar com o irmão sobre a festa de sete dias antes, para tentar forçá-lo a guardar segredo. Owen não deve ter se esquecido da festa. Ele se lembra do que estava vestindo há dez anos em uma terça-feira.

O relógio avança, o medo cresce, e Walt começa a pensar em como seria legal ter um irmão que estivesse no seu time, que fosse seu escudeiro. Alguns irmãos brigam, ele sabe disso, mas continuam sempre do mesmo lado — no time dos filhos, contra o time dos pais. Isso é uma coisa profunda que nunca chega a mudar, e eles cuidam da retaguarda um do outro. Walt adora Owen. Literalmente mataria alguém que mexesse com ele. Mas, nesse momento, seria o máximo ter um irmão normal. E Walt se sente péssimo por pensar isso.

Então o cérebro dele paralisa, quando me ouve dizer: "Owen, você pode vir falar comigo e com a mamãe no escritório?".

Walt sai do quarto discretamente, vai até o degrau mais alto da escada e senta bem quietinho. Ele consegue escutar tudo que se passa no escritório. Falo com Owen como se estivesse amolecendo uma fonte. "Ei, amigão, sente aqui. Preciso perguntar uma coisa para você."

Walt escuta com toda a atenção. Há uma pausa.

"Seu irmão deu uma festa aqui no sábado à noite?"

Nada.

"Owen", a mãe diz. "Você pode nos contar a verdade."

Nada.

Walt fecha os punhos. Prende a respiração. Está falando com o irmão por telepatia: *É isso aí, Owen. Não me entrega.*

Há uma pausa mais longa. Talvez tudo esteja terminado. Owen pode ter escapado.

Não, não. "Certo, Owen, esqueça a festa. Não ligamos para isso", eu digo.

Walt está tentando entender qual será o próximo passo. *Aonde papai quer chegar com isso?*

"Vieram meninas aqui em casa no sábado à noite?"

Silêncio mais uma vez. Walt reforça a solidariedade entre irmãos por telepatia: *Não caia nessa, Owen. Festa e meninas são a mesma coisa. Festa é igual a meninas. Ele está tentando enganar você.*

"Vieram", Owen diz, em tom incerto. Walt sabe que há uma expressão que acompanha aquele tom de voz, com a qual Owen busca dicas.

"Que ótimo, Owen", digo, animado. "Muitas meninas?"

"Sim! Muitas delas!"

"Mais ou menos quantas?"

"Quarenta e uma."

Cornelia repara nos botões brancos de um arbusto de corniso —uma bela adição, ela pensa, ao pedacinho de grama deplorável entre a calçada e a rua.

O carro dela está estacionado. Ela achou que era às nove e meia, mas era às dez, então tem meia hora para matar antes de encontrar dois integrantes da Equipe Owen em um consultório no centro de Silver Spring.

Não faz mal. De todo jeito, ela não sabe o que vai dizer. Na agenda, a reunião está marcada como "relatório de progresso", mas na verdade não há nenhum progresso.

Ela fica no carro pensando em como passou a detestar essa época do ano. O ano letivo está terminando e todo mundo está ansioso pelo verão e pelo próximo ano escolar, talvez abrindo algum envelope grosso anunciando o ingresso em uma faculdade, planejando o grande *passo*, com flores de cerejeira desabrochando por todos os lados. Para a família Suskind, é um momento de crise, sempre considerando se Owen está na escola errada ou se está na escola certa e vai ser expulso dela.

O lugar onde ele passa seus dias não está atendendo suas necessidades. Parece não haver nenhuma outra na área que poderia atender. Já visitamos muitas, até em outras cidades, como Baltimore e Annapolis. Cornelia está aqui para conversar sobre opções de escola com Suzie Blattner — que, além de dar aula particular para crianças como Owen, também é consultora educacional — e Bill Stixrud, o especialista em testes. Ela folheia a avaliação neuropsicológica mais recente — um relatório abrangente que usou na última rodada de visitas a escolas. Owen está regredindo em todas as matérias e nas conquistas cognitivas de modo geral. Muitas das escolas exigem algum esforço na medida do Q.I., apesar de saberem que isso é problemático com crianças autistas. Ele paira bem perto do 75, o limiar do retardado mental. Os picos dele — aptidão visual e analogias com palavras, que se encontram em noventa — são chamados de "habilidades fragmentadas". Deveria haver uma lei contra rotular crianças com resultados de testes de Q.I. que faz com que sejam colocadas na lata de lixo. Cornelia começa a se irritar com isso. O que é um número de Q.I. em comparação com aquele discurso no bar mitsvá? Ou com inventar uma língua derivada de trinta horas de filmes da Disney memorizados? *Qual é a pontuação para isso?*

Ela junta as 22 páginas de gráficos, resultados, números e avaliações ambíguas, volta a guardar na pasta e passa as pontas dos dedos pelo couro macio e as letras C.A.K. gravadas. Uma moça de vinte e poucos anos, irônica e com a cabeça no lugar, chamada Cornelia Anne Kennedy no passado carregou a mesma pasta Coach enquanto trabalhava em revistas em Nova York e depois no canal público PBS em Boston, até Walt nascer. Claro que, àquela altura, ela já era Suskind, mas, além das mudanças que o primeiro filho traz, continuava a mesma. Ainda adorava a primavera. Quando tinha dez anos, começara a trabalhar como babá para a família vizinha em Connecticut, onde as pessoas são positivas e esfuziantes. Ela ajudava uma mãe adorável e graciosa a criar os cinco filhos e a via mandar os meninos para um acampamento em New Hampshire todo verão. Quando voltavam, Cornelia notava como estavam mudados, com as canelas grossas, o olhar claro e o aperto de mão firme. Se algum dia tivesse um menino, ia mandá-lo para aquele acampamento. É para lá que vai mandar Walt no verão. Tudo se encaixa direitinho — as coisas que ela aprendeu a querer, as maneiras de chegar até elas.

Então pareceu que nada mais dava certo. Ela experimentou alguns empregos em meio período desde que Owen começou a ter problemas, há quase uma década — qualquer coisa para poder respirar um pouco. Cornelia tinha casado com um homem intenso — ela adorava isso — e que escolhera, com incentivo dela, uma carreira que engole tudo em seu caminho e é ofuscante de tão visível. Todo mundo é capaz de vê-la e acompanhá-la — esta reportagem, aquele livro — e formar uma opinião a respeito. Fazia muito tempo que ela estava precisando de um roteiro que não tivesse sido experimentado, algo só dela para trabalhar e cuidar, que não fosse nem minha paisagem, nem o país mapeado pelas amplas necessidades de Owen, que pareciam crescer hora a hora, até enquanto dormia. Havia dias em que Cornelia queria fugir. E, quando eu percebia que ela estava assim, tentava surpreendê-la com uma viagem. Assim podíamos fugir juntos — só passar uma noite em algum lugar, quase sempre. Fazíamos isso algumas vezes por ano e então tudo retornava ao que era antes, não adiantava reclamar — as coisas são como são. O bar mitsvá, apenas algumas semanas antes, foi uma grande vitória. Todo mundo agora enxerga aquilo que vislumbramos em casa, nas orações à mesa de jantar, em palavras passageiras: por baixo da superfície, uma vida interior profunda parece estar tomando forma.

Pode esquecer a vida interior. Que número de Q.I. dariam para isso, ou para o conceito de escudeiros? *O mundo e suas medidas desgraçadas.* Cornelia confere o relógio — está na hora. Um momento depois, ela, Bill e Suzie estão no consultório dele. Cornelia adora Bill, assim como a Suzie. Eles realmente são parte da família e não há nada que não saibam. Isso faz com que as conversas corram bem; é difícil para ela, mas é fácil.

"Então, quais são as últimas notícias?", Bill pergunta. Cornelia apresenta uma avaliação ponto a ponto das cinco escolas que visitamos — três em Maryland, uma em Washington, uma na Virgínia — nos últimos três meses. Cada uma sempre tem algo de valioso a oferecer —esta trabalha com computadores, aquela tem o programa de arte. Há uma escola perto de Annapolis, a mais de uma hora de distância, duas na hora do rush, que tem um programa acadêmico forte. A da Virgínia tem a melhor proporção professores/alunos.

Suzie conhece bem todas as escolas; suas forças e fraquezas estão na maior parte de acordo com o que Cornelia descobriu. "É difícil encaixar Owen", ela diz. "Algumas de suas habilidades são profundas, especialmente quando tem um instrutor exclusivo, mas o mesmo vale para suas dificuldades."

Todos assentem. Já sabemos disso. "Se eu pudesse pegar o pedaço que cada escola faz bem e juntar", Cornelia diz, tristonha, "ficaria tudo certo."

"Você poderia fazer isso por conta própria", Bill responde.

Ela dá uma risadinha.

"Estou falando sério."

"Está sugerindo que eu o eduque em casa?"

"Estou."

"Você só pode estar brincando."

Mas ele não está, nem Suzie, que entra na conversa. "Sabe, você realmente poderia fazer isto."

Cornelia sente um ímpeto de se levantar com educação, dizer a eles que precisa resolver uma emergência e sair pela porta. Mas nem se mexe enquanto Bill e Suzie começam a descrever como poderia se organizar. Diante do termo "educação em casa", ela pensa nos fanáticos religiosos de Oklahoma. Mas não. Eles mencionam como pais de crianças do espectro autista recorrem cada vez mais a isso. Há materiais que Cornelia pode comprar, cursos que pode fazer, sites que pode usar como referência. Suzie ajudaria. Bill também.

É indiscutível o fato de que a equipe toda de mais ou menos meia dúzia de especialistas que trabalham com ele com regularidade é formada pelos melhores profissionais da área. Agora, dois membros honoráveis estão incentivando-a a assumir o leme, pelo bem de Owen.

"Ninguém sabe do que Owen precisa ou como se comunicar com ele melhor do que você", Suzie diz.

"Às vezes, não tem outro jeito", Bill completa.

Eles estão mais conversando entre si, bem animados — *ela pode fazer isso, ou aquilo* —, e "ela" escuta. *E a vida dela?* Mesmo se for o caminho certo, coisa que não está clara, principalmente levando em conta o isolamento que receber educação em casa envolve e o fato de uma das principais incapacidades de Owen ser a interação social. Ela passaria o dia todo com ele, todos os dias. Literalmente. Cornelia às vezes pensa no autismo como uma fera que engoliu seu filho e contra a qual luta todos os dias, tentando resgatá-lo, tirá-lo dela. Cornelia também seria engolida, assim como toda a sua vida. O que se passa na cabeça dela nesse momento? O Grilo Falante — no caso Cornelia — entrando na barriga da baleia para salvar Pinóquio. *Por favor, alguém tire as imagens da Disney da minha cabeça!*

Cornelia sai do transe e olha para o relógio. Passaram da hora. Ela se levanta em um gesto abrupto. "Esse é um grande passo, preciso pensar a respeito e fazer muita pesquisa." Bill e Suzie assentem, olhando esperançosos para ela, ambos sinalizando que não tinham pensado muito a respeito de como Cornelia reagiria. Ela sabe que passaram a considerá-la uma parceira, uma coinvestigadora, uma semelhante — coisa que, Deus sabe, é recompensadora. Mas não estamos falando da mesma coisa aqui. É o trabalho deles, mas é a vida dela. Para os dois, é uma contribuição; para Cornelia, compromisso total. "Valeu, pessoal. Agora preciso pensar a respeito."

Ela sai e resolve duas coisas. Primeiro: não vai mencionar nada ao marido, porque quando ele entrar no modo palestrante motivacional e disser "Você consegue fazer qualquer coisa", vai querer estrangulá-lo. Segundo: precisa ficar no carro em silêncio, sozinha com seus pensamentos. "Por que eu não pego este carro e vou para um lugar onde ninguém possa me encontrar?", ela sussurra para si mesma.

Os adolescentes surgem de um aglomerado de arbustos na pequena área gramada que serve de palco.

As fantasias são parcas, com espadas, bainhas e armaduras apertadas demais para o corpo de garotos de quinze e dezesseis anos. Há uma agitação. É preciso colocar os objetos de cena no lugar. Os pais estão presentes.

Essa é a "peça da clareira", uma das várias produções montadas a cada ano no acampamento de Walt. Acontece há mais de um século, nessa mesma encosta que dá vista para um lago limpo e cristalino de New Hampshire.

Walt parece tão à vontade que é difícil não ficar imaginando o que há de errado com a vida dele na nossa casa. Os últimos meses não têm sido fáceis. Ficou de castigo um mês depois que fizemos Owen entregar tudo sobre a festa. Não nos sentimos bem com aquilo. Na verdade, não sentimos nada — foi um ponto cego completo no nosso radar. A reação de Owen quando eu o pressionei a respeito de ter ou não havido uma festa, os lábios dele apertados, como se houvesse uma guerra deflagrada em sua boca foram um sinal claro de que algo tinha acontecido e Walt o tinha envolvido no acobertamento, um ponto positivo enorme na relação deles. Na nossa irritação e preocupação por causa da festa, cometemos um grande erro. Pela primeira vez, Walt tinha criado um pacto fraternal separado com Owen e, em uma cartada, destruímos tudo.

Não que a coisa tenha parecido afetá-lo. Ele aguentou o tranco e depois saiu em disparada para o norte, para seu terceiro longo verão em Pasquaney, um acampamento famoso por ser antiquado. Não mudou muito desde sua fundação, em 1895. Aquela era a Era Progressista, quando havia muitos admiradores de Ralph Waldo Emerson e de valores como autoconfiança, altruísmo, atenção aos outros, simplicidade, confiança, humildade e mais autoconfiança — entre eles os homens de Yale que fundaram o acampamento. Walt imediatamente adotou a primeira e a última virtude, e então foi preenchendo as restantes, ano a ano. A mudança foi flagrante logo de início. Quando ganhou o prêmio de melhor participante aos doze anos, passou três dias sem nos contar. Tanto tempo evitando olhares fez com que ele cuidasse de seus assuntos com discrição; que fizesse o que era necessário sem estardalhaço — uma qualidade vista com frequência em irmãos de crianças com deficiência. Eles costumam receber elogios — alimentados, desde bem cedo, por uma dose de culpa do sobrevivente —, mas raras vezes desejam recebê-los. Mas o fato de viver com as improvisações cotidianas da nossa família, com um irmão e um pai que não passam despercebidos, fez com que mergulhasse em uma estrutura firme, calibrada ao longo de 107 anos de regras e rituais que valem para todos.

E é nesse ponto que ele se encontra agora — com uma regata branca com um "P" azul e bermuda cinza comprida com uma listra azul, que entrou na moda no governo McKinley, na virada do século XX —, procurando a gente no meio da plateia no anfiteatro na encosta da montanha.

Nossos olhos finalmente se encontram. Ele assente de leve e desvia o rosto.

Nenhum sorriso perceptível para os pais é recomendável. Essa é uma peça séria, interpretada com seriedade. *Henrique* V, o drama de Shakespeare sobre o jovem rei que lidera uma nação em uma guerra que acaba em desastre.

Cornelia e eu mal sabemos como nos comportar. Mandamos Owen para um acampamento regular no Maine, para crianças artistas. Ficaram encantados com o caderno de desenho dele e, depois de muitos telefonemas e mensagens para os conselheiros e os funcionários, pareceu que seriam capazes de lidar com o "comportamento" dele.

Nesse dia esplêndido, uma tarde no início de agosto, podemos ser iguais a todas as outras pessoas. É isso que Walt aprecia — *como poderia ser diferente?* Nós também. Por ele. Por nós.

Os garotos começam a apresentar as cenas — não a peça toda, mas uma boa parte dela — escolhidas pelo astuto diretor-assistente, que também escolheu a peça. Ele disse a Cornelia que considerou que os meninos iam se identificar com *Henrique* V devido aos diversos paralelos com George W. Bush e a guerra do Iraque, que já dura um ano e alguns meses.

Ele tem razão. O jovem rei caprichoso — com seus conselheiros reunidos bem perto — está atarantado por causa da relação difícil com o pai e dos méritos de atacar a França. As conexões rodopiam em uma trama orquestral: um drama de quatrocentos anos de idade que poderia ser uma reportagem do *New York Times* a respeito da marcha à guerra do ano passado, mudando apenas os nomes; questões eternas de arrogância, a busca por respeito de um rapaz e, em última instância, o estrago edipiano. Enquanto assisto à peça, penso em como começaria a explicar isso a Owen se ele estivesse aqui. Seria necessário compor uma novela com rapidez, e então recitá-la com a voz de personagens da Disney. Mas é precisamente disso que estamos liberados agora — tanto Cornelia quanto eu —, nesse raro interlúdio. Nossos corpos repousam na encosta íngreme coberta de grama, livres de um estado de baixa tensão constante a respeito de como fazer com que Owen se relacione conosco e com o mundo mais amplo.

Claro, a peça é fantástica e vai avançando à medida que Henrique reúne seus homens à ação em seu discurso no Dia de São Crispim, dizendo que seus feitos serão narrados através do tempo:

E então nossos nomes, tão familiares na boca dele quanto palavras usuais —
Harry, o rei, Bedford e Exeter,
Warwick e Talbot, Salisbury e Gloucester —,
serão lembrados sempre em seus copos cheios.
Esta história o bom homem contará ao filho.

E, finalmente...

Mas nós que participamos dela seremos lembrados —
nós poucos, nós, os poucos felizardos, nós, bando de irmãos.

Os meninos na metade da adolescência pegam as espadas, representando a batalha de Agincourt com movimentos que a maior parte deles aperfeiçoou no parquinho quando menores, tentando não dar risada enquanto desferem estocadas e golpes, até que o garoto que faz o papel de Talbot solta um grito e cai no exato momento da vitória. Todos estão na pele do personagem quando a comemoração se mistura ao pesar. Os seis, liderados pelo amigo dele, Robas Henry, com Gloucester, interpretado por Walt, logo atrás, erguem o corpo de Talbot — um garoto magrinho chamado Vikram — sobre os ombros e o carregam pelo corredor central da plateia. O pequeno vale cai em silêncio. Passado e presente, literatura e vida se unem como em uma armadilha; um contexto que, deslocado no tempo e no espaço, parece um vislumbre do destino inevitável. Nesse momento, eles não são nossos filhos; são rapazes prestes a alcançar a idade daqueles que agora morrem em Faluja e Cabul. Juntos, começam a entoar um canto fúnebre enquanto marcham:

"*Non nobis, non nobis, Domine Sed noimuni tuo da gloriam.*" Não para nós, não para nós, ó Senhor, mas a seu nome dê a glória, a reza em latim de humildade e agradecimento.

E é por isso que de repente nos sentimos humildes e agradecidos por Walt ter encontrado tanta alegria e satisfação aqui. Criar um filho, costuma-se dizer, inclui amar e deixar partir. Todos os outros pais que observam os meninos com a respiração presa se sentem da mesma maneira.

"Olhe só para ele", Cornelia diz baixinho, bem perto da minha orelha, quando Walt passa marchando, com os olhos baixos e fixos. Nós dois sentimos aquilo — um vazio conhecido, triste e doce, de quando você sente o relógio da vida bater. Aquilo nos leva a aplaudir ainda mais alto, arrebatados. Queremos que ele nos escute. Esse é o lugar dele, seguindo a estrela que escolher, livre do campo gravitacional que envolve cada casa, e a nossa com certeza. Um menino que vaga com tanta frequência na solidão nos incita a delinear nosso mundo com fúria para atender a suas necessidades; o outro, entre um bando de irmãos, exige ser desafiado e formatado pelo mundo mais amplo, com todos os julgamentos, ditames e forças sem controle que tememos.

Queremos isso para ele, apesar de o irmão não poder seguir seus passos.

Resolvo passar na secretaria primeiro, para saber a história toda.

O diretor do acampamento de Owen me cumprimenta através da porta de tela: "Entre, vamos conversar".

Ele parece ser um sujeito de meia-idade de boa natureza, mais parecido com um agente de empréstimos do que com um sujeito que trabalha de bermuda. Ele me ligou ontem e disse que eu devia ir até lá.

"Não somos capazes de lidar com Owen", diz. "É muito mais distraído do que achávamos. Tem coisa demais acontecendo na cabeça dele. É um garoto gentil, não é isso. Mas os conselheiros estão um pouco sobrecarregados."

Não discuto. "Bom, ele conseguiu ficar cinco dias. Poderia ser pior", eu digo, tentando ser minimamente otimista. Então penso no que Owen deve estar sentindo e sei que sou um idiota. Fomos longe demais, iludidos pela insanidade de tudo. Ele é capaz de fazer um discurso de bar mitsvá daqueles e depois desaparece dentro de si mesmo e mal sabe onde está. Claro que eles ficaram impressionados com o caderno de desenho — *quem não ficaria?* Provavelmente elevei Owen demais, e agora ele sofreu golpe.

"Vocês já o avisaram?", eu pergunto.

"Pedimos que arrumasse suas coisas."

Owen está sentado na mala na frente do alojamento quando eu me aproximo.

"Preciso ir embora?"

"Precisa, amigão, é por isso que eu estou aqui."

Ele se levanta e fica lá parado, sem se mexer. Algo está rodando em sua mente. Eu já sei, a essa altura, que não devo interromper.

"Só vou embora se você prometer que posso voltar um dia."

Sou pego de surpresa. Não acredito que vão permitir que volte.

"Pode apostar."

Detesto isso. Owen acredita em tudo o que a gente diz. Mentir para ele é como cometer um crime.

Não dizemos nada no carro durante dez minutos. Ele só olha pela janela, com o mesmo olhar de depois da formatura falsa da Lab School. O litoral do Maine desfila do lado de fora. Agora quinze minutos se passaram.

Owen começa a cantar.

Venha comigo e vamos vagar
Para muito além do selvagem,
Onde as estrelas correm livres.
Apesar de não ser uma jornada fácil,
Fique comigo que eu vou te ajudar.
Pode confiar em mim.

Minha nossa. É uma música de *Nem que a vaca tussa*, que foi um fracasso de bilheteria. O enredo inclui Roseanne Barr e a dama Judi Dench dublando vacas que tentam salvar a fazenda Pedaço do Céu derrotando um ladrão de gado infame. Há um bom número de escudeiros bem desenvolvidos, entre eles um personagem chamado Lucky Jack, um coelho sábio e irascível.

Owen sabe que o filme não foi bem recebido, mas não se incomoda. Ele o adora, assim como a trilha sonora, cantada por Tim McGraw, Bonnie Raitt e k.d. lang. Ele vê. Ele vive.

Tento decifrar a escolha da música e demoro um instante para perceber o que há de diferente. Ele não está cantando com a voz de um dos personagens.

É a voz dele. Em um tom completamente diferente daquele com que costuma cantar.

Sim, a estrada à nossa frente é longa,
E de fato é bastante complicada.
Mas, meu bem, eu juro,
Vamos chegar lá de algum jeito,
Não importa aonde esta trilha nos levar.

A estrada à nossa frente é longa. E de fato bastante complicada.
Durante as cinco horas seguintes, enquanto viajamos para o leste pela extensão dos Apalaches, ele canta a música umas vinte vezes — com todos os seus cinco versos.

Finalmente, ao chegar perto de Fairlee e da casa no lago, eu suplico.

"Owen, você precisa parar. Está me matando."

Ele olha para mim.

"Certo", eu continuo. "Vamos conversar. Por que está cantando essa música? Por que gosta tanto dela?"

"Porque é uma música de jornada. É o tipo de que eu mais gosto."

Cornelia e eu conversamos naquela noite. Ela está chateada por causa do acampamento. Owen não está feliz. Será que podemos fazer com que tudo entre nos eixos? Nosso modelo é: ela traça um plano, eu o vendo.

Uma semana depois, estou ao telefone com o diretor do acampamento. Digo a ele o que Owen falou quando fui buscá-lo — sobre querer voltar. O telefonema é longo; no decorrer dele, eu passo de engraçadinho a penitente, passando por compreensivo e ultrajado, então retornando a penitente. Owen tinha ido a alguns acampamentos de verão ao longo dos anos, mas sempre com um auxiliar, uma "sombra" contratada para orientá-lo ao longo do processo. Esse foi o nosso erro, digo ao diretor: tê-lo mandado sozinho. Nos últimos dias achamos alguém, uma sombra que pode voltar com ele. Sei que o diretor quer desligar o telefone, mas sou convincente.

Então, nas duas últimas semanas de verão, Owen retorna ao acampamento com Frank — um aluno do último ano de ensino médio, um dos garotos de Boston que encontrávamos todos os anos na fazenda de Vermont. Eles se conhecem desde pequenos. Frank sabe todos os movimentos, filmes e paixões de Owen.

Tudo se passa bem na primeira semana — Frank segue Owen por todo lado e se assegura de que está se comportando. É como se ele tivesse um conselheiro e orientador particular. Frank o faz cumprir a agenda de esportes, arte e artesanato e serve de intermediário em conversas com os colegas de dormitório, incentivando-o a imitar vozes como a do sr. Burns e de Smitherns de *Os Simpsons*, o que as outras crianças adoram. Na corrida de revezamento com obstáculos que marca o fim do acampamento e percorre todo o terreno, os conselheiros carregam participantes — geralmente a menor criança — pelas últimas centenas de metros até a linha de chegada. Owen e Frank são escolhidos e garantem a vitória. Depois, ele nos diz: "Nunca corri tão rápido". Cornelia e eu damos risada durante dias por causa disso. É a nossa história.

Mas Frank não vai poder carregar Owen na atividade principal da semana final — um show de talentos para o qual todas as crianças estão se preparando à exaustão. Ele pergunta a nosso filho se sabe o que vai fazer. Owen responde que sim: vai cantar uma música. Só isso. Precisa de algum acompanhamento musical? Não. Frank pede mais detalhes uma centena de vezes. Ele não entrega nada, nem que música vai cantar. Os outros conselheiros ficam se perguntando a respeito, preocupados. As outras crianças estão ensaiando. As apresentações, os esquetes e as ofertas musicais devem ser bem trabalhados, como seria esperado de um acampamento para os "talentosos e artísticos". Frank simplesmente diz: "Ele vai cantar uma música".

Depois do jantar final da temporada — e antes da fogueira de encerramento —, cerca de 150 crianças, conselheiros e funcionários se reúnem em um centro de recreação com um palco grande. Owen está sentado ao lado de Frank e dos garotos do dormitório dele, bem no meio da multidão, todos usando camiseta e com as pernas cruzadas. Passados dois terços da apresentação, o diretor de palco se aproxima com sua prancheta na mão e faz um gesto para Frank. "É a vez do Owen."

Um minuto depois, ele está no palco, com o microfone na mão, olhando para o mar de garotos.

Inibição é uma coisa razoável. Ninguém quer se apresentar para alguém que não vai gostar. Ninguém quer passar vergonha, ser ridicularizado ou cair de cara no palco. O cérebro de Owen não funciona assim. De certo modo, a transação é mais simples. O sentimento se manifesta ou não. Quando se manifesta, ele aproveita.

E é o que está fazendo, tentando despertar o sentimento, enquanto seus olhos, em busca de escudeiros, examinam a grande quantidade de rostos. Alguns estão entrando naquele estado de ansiedade de quem se prepara para o desastre envolvendo o menino esquisito que fala sozinho. Mas seja lá o que os olhos dele estão buscando à medida que os segundos passam, Owen também está olhando para dentro, para o lugar em que mais ou menos o mesmo número de personagens — uma comunidade formada por cerca de 150 indivíduos, em sua maior parte escudeiros — convive ao lado de algumas percepções com força de gente grande a respeito de isolamento e perda. Se der certo, as duas comunidades vão se conectar.

Ele finalmente leva o microfone aos lábios.

Quando atravessarmos o horizonte,
A vida será cheia de surpresas
Mas vamos viver um dia de cada vez.

Claro, é "Wherever the Trail May Lead", a música-tema do verão difícil dele — que agora Owen canta como se fosse um estandarte. Ele manda ver, como se não houvesse amanhã. E, para ele, realmente não há. Não se deixar abalar e viver totalmente no presente são algumas das características de estar "cego ao contexto".

Em um acampamento de arte para crianças — em que cada uma delas tem algum tipo de talento latente e se está pensando no futuro reluzente e no estrelato e em se será ou não *aquela* que consegue fazer sucesso —, ele parece corajoso, livre.

Na metade da apresentação, todo mundo já está em pé, dando vivas, a caminho do aplauso estrondoso.

Elas não sabem pelo que Owen passou. Ele não seria capaz de contar se perguntassem. Mas a reverência profunda que faz para agradecer enquanto todos aplaudem é, em si, uma novela.

Cornelia sobe a escada para conferir se os meninos estão dormindo antes de ir para nosso quarto no terceiro andar e acender a luz. Enxergo o brilho suave e amarelado através das claraboias do meu escritório nos fundos. Eu estava esperando por isso — tínhamos discutido a questão com antecedência —, então vou até a casa e subo a escada. Conversamos aos sussurros para que as crianças não escutem. Parece errado falar a respeito.

O segundo semestre foi difícil para a irmã dela, Lizzy, que está lutando contra um tipo de câncer de mama especialmente agressivo. Cornelia viajou de Washington a Connecticut várias vezes nos fins de semana em setembro e outubro.

Lizzy é a irmã solteira — a única entre cinco meninas e três meninos que nunca casou. Também é uma tia animada e sábia para todos os sobrinhos, no total doze, os mais velhos dos quais já no meio da adolescência.

Nenhuma das crianças sabe de nada, só que Lizzy está doente há cerca de um ano, mas tenta se curar.

Há muitos sinais da gravidade. Quando Lizzy foi chamada ao *bima* quase no fim do serviço do bar mitsvá para ler uma passagem de Khalil Gibran, disse, olhando com firmeza para Owen do púlpito com seu vestido azul e sua peruca castanha: "Owen, você é um modelo de perseverança para mim... e, por isso, eu agradeço".

Mas, no geral, nada é dito — nem entre os adultos. Porque, afinal, o que há a ser dito? Lizzy vem de uma linhagem de gente durona; quase dá para vê-la mandando nos colhedores de batatas no litoral pedregoso da Irlanda. Ela não pede nada. Nunca pediu. Está vendo os melhores médicos. Está lutando.

Ao longo da última década de visitas a médicos confusos, com suas previsões do melhor prognóstico possível para Owen, a tolerância de Cornelia foi se erodindo.

Ela se esforça muito para ver as coisas como são, não como espera que sejam. Consigo fazer isso no meu trabalho, mas, na minha vida, não é assim tão fácil.

Estamos sentados na cama com a luz fraca. "Acho que ela não passa do fim de semana", Cornelia diz, muito realista, depois de ter chorado tudo o que tinha para chorar. "Preciso estar presente." Acaricio a cabeça dela até que caia no sono.

No fim da tarde seguinte, sexta-feira, Cornelia coloca algumas coisas em uma mala, em silêncio, então pega a bolsa e o telefone. Nos abraçamos no hall de entrada. Digo a ela que envie meu amor a Lizzy. Ela pede que eu fale para os meninos que foi visitá-la e depois liga. Quando abre a porta, ouvimos alguém descendo a escada.

Um momento depois, Owen está parado à minha frente com um CD na mão.

É o objeto mais precioso para ele no momento — a trilha sonora de *Nem que a vaca tussa*.

Ele a entrega à mãe. "Toque a faixa 6 para ela. Diga que fui eu que mandei."

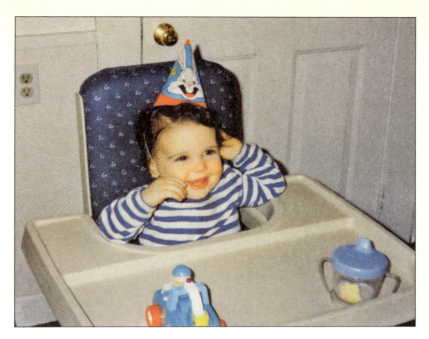

Um garotinho comum completando um ano.

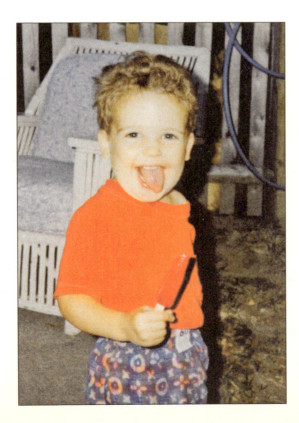

Fazendo careta para
a câmera aos dois.

Aos três anos,
Owen desaparece diante
dos nossos olhos.

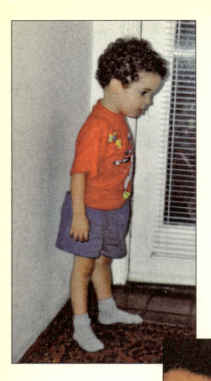

Exaustos, apavorados
e em transe, damos
tudo de nós a nosso
filho silencioso.

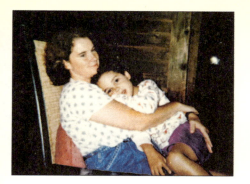

Cada um de nós faz seu papel. Cornelia cuida, ensina e dá apoio, independente do que aconteça.

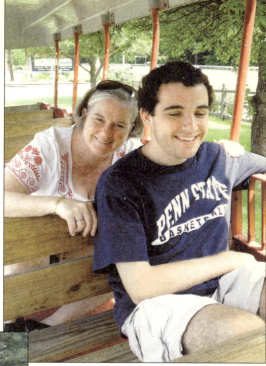

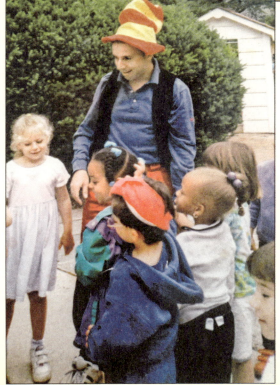

Nos bastidores, sou um palhaço, que diz coisas engraçadas e o incentiva. Em público, assumo uma faceta bem diferente.

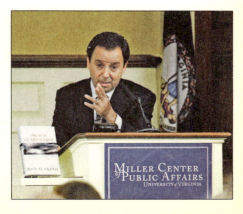

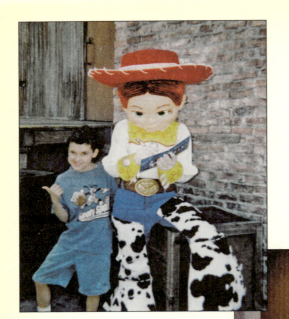

"Alheio ao contexto", assim como muitos autistas, Owen (com o irmão Walt) está totalmente inserido no ambiente relaxante e envolvente de seu lugar preferido: a Disney.

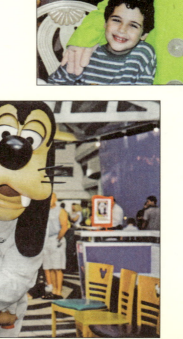

Owen começa a falar por meio de diálogos da Disney. Passados alguns anos, monta representações detalhadas: aqui, interpreta uma cena de *James e o pêssego gigante* com os primos.

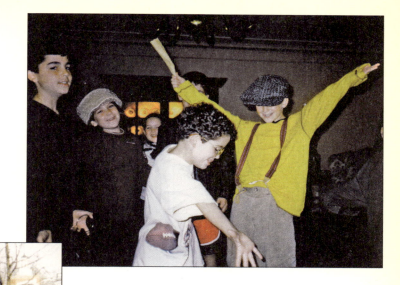

Roteiros da Disney estão no currículo da escola Pedaço do Céu.

No ensino médio, Owen usa temas e lições de moral dos filmes para aprender e sobreviver. (Com Walt em um dia de visitação no acampamento Pasquaney.)

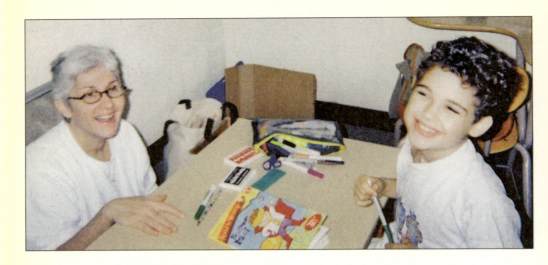

Ao longo de quase duas décadas, integrantes da "Equipe Owen" foram desenvolvendo suas habilidades aos poucos (em aula com Suzie Blattner aos sete anos) e depois (com Dan Griffin) o ajudaram a conquistar a segurança necessária para encarar o mundo.

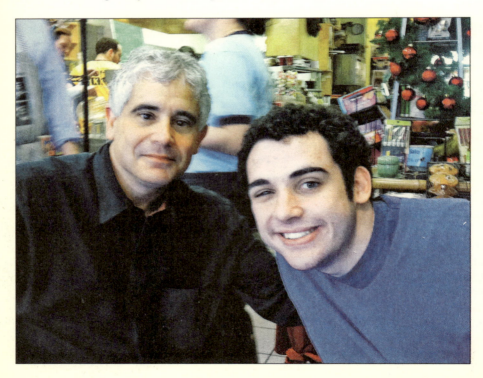

Owen observa cada movimento do irmão, mapeando sua vida com sutileza ao longo do caminho. Mas Walt diz que Owen é seu melhor professor.

Owen conhece um de seus heróis, Glen Keane, lenda da Disney, que lhe diz: "É de histórias que precisamos".

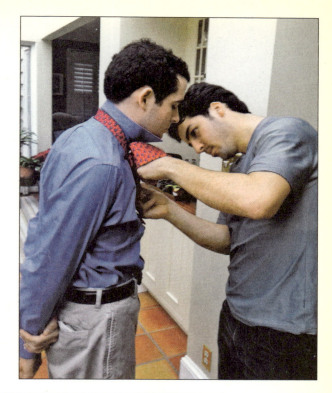

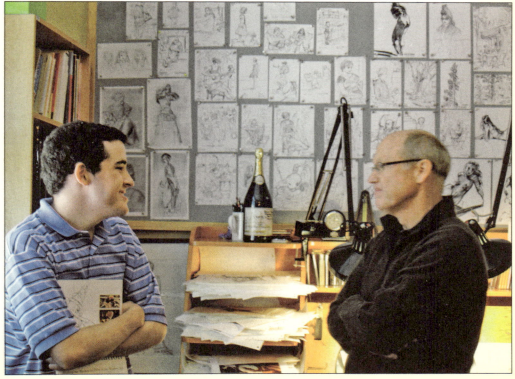

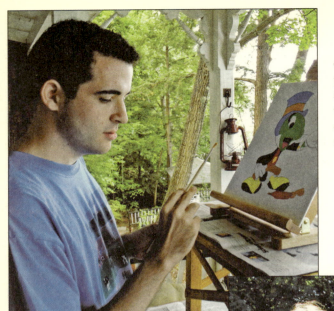

Owen agora usa sua paixão de forma artística — pintando versões interpretativas de personagens emblemáticos.

Um rapaz feliz com sua namorada (Emily Jathas) e seu cachorro (Gus).

Lizzy, que é assistente social, está em seu apartamento em Bridge-port. Enfermeiras e familiares vão e vêm. Mas agora estão apenas ela e Cornelia, que se instalou lá. Lizzy só tem 49 anos. Durante muito tempo, as duas dividiram o quarto. Agora voltam a fazer o mesmo.

Cornelia está lá para animar a irmã enquanto ela vai definhando. A exaustão toma conta dela, como se estivesse sendo esmagada por ondas pesadas. Cornelia a abraça. O medo e a incerteza finalmente tomaram conta de Lizzy. "Não sei como deveria me sentir", ela diz a Cornelia, em lágrimas.

Até o fim, a ideia de dever a incomoda, como acontece com todos nós.

As duas passam um tempo chorando, e então Cornelia diz que Owen mandou uma coisa para ela.

Lizzy deita quando Cornelia coloca o CD para tocar. "Ele me disse para tocar esta música para você."

A música recai sobre as duas:

Sim, a estrada à nossa frente é longa,
E de fato é bastante complicada.
Mas, meu bem, eu juro,
Vamos chegar lá de algum jeito,
Não importa aonde esta trilha nos levar.
Não sei dizer quando vamos chegar.
Talvez demore a nossa vida toda.
Seguimos em direção ao desconhecido.
Logo caminharemos em liberdade lá,
Mas até esse dia chegar,
Pelo menos não vamos viajar sozinhos...
E há uma longa estrada à nossa frente,
E de fato é bastante complicada.
Mas, meu bem, não tema,
Porque eu vou estar bem aqui,
Para lhe dar a força de que precisar...
E durante todo o trajeto,
Eu estarei ao seu lado,
Não importa aonde esta trilha nos levar.

Lizzy escuta a música, enviada com urgência por alguém que também não faz ideia do que deveria sentir, e solta soluços pesados, libertando-se de seus fardos.

"Diga a Owen que eu agradeço", ela sussurra para Cornelia. "Ele sempre foi meu anjo."

Alguns minutos depois, ela cai em um sono que acaba se transformando em coma. Nunca mais volta a despertar. Em dois dias, vai embora.

Na segunda-feira depois do enterro, Cornelia diz a Owen para preparar sua mochila e se agasalhar. Estamos no início de novembro e eles começam sua caminhada matutina, de pouco menos de um quilômetro, até uma igreja batista perto de Chevy Chase Circle.

Há uma sala no porão da igreja que estava sem uso. Cornelia a alugou por quinhentos dólares por mês, sob a condição de pintá-la.

Walt agora está no oitavo ano na escola Sidwell Friends de Washington. Ele e um amigo da escola passam um sábado pintando os blocos de cimento, de acordo com as especificações de Owen.

O dr. Dan Griffin, ph.D. em psicologia que adicionamos à equipe, sugere que Owen dê nome ao lugar.

Ele faz isso. Então, nessa manhã, assim como em todas as manhãs desde o início de setembro, os dois penduram os casacos em ganchos em uma salinha três por cinco com uma única janela que agora se chama oficialmente Pedaço do Céu.

É uma escola para tentar ensinar a um menino que tem dificuldade de aprender, conduzida pela mãe dele. Se precisávamos de qualquer outra prova — um empurrão final —, o verão a forneceu. Agora é indiscutível e acachapante: nosso filho transformou sua afinidade por filmes de animação, na maior parte da Disney, em uma língua para delinear sua identidade e acessar emoções que são intocáveis e incontroláveis para a maior parte dos adolescentes e até dos adultos. Mas ele vai ter que ir mais longe para aprender habilidades básicas — leitura, matemática, conhecimentos gerais, como escutar e responder — se quiser entrar em uma escola de ensino médio que possa fazê-lo avançar. Para tentar fazer com que isso aconteça, vamos ter que trabalhar com, ao redor e através da paixão envolvente que ele tem por esses filmes que adora. A questão finalmente veio à baila: o quanto exatamente se pode aprender — a respeito do que é real, no mundo real — em um filme da Disney?

Cornelia e Owen se acomodam entre os blocos de cimento recém-pintados para procurar uma resposta.

7. Fórmulas mágicas

Owen olha para o desenho que fez de Iago, bem preso à porta do armário de metal, e sente a voz do papagaio percorrê-lo.

Ele desenvolveu segredos a respeito de Iago que ninguém mais conhece. Estamos no segundo semestre de 2005, completando um ano da experiência que se chama escola Pedaço do Céu — e um mundo secreto está tomando forma dentro de Owen. Mas é só para ele.

Nosso filho faz a cara franzida de Iago e murmura: "Certo, certo, agora escute, Jafar" bem baixinho, quase sem emitir nenhum som.

"Nada de falar sozinho, Owen. Toda fala faz parte de uma conversa", Cornelia diz e pendura o casaco em um armário — o armário dela — enfeitado com um desenho que Owen fez da Mamãe Coruja de *O cão e a raposa*. "Se você *quiser* conversar sobre Iago, converse comigo."

Ele olha para Cornelia, tentando se decidir. "Não, está tudo bem", Owen diz. E então ele se joga no sofá azul-marinho, ao lado de uma escrivaninha de madeira clara e de um arquivo, em cima de um tapete azul com um desenho branco em espiral, tudo comprado de uma vez só por Cornelia no ano anterior, na Ikea.

Quando foi comprar sua mesa de professora em L, na The Container Store, Cornelia viu: dois armários de metal, usados como objetos de cena em um display de volta às aulas. Ela implorou ao vendedor para que os vendesse. "Desculpe, senhora, mas não é possível", ele disse. Cornelia insistiu, então passou a ligar para lá a cada poucos dias durante um mês até eles cederem.

Os dois armários de um metro e meio de altura agora são os objetos de cena principais para fazer com que isso se pareça com uma escola de verdade, em vez de apenas um lugar a que Owen vai todos os dias com a mãe.

Depois de um ano, muitas peças móveis, montadas pedaço a pedaço, foram dispostas a fim de preservar o encanto. Do quadro branco à sua postura, Cornelia faz o que pode para colocar o papel de mãe de lado todos os dias. Quando os dois entram na sala, ela assume um tom e uma concentração que são notavelmente diferentes daquilo que Owen vê na cozinha. Ela precisa ser carinhosa e exigente, mostrar que em geral não está lá para brincar e que seu maior interesse são os resultados, embora compreenda que às vezes tenha dificuldade em encontrar uma resposta. Em resumo, Cornelia é uma professora.

Mas ela não fica confusa nem impaciente quando ele se distrai e não presta atenção durante um ou dois minutos, então começa a falar sozinho. Dependendo da cadeira que você ocupa, Owen pode ser um sonho ou um pesadelo. Cornelia é uma professora que vê e sabe tudo — como só uma mãe é capaz de fazer —, alguém que está de olho em seu único e exclusivo aluno, a cada minuto do dia.

Essa marcação homem a homem é o que funciona melhor com crianças do espectro autista, seja no treinamento comportamental ao estilo de Lovaas ou no *floortime* hiperinteressado e incentivador de Greenspan — Cornelia mistura os dois métodos. Há, sem dúvida, recompensas para bom comportamento e tarefas cumpridas. Também há atenção intensa e entusiasmada a como Owen vê aquilo que está à sua frente no plano de aulas, além de interesse em suas diversas tangentes — se elas se relacionarem às coisas que *precisam ser aprendidas*.

Porque é para isso que eles estão aqui: para dominar o necessário para ser aceito em uma escola de ensino médio para alunos com deficiência em que estamos de olho em Rockville, Maryland. Ele ainda tem muito chão a percorrer antes de estar pronto para essa escola, mas seu progresso em um ano de aulas em casa tem sido surpreendentemente bom. E apesar de Cornelia estar disposta a fazer qualquer coisa para atingir nosso objetivo, está tentando tomar cuidado para não permitir que essa iniciativa estrague a única coisa que ela coloca acima disso: a relação entre mãe e filho. Esse tipo de exposição direta, todos os dias, é capaz de surtir esse efeito. Então, ela procura animar as coisas — muito estudo de campo e uma ampla gama de substitutos e especialistas fazem parte do currículo.

Na agenda de hoje — segunda-feira, 12 de setembro de 2005 —, há uma visita ao Museu Smithsonian de História Natural em Washington, depois uma consulta com o dr. Dan Griffin, seu inovador ludoterapeuta. Amanhã, às onze, Christine Sproat, sua terapeuta ocupacional desde que tinha cinco anos, vai pegá-lo para irem fazer escaladas no parque Rock Creek. Depois de duas horas de aula na sala na quarta-feira de manhã, Cornelia e Owen vão passar o resto do dia fora — nadando na YMCA de Bethesda, Maryland, com Joanne, uma instrutora que teve dificuldades quando criança; então, depois do almoço, há a aula de piano na casa de Ruthlee, a professora semiaposentada de Ivymount. E, finalmente, Owen tem uma sessão particular com o psiquiatra dele, o dr. C. T. Gordon, que também comanda um grupo de habilidades sociais na quinta-feira à tarde, quando tenta ensinar a Owen e a mais dois meninos do espectro autista habilidades básicas de interação social.

No dia seguinte à sessão do dr. Gordon, sexta-feira, Jennifer, a fonoaudióloga, vai à sala na igreja e passa uma hora fazendo exercícios de fala. Depois, ela leva Owen às lojas próximas para fazer exercícios pragmáticos, como pedir um lanche no Subway. Suzie Battner, tutora acadêmica de Owen desde que ele tinha quatro anos, faz uma visita toda semana, também para orientar Cornelia quanto ao ensino de leitura e matemática de Owen.

Mas as duas horas mais importantes de qualquer dia são a sessão da manhã, quando Cornelia faz com que se concentre e retenha a informação, tal como neste dia frio de outono.

Está indo tudo bem, em grande parte porque, depois de um ano nesta sala, ela se especializou em usar a fórmula mágica: encontrar ganchos em filmes de animação para dar vida, iluminar e envolver. Cornelia conhece a língua dele. Depois que você penetra em sua mente e enxerga através de sua lente, é um jogo de combinação. Com objetivo educacional, terapêutico ou simplesmente para fazer com que se comunique, o segredo é procurar o lugar em que os diversos ganchos da

Disney se encontram nele — os pontos sensíveis em que levou a narrativa para o fundo de sua psique — e os traz à tona. Cornelia e eu orientamos terapeutas a respeito de como fazer isso. E está funcionando.

"Certo, Owen, agora vamos ser piratas."

Ele assente e olha com atenção para Cornelia, que sabe o que está por vir.

"Tudo bem, pode continuar."

"Agora, escute bem, James Hawkins", Owen começa a dizer com um olho fechado, como se usasse um tapa-olho, com a voz de Brian Murray (irmão de Bill), como se fosse John Silver de *Planeta do tesouro* da Disney, de 2002, uma versão espacial do clássico *A ilha do tesouro*. "Você tem tudo para atingir a grandeza, mas precisa assumir o timão e traçar seu próprio curso. Atenha-se a ele, independentemente dos contratempos! E, quando chegar a hora, vai ter a chance de testar de verdade o corte das suas velas! Bom, espero que eu esteja presente para sentir um pouco da luz que você vai emitir nesse dia."

Demora mais ou menos 26 segundos. Cornelia dá risada. Como poderia evitar, com o tanto de alegria de que Owen se imbui quando recita essa passagem ressonante? Uma carga elétrica o percorre, e a voltagem chega ao auge com "a luz que você vai emitir nesse dia".

É como se todo o ser dele adquirisse coerência. O termo clínico é "integrado", tanto em relação aos sentidos quanto ao núcleo emocional, que é muito importante. Agora ele está pronto para uma discussão de longo alcance, primeiro a respeito de quando o filme é ambientado — "No futuro, acho, mas meio que no passado também", ele diz.

Cornelia prossegue: "Porque eles estão em um navio igual ao que os piratas usavam para navegar em que era?". Ele não tem certeza, mas *quer saber*. Esse é o segredo. Ela abre o texto — um livro chamado *Pirata*, um dos maiores best-sellers da série visual Eyewitness Books, para crianças e jovens adultos. Os dois leem a respeito da chamada idade de ouro da pirataria no século XVIII, com personagens interessantes que vão de Edward Teach ("Barba Negra") a William Kidd, passando pelos piratas bárbaros das proximidades do litoral norte da África, contra quem o presidente americano Thomas Jefferson declarou guerra em 1802. Claro que esses piratas foram modelo para todos os personagens de Long John

Silver ao Capitão Gancho, passando por todo o elenco de *Piratas do Caribe: A maldição do Pérola Negra*, da Disney, de 2003.

Meia hora depois, Owen sabe tudo a respeito das mercadorias que os navios carregavam no século XVIII, daquilo em que Jefferson acreditava e até do que está gravado na lápide dele em sua residência em Monticello.

Então há uma pausa — Cornelia sabe quando ele precisa de uma e quando deve chamá-lo de volta — e depois eles praticam no computador durante meia hora, concentrando-se especificamente em como colar texto. Cornelia está ensinando a ele habilidades básicas que incluem o uso do corretor ortográfico, uma bênção para Owen.

Próxima parada, matemática. Todos os dias, ela começa com o ponto forte de Owen: reconhecimento de padrões, geralmente fácil para as crianças autistas. Hoje, trata-se de uma ficha com 8, 16, ___, 32, ___, ___. Ele dá conta, escrevendo 24, 40, 48, depois a regra: *mais oito*. Owen faz mais alguns exercícios assim, mas dominar é mais do que parece, por causa do chamado "efeito do queijo suíço", em que forças e fraquezas podem se encontrar lado a lado. No caso da maior parte das crianças, a situação é um bloco sólido; com as crianças do espectro autista, elas começam a apreender o material e então caem em um buraco. Peça que façam subtração básica —por exemplo, calculem um troco — e não conseguem.

Trata-se do mesmo tipo de pensamento conceitual que faz com que texto seja um pesadelo. Não há padrão a ser reconhecido, apenas palavras, cada uma decodificada, pronunciada e compreendida. Para Owen, elas escondem os fios de conexão que permitem que a intenção de um orador se transforme em uma equação.

Então Cornelia dá a ele uma equação: 3 + 6 = 9. Certo, ele conhece esse padrão e é capaz de fazer a conta de cabeça. Então ela pede que ele escreva como se fosse um problema, com palavras.

Ele fica parado por um momento.

"Não consigo. Você me ajuda?"

Ela sacode a cabeça. "Consegue, sim. Dê um minuto a si mesmo."

Um minuto passa, então mais outro. Os olhos dele estão vagando, como se houvesse um passarinho na sala. Ele está tentando montar alguma coisa.

Owen escreve: *Lucky Jack tinha três bananas de dinamite. Encontrou mais seis em uma casa velha. Com quantas ele ficou no total?*

Grandes elogios se seguem — de mãe e de professora. E a professora de Owen tem permissão para abraçá-lo.

"Certo. Vamos continuar."

Cornelia escreve a equação: US$ 19 + US$ 10 = US$ 29.

Owen sorri.

Agora ele é rápido, como se já estivesse pensando naquilo: *Iago encontra dezenove dólares em um baú do tesouro. Se ganhar mais dez, com quanto dinheiro ele fica?*

Isto é lição do quinto ano. Owen tem catorze anos. Mas é progresso.

Ele dá risada e agita os braços.

"O que é tão engraçado?", Cornelia pergunta.

"Nada", ele ri. "Só é engraçado."

Cornelia não sabe o que acaba de acontecer, não exatamente. Ninguém sabe. De volta em casa no fim daquela tarde de segunda-feira, Owen vai para o porão, que continua sendo seu refúgio.

Em um piscar de olhos, ele está na internet, no Google. Digita com um dedo: ROTEIRO DE ALADDIN. Depois de alguns cliques, chega a um site de roteiros piratas. Entusiastas assistem aos filmes, vez após outra, e produzem um. Não é o roteiro real de filmagem, mas é idêntico em todos os aspectos, menos no fato de que as anotações sobre os cenários e as deixas dos personagens não chegam à mesma precisão do roteiro real. Owen usa as habilidades com o computador que exercitou naquele dia para percorrer toda a extensão do roteiro, clicar em CONTROL C para copiar e então colar em um arquivo de Word. Ele capturou o roteiro de *Aladdin* e tomou posse dele. Para Owen, é a mesma coisa que traficar os Manuscritos do Mar Morto.

Ele examina o roteiro com segurança, da mesma maneira que um leitor com prática lê por cima um texto conhecido. Todas as palavras já estão em sua cabeça.

Quando Owen resolveu, um ano antes, colocar Iago no armário dele na escola, Cornelia e eu perguntamos por quê. Owen explicou que Iago era diferente de todos os outros escudeiros de vilões. "Ele é o primeiro que faz graça. E qualquer pessoa com senso de humor tem que ter alguma coisa boa dentro de si." No ano seguinte, repetiu isso vez após outra. Quase palavra a palavra.

Agora está fazendo algo a respeito. Chega a uma das primeiras cenas do roteiro — em que Aladdin, preso em um calabouço, conhece outro prisioneiro, que na verdade, é Jafar disfarçado como um homem velho e fraco. Ele fala a Aladdin sobre a lendária Caverna das Maravilhas e sobre como precisa de alguém com "pernas e costas fortes" para trazer de lá a lâmpada do Gênio. Aladdin diz que vai e então o velho abre o alçapão do calabouço e os dois seguem para sua missão.

No topo da cena, quando Jafar aparece disfarçado pela primeira vez, Owen abre um espaço e começa a digitar:

SMUGS: ESCUTE, MENINO, TENHO UM JEITO DE SAIR DAQUI.

O velho já não é mais Jafar disfarçado. Ele é um personagem novo, com personalidade própria.

Agora, em terreno novo, Owen começa a construir um novo diálogo:

IAGO ENTRA NO CALABOUÇO PARA DAR UMA OLHADA EM ALADDIN, QUE LOGO VAI SER EXECUTADO.

SMUGS: TEM UM BAÚ DO TESOURO ESCONDIDO NO FUNDO DO CALABOUÇO.

IAGO: UM TESOURO. CARAMBA, CARAMBA. PARECE SER MEU TIPO DE COISA.

SE IAGO AJUDAR ALADDIN E SMUGS A FUGIR, O VELHO DIZ QUE VAI DIVIDIR O TESOURO COM O PAPAGAIO.

SMUGS: VOCÊ NÃO É MAU NO CORAÇÃO. VOCÊ SÓ TRABALHA PARA UM HOMEM MALDOSO. O TESOURO VAI AJUDAR VOCÊ A CONQUISTAR SUA LIBERDADE.

IAGO: COMO VOCÊ SABE QUE EU NÃO SOU MAU?

SMUGS: PORQUE VOCÊ É ENGRAÇADO. E QUALQUER PESSOA COM SENSO DE HUMOR TEM QUE TER ALGUMA COISA BOA DENTRO DE SI.

ALADDIN: VOCÊ PODE SER MEU AMIGO E ESCUDEIRO.

IAGO: EU SEMPRE QUIS TER UM AMIGO DE VERDADE.

Owen nunca escreveu um diálogo antes, apesar de sua cabeça estar cheia deles. Aquilo que se passa na sua imaginação agora está na página, como se o filme pudesse ter sido assim, e talvez devesse.

Mesmo anos depois, quando nos contou sobre a noite em que mudou o roteiro de *Aladdin*, Owen explicou que havia um problema a ser resolvido. Fazia muito tempo que ele tinha transformado o papagaio em alguém que podia escutar suas confidências, coisa que havia descoberto embaixo da colcha naquela noite tantos anos antes. Mas como é que o escudeiro de um vilão podia ser o melhor amigo de Owen? A certa altura, depois de ver o filme pela enésima vez, a ideia sobre o bem e o mal, e sobre a capacidade que uma pessoa tem de mudar, tomou forma. Será que Owen sabe quando isso aconteceu? Não exatamente. Será que chegou a essa conclusão ao observar pessoas reais em situações reais? Ele não sabe dizer. Só sabe que mudou o enredo em segredo, para que o escudeiro de um vilão pudesse mudar de lado, libertar prisioneiros de um calabouço e ajudar um herói a realizar seu destino.

Demora algumas semanas até eu ver uma pilha de páginas impressas ao lado do computador dos meninos no porão. É o roteiro do filme da Disney *Bernardo e Bianca na terra dos cangurus*. Fico surpreso por ele ter imprimido — nunca tinha feito isso. Mas a página de cima está estranha, com uma formatação esquisita.

Vejo um diálogo em que Frank, um lagarto com babados no pescoço, que Owen colocou alto no seu panteão de escudeiros, descreve como conhece bem o herói do filme, um menino que tenta proteger uma águia gigante de um caçador ilegal chamado McLeach.

FRANK: EU NÃO CONHEÇO ELE NO FUNDO. NÃO SOU *PISSIQUIATRA*, SE É QUE VOCÊ ME ENTENDE. MAS CONHEÇO ELE BEM O BASTANTE. E MAIS UMA COISA: EU SEMPRE DIGO A VERDADE. MAS, BOM, MCLEACH CONTOU UMA MENTIRA MALDOSA PARA ELE. DISSE QUE O GRANDE PÁSSARO ESTAVA MORTO, QUE ELE TINHA OUVIDO ISSO EM ALGUM LUGAR, E DEPOIS SEGUIU O MENINO QUANDO ELE CORREU PARA ENCONTRAR O PÁSSARO.

O diálogo prossegue por muitas páginas. Na verdade, há uma cena alterada e duas novas que, juntas, solucionam um problema no cerne do filme: uma cena grande principal que na verdade não faz o enredo avançar, na qual Frank — um personagem importante e engraçadinho — aparece e some sem motivo.

Enquanto vou virando as páginas, sinto uma sensação de alívio e de orgulho paternal, e uma espécie de tristeza profunda, tudo junto. Tenho um vislumbre de um mundo interior que é mais rico e mais complexo do que eu poderia imaginar. No mesmo instante, percebo como aquilo é estreito: ele só consegue fazer isso na voz de personagens esquecíveis de um filme pouco conhecido.

Mas há uma alegria naquilo, no diálogo; isso é inequívoco. E ela é simplesmente pura, boa, o que obviamente o deixa feliz.

Naquela noite, quando Cornelia e eu nos debruçamos sobre o roteiro, começamos a ter mais esperança de que esse seja um primeiro sinal de mudança e de que ele possa estar se libertando dos literalismos frágeis que usa como um conjunto de roupas justas. Os roteiros da Disney foram transformados — por ele e por nós — em um escafandro que nos permite enxergá-lo e encontrá-lo, e cada vez mais em algo pelo qual podemos alimentá-lo com conhecimento básico. Apesar de passarmos anos sem saber sobre o roteiro de *Aladdin*, agora conhecemos essa recomposição surpreendentemente detalhada de *Bernardo e Bianca na terra dos cangurus*, que demonstra a mesma aptidão.

Owen não está recitando nem imitando. Está criando. Seja lá qual for a mudança que está conduzindo isso, ele começa a reinventar suas adoradas narrativas, alterando a paisagem onde passa tanto tempo da vida.

Sentada na cozinha à meia-noite, Cornelia examina o roteiro com olho treinado, encontrando referências de aulas que ele usou para criar as cenas, inclusive o problema de os personagens principais serem camundongos, os quais lagartos com babado no pescoço comem. Owen aprendeu isso — depois de Cornelia usar Frank como introdução a uma aula sobre lagartos — e usou a informação com destreza em seu diálogo reescrito.

UM DOS TRÊS CAMUNDONGOS: "GRAÇAS A DEUS NÃO SOMOS CEGOS".

FRANK JONES: "E GRAÇAS A DEUS NÃO ESTOU COM FOME".

Ela coloca o roteiro em cima do balcão da cozinha. "Owen está estudando até mesmo no porão. Imagino quando ele aprende mais: durante o dia ou à noite, sozinho."

"Parece que os dois finalmente estão andando lado a lado", digo.

"Você está vendo o lado positivo da coisa", ela responde. "Mas como posso fazer com que Owen escreva com tanta lucidez assim a respeito de qualquer outra coisa *que não seja* desenho animado nem as vozes na cabeça dele?"

Pergunto se devemos tentar achar um momento oportuno para conversar com ele, para ver se é capaz de explicar algumas de suas emoções subliminares, como fizemos quando encontramos o caderno de desenho dos escudeiros.

"É melhor você fazer isso sozinho. É mais uma terapia. Eu sou a professora da escola", ela responde, seca. "E tenho que acordar cedo para a aula de amanhã."

Logo estou sentado sozinho na cozinha com o roteiro. Meu primeiro pensamento é devolvê-lo ao lugar onde o encontrei para Owen não saber que o vi, assim vou poder escolher o momento certo para conversar com ele a respeito do assunto. Ou talvez eu simplesmente não revele que o vi, como se cobrisse minhas pistas depois que uma fonte me entregou um documento do governo. E esse pensamento — o pensamento errado para o momento — faz com que eu recue.

Eu trabalho tanto com sigilo que estou cansado disso. Meus advogados batalharam pelo meu direito de manter os documentos, e a investigação federal do ano passado terminou. Eles têm certeza de que minhas linhas de telefone estão sendo monitoradas, mas não há como confirmar, e eu comecei a escrever um livro novo sobre como a reação ao Onze de Setembro reformatou o país e o governo. Isso significa que, no ano que se passou, andei entre o sol e a sombra, conversando em off com representantes e agentes operantes dos serviços de inteligência — profissionais no jogo de esconder e despistar —, tentando encaixar pedacinhos de informação colhida em verdades maiores.

Mas sou proprietário desta cozinha e desta casa; tenho o direito de saber o que está acontecendo na matriz secreta de Owen. Precisamos parar de pisar em ovos com ele, com medo de que, se o pressionarmos no momento errado, vá se fechar como se fosse uma fonte relutante.

Depois da escola no dia seguinte, eu simplesmente entrego o roteiro para ele.

"Li as mudanças que você fez no roteiro", começo a dizer.

Owen olha para as páginas e para mim. Sei que estou invadindo seu mundo secreto, um lugar que ele quer controlar, mas preciso saber o que acontece lá para conhecê-lo.

Ele se retrai. "Continuo adorando *Bernardo e Bianca na terra dos cangurus*! Não fiz nada de errado, fiz?"

Sou pego de surpresa. Ele se sente como se estivesse traindo sua querida Disney ao mudar o roteiro.

Digo a ele que tudo bem, que o filme é de 1990, e o roteiro dele não pode mudá-lo.

"Você está começando a criar coisas que são suas. Como fez tornando Frank mais interessante e mais vivo."

Estamos em pé no quarto dele. Owen já tirou o casaco e colocou a mochila no chão. É fim de tarde. Nosso ritual de sexta-feira de visitar a locadora de vídeo e comer uma pizza logo vai começar.

Antes, ficamos parados por um momento.

"Frank não era valorizado. Alguns escudeiros não são", Owen diz. "Quis fazer com que fosse mais importante e ajudasse de verdade a realizar o destino do herói."

Ele faz uma pausa. Parece haver mais coisa na cabeça dele. Espero.

"Pai, Frank tinha mais coisas a dizer."

As crianças chegam com o anoitecer, uma atrás da outra, e vão se juntando na sala de casa, seguidas de perto pelos pais. São meio velhas para o Halloween. Todas têm catorze anos, mas estão vestidas com fantasias precisas e detalhadas que não carregam nenhum vestígio de terror nem de angústia adolescente. Algumas são personagens da Disney, umas duas estão de fantasmas simples e tem até uma princesa. O anfitrião, vestido como Lucky Jack, o coelho espertalhão de *Nem que a vaca tussa*, diz a todos para se servirem de cachorros-quentes e andarem logo. "Precisamos sair o mais rápido possível", Owen diz. "Esta é nossa noite."

Normalmente, ele não é tão assertivo, não lidera. Mas esta é a festa de Halloween dele, uma tradição que já dura seis anos. Owen planeja tudo com meses de antecedência, minuto a minuto. É sua noite preferida no ano, e seus convidados a adoram. Eles não participam de muitas festas. Com a exceção de Nathan, o amigo "típico" de Owen da casa vizinha, todos são autistas.

Dizer que Owen é amigável exige uma alteração da noção típica de amizade. Há alguns garotos de Ivymount, com quem ele brinca às vezes. Outros Owen só encontra nesta noite, uma vez por ano. Dois dos meninos — Brian e Robert — são do grupo de habilidades sociais. Mas todos são convidados. Como Owen diz: "Nenhum escudeiro fica para trás".

Desde o começo, Cornelia e eu fizemos as festas tanto para as crianças quanto para os adultos. A essa altura, conhecemos todos os pais. Reconhecemos uns nos outros, sem palavras, as pressões de nunca perder uma criança de vista, de observá-la com atenção em busca de pistas para saber o que está acontecendo lá no fundo, de nunca ter certeza do que o futuro guarda.

Encontrar outros que entendem tudo isso merece comemoração — por isso, há garrafas de cerveja importada, vinho e *quesadillas*, batatinhas e guacamole, além dos cachorros-quentes. "Por que não relaxamos um pouco?", Cornelia diz enquanto recolhe os pratos sujos das crianças. "Eu levo a turma para pedir doces com Walt", completo. "Todo mundo pode ter uma hora de folga." Isto faz com que eles assintam. Sim, será ótimo.

Susan, uma das mães, me puxa de lado. A filha dela, Megan, uma menina bonita de cabelo escuro, não fala. Está vestida de princesa — Ariel —, como faz há vários anos; sempre foi a personagem preferida dela. "Você sabe que é raro Megan ficar longe de mim. E ela não conhece esta região."

"Vai ficar tudo bem, Susan. Vamos manter o olho nela." Walt, que engole um cachorro-quente a poucos passos de distância, assente para mostrar que estamos no controle.

175

Momentos depois, a trupe está na rua, esmagando as folhas na calçada, com Owen à frente. Mas, entre essas crianças, pouco importa quem lidera e quem segue. Elas não se comparam da mesma maneira que as outras costumam fazer, procurando vantagens. E daí que uma mexe os braços em tiques e solavancos, ou que aquela não para de falar sozinha, mal abrindo a boca? Que diferença faz se a mocinha bonita não fala? É igual ao título daquele antigo hino batista: "No Paraíso, não há distinções". Pronto.

E, para elas, esta noite é o paraíso, o festival americano da autoinvenção. Isso é algo que as crianças autistas, que sempre vivem um massacre a seus sentidos e recebem olhares de desaprovação, sabem como fazer: apegar-se com força a suas histórias preferidas, viver dentro de si mesmas, reimaginar-se em um mundo diferente.

As ruas lotadas à exaustão de lanternas de abóbora, teias de aranha e esqueletos infláveis são como uma festa de rua atrás da outra. Esse é um bairro de casas antigas de tijolos, habitado por servidores do governo, lobistas, advogados e jornalistas orbitando em torno de Washington, além de algumas pessoas que já trabalharam com teatro. Várias casas assombradas, em intervalo de poucos quarteirões, atraem crianças dos bairros próximos, que vão até lá para pedir doces.

Elas se movem com facilidade em meio à multidão fantasiada, circulando por uma paisagem que, para elas, agora parece adequadamente imaginativa e enfeitada.

Aqui — do mesmo jeito que acontece quando visita a Disney —, Owen não fala sozinho nem repete roteiros. Não há necessidade de convocar um filme por meio de recitação. Ele caminha dentro daquele ambiente sorrindo, superatento.

Então, é Lucky Jack quem percebe primeiro o que está errado.

Ele se vira para Walt com os olhos esbugalhados. "Perdemos Ariel."

Walt puxa a minha manga. "Megan sumiu!"

Um momento de pânico total. Ela poderia estar em qualquer lugar; a rua está entupida de gente. Há uma floresta escura — o parque Rock Creek — ali perto. "Precisamos encontrar Megan", eu solto, "mas não podemos deixar as outras crianças."

Owen — que sempre desvia o rosto — olha o irmão nos olhos.

"Hoje à noite você é o herói", ele diz, em uma frase direta. Walt assente. Os mundos concorrentes desses dois meninos (Owen, que passa os dias com sua mãe, lutando contra e ao lado de sua imaginação; Walt, que agora é um jogador de futebol americano popular em sua escola de ensino médio, alto, encantador e bonito, para quem o céu é o limite) se colidem e se transformam em um só. Walt sai correndo, ligeiro e certeiro, e desaparece no meio da multidão.

Ele fica ausente por dois minutos, depois, cinco.

"Ela não fala", digo baixinho para mim mesmo, enquanto meus pensamentos disparam. *Ela não sabe onde está. Pode ter se perdido no bosque. Talvez seja melhor chamar a polícia.*

Owen olha para mim atentamente, como se estivesse tentando me esconder.

"Não se preocupe, pai. Walt vai ser o herói", ele diz.

"Owen, estamos falando da vida real agora!", eu respondo.

Ele faz uma pausa enquanto reflete sobre *A pequena sereia*, procurando ajuda. "Walt é muito parecido com o príncipe Eric. É divertido, amoroso e corajoso. Não acha?"

"É, Owen, acho que sim." Falar sobre um desenho da Disney é a última coisa que quero fazer agora.

Ele coloca a mão no meu ombro e mais um minuto se passa. As crianças estão ficando inquietas. Penso no que vou dizer à mãe de Megan. E então, todos juntos, vemos Walt surgir no meio da multidão de mãos dadas com a garota.

Ariel é recebida de volta ao grupo. Owen nem liga para ela. Está olhando para o irmão. Os dois batem as mãos. "Você é o herói, Walt", Owen diz. "E o herói é capaz de fazer qualquer coisa!"

Duas semanas depois, uma conversa à mesa de jantar cai em um assunto recorrente: o desejo expresso de modo incansável de Owen de recuperar o desenho feito à mão e dar início a "uma nova era de ouro da animação".

Todos escutamos. Ele é passional em relação a isso. Faz três anos que a mania dos desenhos começou, e isso significa que Cornelia e eu temos três conjuntos de cartões de aniversário e de fim de ano. Walt também tem sua própria coleção. Todo mundo quer exibi-los — são obras de arte muito pessoais, com um personagem escolhido para a ocasião e frases cheias de emoção escritas por alguém que tem dificuldade em expressar seus sentimentos através da fala.

Então há os cadernos de desenho, que chegam até o teto. Dúzias deles. Ainda não compreendemos completamente a natureza da alegria de Owen enquanto ele segura o lápis durante horas, criando versões precisas de seus escudeiros, agora com um vilão ou herói ocasional. O que somos capazes de ver é que, enquanto desenha, o rosto dele costuma espelhar a expressão que toma forma no caderno. A seleção do que desenha — do panteão de personagens desenhados à mão — também parece ser guiada pelo que sente. Assim como as vozes, é uma forma de linguagem emocional.

O resto do mundo, é claro, está se movendo na outra direção. Desde que *Toy Story*, da Pixar, chegou aos cinemas em 1995, a onda da computação gráfica só cresceu, sem perder a força. Eles parecem não surtir o mesmo efeito sobre as crianças do espectro autista que conhecemos, apesar de nossa amostra aleatória ser modesta. Owen assiste a eles e gostou de alguns, mas parecem deixá-lo com a sensação de que alguma coisa ficou faltando, então ele retorna, vez após outra, aos clássicos ou aos poucos filmes recentes desenhados à mão, como *Nem que a vaca tussa*.

Cornelia e eu suspeitamos que o realismo tridimensional da animação por computador pode ser muito semelhante à realidade superestimulante que ele enfrenta todos os dias. E tem mais. Os personagens desenhados à mão costumam ser mais vívidos em sua expressão de emoções; é precisamente esse exagero que toca Owen desde que era pequeno. Esse laço, da época em que não falava, permaneceu. "Eu sinto esses personagens", ele diz.

Então, no ano que se passou desde o bar mitsvá dele, esta se tornou a missão de Owen — o "retorno à animação tradicional desenhada à mão, principalmente da Disney". Ele diz isso com muita frequência, sem mais nem menos — no mínimo uma vez a cada dois dias. É quase uma questão de direitos civis para ele. Não é só que Owen veja, como a maior parte das crianças, o que vai sair no cinema ou em DVD; ele examina os sites de animação da Disney minuciosamente. Então sabe que seu mundo desenhado à mão está encolhendo.

Cornelia e eu somos profundamente solidários, é claro, e damos uma resposta idêntica: "Não se preocupe, Owen, os desenhos feitos à mão vão voltar". Ele acredita no que dizemos — ao mesmo tempo sua graça e aflição neurológica — ainda que, nessa questão que envolve sua paixão mais profunda e única área de investigação, saiba que a avaliação prevalecente é outra.

Na sala de jantar, oferecemos nosso "Confie em nós, tudo vai ficar bem". Owen nos enche de *por quês* (Por que a animação por computador está dominando tudo?) e *comos* (Como a animação à mão vai ser retomada?).

Walt observa o entrevero que envolve mais um jantar. Sei que os acontecimentos da noite do Halloween continuam ecoando nele. Conversamos sobre o assunto há alguns dias, mencionando como Owen confiou nele para encontrar Megan; confessamos a espécie de pesadelo que todos temos de vez em quando, de perder Owen, de ele se machucar; e falamos sobre como Walt — que cresceu querendo ser bombeiro — se sentiu ao encontrar a menina que não falava.

Não foi uma conversa longa. Walt é um garoto ocupado. Tem dezessete anos e está com tudo, testando os limites da maneira tradicional de tentativa e erro, com muitas aventuras a caminho, além do nosso alcance. Mas os acontecimentos daquela noite e o abraço de Owen pareceram dar um sacolejo nele.

"Escute, Owen", Walt diz, interrompendo nosso dueto de "Não se preocupe". "Praticamente dois desenhos animados por computador são lançados por semana. Se você quiser que a animação desenhada à mão volte, vai ter que trabalhar. Liderar o ataque. Você sempre gostou desse tipo de filme, a vida toda. Tem alguma ideia de roteiro aí dentro?"

Owen assente, mostrando que escutou Walt alto e claro.

O irmão dele, seu herói, o está desafiando. É um terreno novo para Owen. Ele faz uma careta — lábios apertados, queixo para a frente, olhos baixos — que todos reconhecemos de quando se prepara para algo, como se fosse aquela corridinha antes de um salto.

"Tenho", Owen diz, um pouco incerto. "Doze escudeiros em busca de um herói. E, na jornada deles e nos obstáculos que encontram, cada um acha o herói dentro de si."

Walt solta um viva. Levantamos os copos. Owen não deu um título a seu filme, mas, juntos, brindamos: "A *Escudeiros*!".

Owen e eu descemos depressa os degraus da entrada lateral para o consultório do dr. Dan Griffin em Takoma Park, Maryland. É uma tarde especialmente fria e tempestuosa de dezembro, uma semana antes do Natal. Uma tempestade de gelo fortíssima acaba de se abater sobre a Costa Leste. Mas, com qualquer clima, o consultório no subsolo se tornou um refúgio, um lugar seguro para Owen.

O dr. Griffin nos recebe com abraços, como sempre, e nos acomodamos nas cadeiras. Cornelia tomou uma decisão contundente quando começou a dar aulas para ele na salinha da igreja: a consulta semanal com Griffin a partir de então seria tarefa minha.

Owen começou a se consultar com o psicólogo quando tinha treze anos, e Cornelia já estivera lá várias vezes. Mas precisa desse intervalo e, desde o começo, o estilo hipercinético e às vezes disperso dele combina comigo.

Mais do que qualquer outro terapeuta, o dr. Griffin adotou aquilo que é, em essência, uma espécie de "terapia da Disney", ou, de maneira mais ampla, algo que pode ser chamado de "terapia de afinidade", que Cornelia e eu, com a ajuda de Walt, conduzimos há anos em casa. Griffin é sempre informado a respeito das maneiras como Cornelia usa os roteiros da Disney como ponte para dar a Owen um conhecimento mais amplo e cria um jogo de ferramentas educacionais sob medida na Pedaço do Céu.

No consultório, tentamos toda semana usar os roteiros para ensinar a Owen habilidades sociais e para a vida. Com uma diferença: nem Cornelia nem eu temos formação como educadores ou terapeutas. Dan, por outro lado, é um especialista com muita experiência, que trata de uma enxurrada de crianças do espectro autista há quinze anos.

Assim como vários outros terapeutas que consultamos, ele inicialmente ficou um pouco preocupado com a afinidade intensa de Owen pelos filmes da Disney, mas, diferentemente dos outros, teve sua curiosidade despertada. Griffin fez anotações sobre as sessões, que mostrou para nós anos mais tarde, com um relato mais completo do que pensava na época. Essa é a primeira vez que ficamos sabendo, sem censura, como uma pessoa de fora nos vê:

Quando conversei inicialmente com os pais dele para saber como passa o tempo, entendi que Owen realmente adora os desenhos da Disney — principalmente os clássicos, das décadas de 1940 e 1950, e os sucessos do início da década de 1990. Eles me disseram que, desde muito pequeno, sua atividade preferida sempre foi assistir a desenhos da Disney e se debruçar sobre eles, encenando trechos depois. Owen memorizou roteiros inteiros e era capaz de representar todos os papéis e fazer todas as vozes. O interesse estreito e intenso me pareceu típico de muitas crianças autistas. Outros pacientes já se interessaram muito por carros, ou por Pokémon, ou por áreas obscuras da ciência e da história. Mas os filmes da Disney são diferentes, porque envolvem relacionamentos e carregam complexidade emocional.

Resolvi que ia tentar incorporar esse interesse desde o início, simplesmente como maneira de fazer conexão com uma criança que tinha dificuldade de se envolver e de se expressar com o discurso pragmático. Comecei dizendo a ele quais eram minhas cenas preferidas dos desenhos antigos da Disney e pedindo que as representasse. Era uma coisa sobre a qual podíamos conversar. Por exemplo, perguntei se conhecia a cena de Hércules em que Filocteto está ficando desanimado como treinador e tiram sarro dele. Owen não só sabia de que cena se tratava como recordava o roteiro com perfeição e era capaz de imitar as vozes. Mas ainda mais surpreendente foi a maneira perfeita como reproduziu as emoções. Em uma cena, por exemplo, Filocteto está desanimado consigo mesmo e Hércules o incentiva a não desistir. Owen pareceu de fato incorporar o desespero de Filocteto e a compaixão e o incentivo de Hércules. Ele colocou no diálogo sentimentos reais, como se realmente compreendesse o significado emocional do que estava em jogo. Esse tipo de exatidão emocional em geral não é o ponto forte de uma criança autista. O que achei especialmente bacana foi o fato de que ele era capaz de passar de Filocteto a Hércules e de capturar as emoções de cada um deles.

O pai ou a mãe — acho que foi Ron — mencionou que vários profissionais aconselharam desencorajar Owen de seu interesse obsessivo, porque não passava de autoestímulo — ou seja, porque ele estaria usando aquilo para se fechar na fantasia, evitando interação social. Compreendi que aquele era o consenso profissional, mas me lembro de ter pensado e até de ter dito: "Não tenho certeza disso". Outra opção seria usar os filmes como recompensa por Owen se comportar do modo desejado, mas achei que poderíamos trabalhar com eles de maneira mais integrada. Em geral, só ensinamos crianças como Owen a sobreviver a situações sociais, mas a adoração dele pela Disney poderia fornecer a fagulha extra para ajudá-lo a não apenas interagir com competência, mas para realmente querer se envolver. Tive esta sensação porque ficávamos muito mais conectados quando ele estava representando cenas da Disney. Quando conversamos sobre os filmes, pareceu muito menos com trabalho e mais como uma cooperação alegre. Owen realmente ficava feliz em encenar, e pareceu animado com meu interesse. Era como se fosse a noite e o dia na comparação com minhas outras interações com ele. Antes de eu ver sua encenação, ele agiu com educação e respeito, mas parecia "autista" no sentido tradicional — não estava "presente" de modo consistente. Mas, quando encenava, parecia vivo e ali.

Minha epifania ocorreu durante uma sessão com Owen e Ron. Estávamos trabalhando sobre como fazer uma pergunta para dar continuidade a uma conversa. Parecia uma boa habilidade para desenvolver, mas não estávamos chegando a lugar nenhum. Ron e eu fazíamos o papel de repórter e entrevistado. Estávamos representando com zelo, mas Owen obviamente não estava interessado. Em um esforço para nos acordar, Ron e Owen começaram a travar um diálogo da Disney. Era uma cena de Aladdin que envolvia Jafar, e eu fiquei estupefato com a maneira como Ron foi capaz de encenar bem os diálogos. O que me marcou não foi apenas o fato de o garoto ganhar vida, mas de Ron também ter, como eu nunca tinha visto. A conexão entre os dois era incrível. Observei tanta alegria, intensidade, espontaneidade e risada... Eles pareciam muito mais conectados, de modo orgânico. O consultório estalava com as fagulhas de alegria.

O momento de realização a que Dan se refere aconteceu comigo e Owen em uma sessão há três meses, em setembro de 2005. No encontro seguinte, eu fiz a Dan uma descrição completa das ideias de Owen a respeito de escudeiros e heróis, de seu papel como "protetor dos escudeiros" e de como ele parecia usar essa narrativa para construir e dar forma à sua identidade. Owen estava claramente transpondo seus sentimentos mais profundos, seus medos e suas aspirações para os escudeiros.

No início de outubro, depois de várias reencenações da Disney, Dan traçou um plano incrível para Owen proteger e aconselhar um escudeiro. Nós nos decidimos por Zazu, o pássaro orgulhoso mas ingênuo, que é incumbido de proteger o jovem Simba em *O rei leão*. Owen, em uma interação, disse: "Zazu tem muito a aprender".

Ficou decidido que Owen ia ensiná-lo... como maneira de ensinar a si mesmo.

Portanto:

A EDUCAÇÃO DE ZAZU

Eu, Owen Harry Suskind, concordo em me encarregar da tarefa desafiadora mas importante de fornecer experiências educacionais estimulantes para meu bom amigo Zazu. Este projeto vai exigir uma boa quantidade de trabalho e preparação, mas deve ser muito divertido e imediatamente benéfico para ele. Concordo em fazer isso durante o ano letivo de 2005-6.

As áreas do programa de aprendizado de Zazu devem incluir, mas não se limitar a:

1. A vida no mundo

2. Concentração

3. Obedecer a orientações

4. Saúde

5. Fazer perguntas

6. Fazer amigos

7. Diversão

8. Amar as pessoas

9. Ciência

10. Ajudar os outros

Assinado, _____ *Owen Suskind*

Testemunha _____

Testemunha _____

Owen assinou o contrato com muita animação. Dan e eu servimos de testemunhas.

Começamos a sessão de terapia de hoje, no início de dezembro, conversando sobre Zazu e seu progresso. Estamos concentrados no item 6: FAZER AMIGOS.

Owen não tem amigos, tirando as atividades estruturadas com muito cuidado. Ele passa uma noite por semana com Nathan, nosso vizinho, na nossa casa. Os encontros deles são mediados por um sujeito de arte e mídia da Lab School, um garoto grande e alegre de Wisconsin que tem vinte e poucos anos ajuda os meninos a fazer uma animação curta. No grupo de habilidades sociais do dr. Gordon, Owen também passa um tempo com Brian e Robert, dois meninos do espectro autista que gostam muito de filmes.

Mas, quando dá conselhos a Zazu, ele parece muito experiente no assunto.

"Para fazer um amigo, você tem que ser um amigo", ele diz, repetindo uma frase que ouviu no acampamento de verão de Walt. Cornelia disse o mesmo algumas vezes para ele, mas nunca o ouvimos repetir.

"E você precisa se interessar pelo que eles se interessam", Owen completou. "Aí eles podem se interessar por aquilo que interessa a você."

Dan deve ter ouvido crianças dizerem essas frases muitas vezes em sua carreira. O que faz com que esse momento seja especial é o fato de que Owen parece encher o conselho de sentimento. Em vez de simplesmente repetir as pérolas de sabedoria sobre habilidades sociais, ele parece dominá-las. Dan aproveita o embalo e menciona a Regra da Segunda Pergunta, fazendo a conversa avançar com uma questão mais específica. Quando você fez isso? Quem mais estava com você? Como você se sentiu? Nós três treinamos um pouco isso.

Owen comenta como Zazu tem dificuldade com o item 8 do contrato — amar as pessoas —, porque tem "vergonha de como decepcionou Simba", que escapou do olhar atento do pássaro e se meteu na confusão que acabou levando à morte de Mufasa.

Nos últimos meses, Dan — que tem dois filhos pequenos — anda usando as horas vagas para se inteirar dos filmes preferidos de Owen. Ele se arrisca a pedir a meu filho que elabore a respeito da dinâmica bastante complexa entre Zazu e Simba — quando você não consegue atender suas próprias expectativas e decepciona alguém de quem gosta, como se sente? Enquanto Owen está pensando, eu sopro "F-i-l" para Dan. Ele entende imediatamente de que cena estou falando, e pergunta a Owen se é isso que acontece com Filocteto em Hércules.

Owen começa a dar risada. "Posso fazer?"

Antes de termos oportunidade de assentir, ele já saiu correndo e está representando todos os papéis em uma cena em que Filocteto está tentando falar com um monte de gente cética a respeito do potencial de Hércules:

FILOCTETO: ESTE GAROTO É UM ARTIGO GENUÍNO.

HOMEM: EI, AQUELE NÃO É O HOMEM-BODE, FILOCTETO, QUE TREINOU AQUILES?

FILOCTETO: TOME CUIDADO, AMIGO!

HOMEM FORTE: É, VOCÊ TEM RAZÃO. EI, BELO TRABALHO NAQUELES SALTOS! DEIXOU PASSAR UM PEDAÇO!

FILOCTETO: ESTOU COM O SEU SALTO BEM AQUI! VOU TIRAR ESSE SORRISO IDIOTA DO SEU ROSTO! VOCÊ...

HÉRCULES: EI, FIL! FIL! FIL! CALMA AÍ, FIL!

HOMEM FORTE: MAS VOCÊ É LOUCO? SHHHH!

MULHER GORDA: RAPAZINHO, NÓS PRECISAMOS DE UM HERÓI PROFISSIONAL. NÃO DE UM AMADOR.

HÉRCULES: BOM, ESPERE. PARE! COMO É QUE EU POSSO PROVAR QUE SOU HERÓI SE NINGUÉM ME DÁ UMA CHANCE?

Dan posteriormente ia citar esse momento comovente em seu relatório e falar como ficou surpreso e comovido com o fato de Owen ser capaz de acessar as emoções de Filocteto, de Hércules e de três outros personagens naquela cena.

Quando a sessão termina, ele me puxa de lado. "Crianças autistas como Owen supostamente não fazem isso. As coisas estão ficando estranhas de um jeito muito bom."

185

* * *

Cornelia entra no meu escritório e coloca o caderno de composição de Owen na minha mesa. Estamos no fim de fevereiro de 2006.

Dá para ver que é uma urgência boa —um relato de algo esperançoso.

"Leia isto. A última anotação."

Abro o caderno na última página. Ela pediu a Owen que criasse uma história com ele mesmo como personagem.

Um menino tem medo do futuro e de como a vida vai ser..., a história começa. Tem algumas reviravoltas ao longo do caminho, com o menino entrando em uma floresta e encontrando uma pedra mágica. Quando é colocada na direção do sol, ela se transforma em um espelho e o menino consegue enxergar o futuro. Ele adora a pedra. Enxerga muitos futuros possíveis para si mesmo, todos emocionantes. Mas então, ao atravessar um rio, ele escorrega e acaba perdendo a pedra.

Mas não faz mal, a história termina. *Ele não precisa mais da pedra, agora que sabe que seu futuro vai ser brilhante e cheio de alegria.*

"Acho que ele está pronto", Cornelia diz.

"Parece que sim. E você, está pronta para deixar outra pessoa assumir?"

Ela sorri. Fala sobre como tinha medo disso, antes de começar, de que ia devorar sua vida. "Percebo que vou sentir muita falta. Só nós dois, traçando nosso caminho. Mas ele está pronto. É para isso que temos trabalhado. Para que se junte às outras crianças."

Na semana seguinte — a primeira de março de 2006, alguns dias antes do aniversário de quinze anos dele —, dizemos a Owen que vai fazer uma entrevista em uma escola em que estamos de olho, em Rockville, Maryland, chamada Katherine Thomas School (KTS). Tem um novo programa de ensino médio, inaugurado um ano antes pela ex-diretora-assistente do ensino médio da Lab School, Rhona Schwartz. A escola, dirigida por Schwartz, é bem parecida com a Lab, mas mais inclusiva em relação às deficiências dos alunos, sendo que cerca de um terço deles faz parte do espectro autista.

A escola é muito pequena — só tem umas quarenta crianças —, mas deve crescer, ou pelo menos é o que Rhona nos diz quando visitamos o lugar. Ela nos leva para conhecer as instalações. O prédio é espaçoso, só metade está ocupado, e vemos que Owen assente, dando seu o.k. para o que a escola representa para ele: salas de aula, biblioteca, laboratório de ciências, sala de música, sala de artes, ginásio e diretoria, onde nos acomodamos para bater um papo.

Rhona, que trabalhou sob o comando de Sally Smith, sabe exatamente qual é o caso de Owen. A escola, feita para abrigar do último ano do fundamental até o último do médio, no momento só trabalha com o nono ano e o primeiro. No outono, Owen entraria na terceira classe de alunos do nono, ela explica. "Você acha que gostaria disso?"

"Acho que sim!", ele responde com um sorriso falso. "Acho que este é o lugar para mim!" Todos damos risada. Nunca o vi desse jeito, como um vendedor tentando fechar negócio: calmo, com os olhos tranquilos, um tanto sedutor. Cornelia parece confusa e imagino que esteja pensando a mesma coisa que eu: *ele deve querer isso muito, muito mesmo*. Rhona diz a Owen e a nós que ele deve voltar para passar um dia lá, "só para ter certeza de que este é o lugar certo para você".

Voltamos a falar com Schwartz depois desse teste. É um desastre. Ela nos diz que ele ficou andando de um lado para o outro pelos corredores, agitando os braços, fazendo "muita estimulação". Ele passou por uma sala de aula onde avistou um amigo, Brian (do grupo de habilidades sociais), e simplesmente entrou, bem no meio da aula, dizendo aos berros que ia estudar lá.

De repente, tudo está por um fio. Nós nos apressamos a explicar. Cornelia diz que ele provavelmente estava muito ansioso. "Não é assim que ele costuma se comportar... Passamos todos os dias juntos", ela diz. "Owen devia estar nervoso demais, se esforçando demais." "Ele com certeza parecia tranquilo", Rhona diz. Mas ela vai lhe dar mais uma chance.

Durante o segundo dia de teste, Owen se sai um pouco melhor, mas ainda não é o bastante. Então, depois de um terceiro dia, Rhona observa que ele demonstrou "melhora significativa". De repente, os testes já duram quatro semanas. Para nós, é um mês de inferno absoluto.

Mas ele está dentro. Transmitimos as boas-novas a Owen, e ele fica em êxtase. "Adoro essa escola, de verdade." Com a educação em casa, sempre nos preocupamos com a chamada parte social, com a perda das interações diárias com os colegas quando se passa tanto tempo em sessões fechadas com adultos. Ao longo dos últimos dois anos, Cornelia e eu tentamos marcar o máximo de atividades e "brincadeiras" com outras crianças, ainda que a seleção de amigos em potencial fosse pequena. E, na maior parte, não passou disso — amigos em potencial. A esperança — nossa e dele — é de que, com garotos como ele, já perto do ensino médio, finalmente vá conseguir fazer amigos.

Atribuímos a ansiedade das visitas dele à pressão do desempenho pelo fato de querer tanto aquilo.

E, logo, tudo da Pedaço do Céu — mesas, arquivo, lousa branca — é colocado à venda no Craigslist. Cornelia acaba doando tudo para uma mãe que está ensinando o filho em casa, no antigo bairro de Cedric, em vez de fazer com que ele frequente as escolas problemáticas daquela parte da cidade. Ela não quer os armários de vestiário, e Cornelia os deixa na igreja.

Eles cumpriram sua função.

Owen acorda em uma manhã ensolarada de junho, sai da cama e coloca um vídeo em uma televisão pequena com um videocassete embutido. Nessa época — já dominada por DVD, Netflix e vídeo em streaming — o aparelho é antiquado: pertence à mesma geração daquele que usávamos quando ele e Walt eram pequenos em Dedham, Massachusetts.

E é assim que Owen gosta. A familiaridade, em forma e função, é um conforto para ele. A apresentação em vídeo é um pouco diferente do DVD, há variações quase imperceptíveis no enquadramento e nos pixels. Mas ele percebe. E, depois, é possível voltar um VHS ao quadro exato usando a pausa e o play para isolar a menor das mudanças em uma expressão, a maneira como a boca forma uma palavra.

Ele continua fazendo isso de vez em quando, apesar de não precisar, usando a tela como um espelho para proferir termos ou imitar os movimentos corporais com exatidão. Ou apenas repassar uma cena vez após outra — um momento de surpresa, medo ou ternura —, para sentir a mesma coisa que o personagem, repetidas vezes.

É legal o fato de esta TV portátil estar no quarto dele — coisa que só conquistou este ano —, assim Owen pode colocar um vídeo, pegar o controle remoto e voltar para a cama. Nos últimos tempos, ele começou uma coisa nova: assistir a certas cenas com o som baixo no início da manhã, para se preparar para o dia que tem pela frente.

Hoje, o escolhido é *Aladdin*. Sentado ereto na cama, ele aponta o controle remoto e passa a fita para a frente. Demora um minuto — ele escolhe o modo mais rápido, em que o filme passa correndo — até se aproximar do fim.

É a cena em que Jafar e Iago são vencidos e todo o enredo é solucionado com facilidade. Aladdin precisa decidir o que fazer com seu terceiro desejo — transformar-se em príncipe para poder casar com Jasmim ou libertar o gênio da servidão, como tinha prometido. O Gênio sugere a primeira opção, dizendo: "Isto é amor, e você não vai encontrar outra garota assim nem em um milhão de anos". Aladdin escolhe a segunda opção: "Desejo sua liberdade". Isto faz com que o gênio comece a comemorar, dando cambalhotas no ar:

GÊNIO: AH, MAS COMO ISTO É BOM! ESTOU LIVRE! FINALMENTE, ESTOU LIVRE! VOU CAIR NA ESTRADA! VOU CONHECER O MUNDO TODO! VOU...

ELE ESTÁ FAZENDO AS MALAS, MAS BAIXA OS OLHOS E VÊ ALADDIN COM EXPRESSÃO BEM TRISTE.

ALADDIN: GÊNIO, EU... EU VOU FICAR COM SAUDADE DE VOCÊ.

GÊNIO: EU TAMBÉM, AL. NÃO IMPORTA O QUE OS OUTROS DIGAM, VOCÊ SEMPRE VAI SER UM PRÍNCIPE PARA MIM.

Owen volta a fita e vê de novo. E mais uma vez. Ao lado dele, na mesa de cabeceira, há uma pilha de cartões que desenhou ao longo dos últimos dias. Quase uma dúzia deles. São para agradecer aos terapeutas e às várias outras pessoas que trabalham com ele — a professora de música, o professor de arte, a professora de natação. Owen os tem visto todas as semanas dos últimos dois anos na Pedaço do Céu. Fazem parte da sua equipe.

Cada cartão tem o desenho de um escudeiro.

Dan Griffin, o psicólogo, fez para ele um livro de animação com cartões plastificados, cada um com a imagem de um personagem da Disney de que ele gosta e com uma lição — *escute os outros, sorria sempre que possível, não se preocupe com o que você não pode controlar*. Owen carrega isso consigo a todo lugar que vai. Como presente, ele dá a Dan uma reprodução precisa de Rafiki, de *O rei leão*. O texto diz: "Caro Dan, quero agradecer por me ajudar a fazer amigos e me tornar popular. Você é um grande sábio".

Uma imagem selecionada com cuidado foi produzida para cada um deles, sendo seguida por uma inscrição. Tony Riel, o professor de artes midiáticas da Lab School que vai a nossa casa uma noite por semana para ensinar Owen a transformar desenhos em vídeos em flash, recebe uma reprodução vigorosa do Gênio... que é, afinal de contas, um escudeiro.

C. T. Gordon, o psiquiatra qué leva Owen e os outros meninos para a natureza enquanto os ajuda a criar histórias que vão revelar seus sentimentos internos, recebe um de Cornélio, o velho mentor e sábio de *Era uma vez na floresta*, um longa de animação da Hanna-Barbera de 1993. Cornélio lidera "os jovens peludos" em suas aventuras nas florestas, ensinando-os no caminho.

Sharon Lockwood, uma bondosa fonoaudióloga/psicóloga, já no fim da meia-idade, assiste a filmes com Owen e analisa cenas que podem ser aplicadas à vida, ajudando-o a trabalhar sua ansiedade. De certa maneira, ela é a terapeuta mais maternal com que trabalha — uma mulher de habilidade e compaixão —, por isso, recebe o personagem que costuma ser associado a Cornelia: a Mamãe Coruja de *O cão e a raposa*.

E assim vai. Cada pessoa é colocada em seu lugar no panteão.

No início da tarde, o pessoal começa a chegar — todo o elenco —, com o marido ou a mulher. Em alguns casos, amigos também. O dia está quente e nosso quintal está florido. Dan, um músico ítalo-irlandês que também cozinha, traz um prato de pimentão e linguiça. Sharon chega com o marido, que é psiquiatra, e uma salada de frutas em meia melancia grande, sem a polpa.

Cornelia distribui anuários da Pedaço do Céu, um livrinho de capa dura com cerca de vinte páginas que ela montou e mandou imprimir on-line. Nele, aparecem todas as pessoas que trabalharam com Owen, com legendas mencionando as coisas que fizeram por ele e com ele.

No centro está Owen, observando a todos, um tantinho afastado, enquanto bebem e comem em pratos de papel, conversando com animação — em uma espiral de pares e grupinhos, caminhando de um lado para o outro no quintal calçado com pedras. Owen vê o sol refletido nas pessoas de diversas maneiras interessantes, principalmente nos brincos das mulheres e nos relógios dos homens. Uma pessoa costuma dar risada antes da outra, como se seguissem alguma espécie de ordem, mas depois trocam. Ninguém está usando roupa vermelha. As mulheres às vezes colocam a mão no braço dos homens, mas o oposto não acontece. Há passarinhos cantando em um galho alto. Um carro passa ao longe na rua. Christine se movimenta igual a Grace, a vaca bonita e desajeitada de *Nem que a vaca tussa*. Ele fica contente de ter escolhido essa personagem para o cartão dela.

"Owen. Owen? Está na hora." É Cornelia. Ela chega pela porta dos fundos com os pratos de bolo e entrega ao filho uma pasta com os cartões de agradecimento.

Owen os distribui. Não diz muita coisa, só um "Aqui está seu cartão!" animado. Mas não precisa de mais nada. Os cartões falam por ele.

Anos mais tarde, depois que ele se tornou capaz de refletir a respeito dessa época, Owen me disse: "Fiquei muito animado mesmo de ir para o ensino médio. É uma coisa que eu queria de verdade. Mas tive medo do que faria sem todos os meus terapeutas e professores. Todos eles sabiam quem eu era".

Enquanto observa as pessoas lendo os cartões e olha de um rosto para o outro, há algo que Owen sabe e que eu agora sinto, com muita força: que esta é uma festa para ele. Foi por Owen que todas as pessoas vieram. Ele está a caminho do ensino médio, igual a Walt. Uma escola de verdade, com todas as coisas que uma tem. E todo mundo que está aqui ajudou para que isso acontecesse.

Ele escuta a voz de Aladdin dentro de si. Owen não é um herói. Mas, com toda a certeza, vai sentir falta deles. Doze escudeiros, todos sorrindo ao sol.

8. Sorte no azar

Cornelia olha para seu passageiro, que dorme com a jaqueta acolchoada, a gola fofa fornecendo um apoio macio para a bochecha. Entre os joelhos da calça jeans rasgada há uma mochila explodindo de cheia — o item básico de qualquer aluno norte-americano de ensino médio.

Ele com certeza se encaixa no papel. E não só quando dorme. Faz a lição de casa em seu quarto, depois do jantar, com a porta fechada. Na maior parte das noites, liga para um dos dois amigos, só para conversar, e depois para o outro. Resmunga "Só mais cinco minutos" quando ela o acorda para ir à escola.

São 8h07 de uma manhã fria no início de novembro de 2007. Ainda faltam cerca de dez minutos até a saída da estrada interestadual para Rockville, Maryland, onde Owen, agora com dezesseis anos, estuda há alguns meses na Katherine Thomas School.

Ele geralmente não dorme durante o trajeto de meia hora. Mas ficou acordado até tarde ontem, porque hoje tem uma prova importante de matemática. Ouvir a respiração leve dele, em segurança no útero quente do carro, aquece Cornelia. Ele parece feliz e envolvido, e era isso que sua mãe esperava que acontecesse. Ela tem preocupações de todos os tipos, antigas e novas, e dúvidas a respeito de como os desafios tradicionais da adolescência vão se apresentar ou não para um adolescente cujo corpo cresce com rapidez enquanto a mente — os sentimentos, o intelecto, a identidade — permanecem, como sempre, além do alcance. Mas as preocupações vão se desfazendo a cada trajeto matutino para a escola ou na volta, à tarde, junto com o nó que ela carrega há tanto tempo no estômago e que agora parece um companheiro de viagem.

O Volvo seria capaz de percorrer o caminho sozinho, de tantas vezes que já fez o trajeto. Cornelia o cutuca para acordar — "Chegamos, querido" — enquanto faz as últimas curvas na direção da escola.

"Está pronto para a prova de matemática?", ela, que nunca foi muito boa na matéria, pergunta. Ele está fazendo álgebra, um curso que se estende por dois anos. O pai o ajuda com a lição de casa.

"Humm, está tudo bem, mãe", ele diz com um suspiro resmungão, em voz baixa e estranhamente sem afetação, como acontece de vez em quando na hora em que acorda, quase como se o corpo se esquecesse de que é autista. É apenas uma dessas miragens, ela sabe, momentos em que uma criança do espectro faz algo tão típico — um olhar, uma palavra, um gesto — que parece que de repente saiu de um encantamento. Claro, isso só leva a um baque. O autismo não é encantamento nenhum — é um jeito de ser. A essa altura, Cornelia construiu muros de retenção contra tais arroubos de otimismo.

O carro entra na faixa onde os alunos descem e Owen abre a porta. "Vejo você depois da aula, mãe!", ele praticamente cantarola, todo alegre. Uma voz na cabeça dela diz: *Eu gostaria que ele pudesse usar aquela outra voz lá dentro.*

Mas quem é ela para dizer? Não sabe muito do que acontece dentro daqueles corredores, e é assim que deve ser: a certa altura, os meninos precisam crescer e se afastar da mãe. É uma verdade universal.

Alguns minutos depois, ela se acomoda em uma mesa mais reservada do Panera Bread, em um shopping center não muito distante da escola. Cerca de 45 minutos depois, Rhona Schwartz, diretora da KTS, chega para uma reunião. Tomando chá e comendo um bolinho, ela responde aos e-mails de ontem e envia mensagens de texto para as irmãs. Cornelia recebeu uma grande fatia de sua vida de volta desde que a experiência de educar Owen em casa acabou, um ano e meio antes, e não podia ter chegado em hora melhor. Ou pior. No início do ano, seu irmão do meio morreu de câncer — assim como tinha acontecido com uma irmã, em 2004. O pai dela morreu há dois meses. De câncer também. Cornelia está combalida e um pouco entorpecida. Não conseguiria estar presente 24 horas por dia, sete dias por semana, para Owen, não nesse ano. Ele encontrou uma vida, um barco salva-vidas, na kts, bem na hora certa. Foi sorte. Sorte no azar.

Ela enfia a mão na bolsa para pegar meia dúzia de páginas dobradas: a avaliação final de Owen no nono ano, em todas as matérias.

Cornelia olha para a data: maio de 2007. Claro, foi um momento ruim depois que o irmão dela, Martin, morreu. Ela recebeu tantos relatórios de desempenho desanimadores de Owen ao longo do ano que agora mal consegue se forçar a olhar para eles.

Mas precisa se preparar. Rhona vai chegar logo. Seus olhos buscam as partes mais importantes — avaliações diretas — e ela é pega de surpresa. De maneira geral, são positivas: ele às vezes se distrai, precisam chamar sua atenção, ele se esforça e tem dificuldade com ideias abstratas, principalmente em matemática. Mas é bem ele. Em inglês, não foi bem nas provas, mas "pareceu apreciar de maneira especial fazer as vozes de personagens em nossa leitura".

Cornelia continua lendo. Em computação, o trabalho dele em sala de aula foi inconsistente, mas Owen "foi capaz de fazer uma apresentação muito boa sobre os escudeiros da Disney"; em teatro, "ele apresentou habilidades notáveis para o desenvolvimento de personagens". E, "como ator, foi além da criatividade em sua demonstração de técnica".

Uma professora escreveu que ele começou o ano com "habilidade de trabalho independente limitada e andando de um lado para o outro com frequência", mas terminou com "necessidade de repreensão mínima, andando bem pouco a esmo" e trabalhando de maneira independente.

Cornelia dobra as folhas e volta a guardá-las com cuidado na bolsa. Depois de treze anos e quatro escolas, esse deve ser o primeiro relatório positivo que ela recebe. Não quer criar esperanças só para vê-las despedaçadas em seguida. Mas o que ela viu ali sem dúvida é um avanço. A consciência e o esforço dele se fazem perceber em quase todas as lições — Owen sempre faz as tarefas de casa, dando o máximo de si, até nas matérias em que o progresso é lento. Tudo o que funcionou na Pedaço do Céu em termos de construir as habilidades dele, integrar o trabalho escolar com sua imaginação turbinada, ensiná-lo a controlar a ansiedade, Owen está usando para avançar sozinho agora. Um tema encontrado no comentário de cada professor é o desejo que tem de melhorar. Ele realmente quer isso.

Cornelia escuta alguém com sotaque de Nova York se aproximar e ergue os olhos. Rhona Schwartz dá um abraço nela e se acomoda no reservado, já com um copo de café na mão. Ela tem cabelo escuro curto, grandes olhos escuros e um sorriso rápido.

As duas já se encontraram algumas vezes e vão direto ao assunto. Cornelia tem vinte minutos antes de precisar voltar à KTS. Rhona oferece informações a respeito de como a escola, ainda em seu terceiro ano, está indo. Com 29 alunos do primeiro ano, dezoito no segundo e quinze no nono ano, tem agora 62 alunos. O público é eclético: mais ou menos um quarto dos alunos pertence ao espectro do autismo, misturado com muitos distúrbios de déficit de atenção e hiperatividade, e outros têm problemas médicos graves. Alguns, de modo compreensível, têm problemas de autorregulação emocional, apesar de os alunos com distúrbios emocionais estudarem em outro lugar. A KTS se tornou, em essência, a escola para as crianças que não se encaixam muito bem nas outras escolas para crianças com deficiências na região.

A maior parte dos alunos é financiada por Washington, DC, ou por Maryland, por não serem apropriados para o sistema público federal. O custo é de quase 35 mil dólares por ano.

Fazemos parte do grupo que paga pela escola, com cerca de um terço dos pais. Em um lugar assim pequeno, dá para ver os dólares em ação. Há quinze professores, um para cada quatro alunos; muitos deles são cheios de energia, de artistas a profissionais aposentados. Usam currículo típico de ensino médio, mas um pouco mais leve e lento. Algumas crianças, entre elas Owen, estão na trajetória para receber um diploma de ensino médio; outras estão a caminho de um certificado de aprendizado.

E Owen, Rhona garante a Cornelia, está indo bem. *Mesmo*.

Ela fala sobre o crescimento dele no primeiro ano, mas as duas sabem que o grande avanço é o fato de agora ter amigos. Owen conhecia um aluno quando entrou na escola — um menino do espectro autista chamado Brian, do grupo de habilidades sociais. Rhona descreve a Cornelia, por cima, como seu filho se aproximou de outro menino, Connor, que se transformou em alguém bastante próximo. Ela sabia que Connor, que estudava na KTS desde o primeiro ciclo do ensino fundamental, era cinéfilo, gentil e alegre. Schwartz conta que abordou Owen. Ele disse que já tinha um amigo (Brian) e tinha medo de perdê-lo se tentasse criar laços com outra pessoa.

A diretora da escola conta a Cornelia que já viu isso antes com crianças do espectro autista: elas optam por controle e semelhança em vez de se arriscar à incerteza e suas ciladas. Schwartz descreve como chamou Owen à sua sala e trabalhou com ele, usando os círculos intersectados do diagrama de Venn para mostrar como poderia ser criada uma intersecção de Owen com Brian e Connor de modo que se mantivesse a integridade das esferas. Ela fez com que ele colorisse o lugar em que os três círculos se encontravam com uma cor de que gostasse. Owen escolheu verde, e Schwartz lhe disse que era ali que a amizade vivia.

O que Cornelia sabe é que Owen, Connor e Brian, que também é fanático por filmes, agora se chamam de Deuses dos Filmes. Eles usaram esse gosto em comum para formar um trio. Essa é a melhor coisa na vida de Owen. Depois de tantos anos buscando amigos, agora tem dois.

"Eu não sabia como tinha acontecido, como ele havia se aproximado de Connor", Cornelia diz, baixinho, e estende a mão por cima da mesa para pegar a de Rhona. "Obrigada."

Finalmente, está dando certo: Owen tem uma escola. O segredo é que está acontecendo — trabalho em sala de aula, amigos no almoço, atividades, o fluir de um dia de aula — em um ambiente controlado e adequado a ele. Não controlado demais, apenas o suficiente. E modulado àquilo de que a maior parte dos alunos precisa. É uma oportunidade de avançar em seu próprio ritmo. E o ritmo é mais importante nesse caso do que para uma criança típica da mesma idade. Quase todo mundo sabe que é assim com as crianças com deficiência. É por isso que têm mais tempo para fazer provas.

Com uma criança típica, o tempo extra não faria diferença real. Ela processa com rapidez, de maneira natural. Ou descobre a resposta ou não, então passa para a próxima. Com o aluno com dificuldade de aprendizado, o modo irregular como processa informação e a encaixa significa que o tempo extra faz diferença — ajuda com que trabalhe sua diferença de aprendizado para chegar à inteligência subliminar e demonstrá-la na prova. Para muitas crianças autistas, é necessário multiplicar — com as complexidades mais profundas na maneira como processam informação, tanto escrita quanto falada, a inteligência subliminar costuma estar escondida mais fundo ou é expressa de maneira mais irregular.

Isso significa que é difícil controlar crianças que avançam em várias velocidades e direções diferentes em cada classe da KTS. Mas, com tempo suficiente, elas chegam lá, geralmente percorrendo um caminho muito improvável até a resposta certa.

Há essa questão em termos de ensino acadêmico. Mas dinâmica semelhante se aplica a tudo o mais que acontece no prédio e à pequena sociedade que se forma em toda escola de ensino médio. O que há de diferente aqui? Tudo precisa ser amenizado e desacelerado um pouco, inclusive as questões sociais.

Muitas das crianças têm uma espécie de precaução do tipo "olhe antes de saltar" no aspecto social, uma espera para que o tempo desmistifique o obscuro. E isso se traduz em gentileza. A agressividade, afinal de contas, costuma nascer de um excesso de confiança ou frustração, baseada em questões de comparação. Nesse último aspecto, essas crianças não formam hierarquias da maneira habitual; não há batalhas constantes por supremacia ou posição, tão típicas do ensino médio. Não que os desejos subliminares sejam muito diferentes. O coração delas bate forte e verdadeiro, e talvez um pouco mais exposto do que o do restante de nós.

O que começamos a ver, dia a dia, é aquilo que Rhona diz a Cornelia: ele está prosperando nesse ecossistema delicadamente controlado.

*   *   *

Owen acorda certa manhã de dezembro de 2007 às 7h10. Está fora da cama às 7h15, terminou o café às 7h25 (ele come rápido), está de banho tomado e vestido às 7h45, entra no carro às 7h50 (hoje é o dia de o pai levar) e chega à escola às 8h20.

Foi um dia como outro qualquer, ou pelo menos foi isso o que ele me disse um ano depois, em relação aos detalhes cotidianos. Owen é capaz de se lembrar de muitas coisas. Outras, prefere esquecer.

Nesse dia de inverno, ele abre caminho pela multidão para chegar até seu armário. Coloca as luvas dentro do gorro e enfia a bola de lã no bolso do casaco, que pendura no armário. Então vai até a sala de estudo, onde encontra Brian e Connor. Os três conversam sobre a nova animação da DreamWorks, *Bee Movie: A história de uma abelha*, que acaba de sair. Na opinião deles, não presta. Owen diz que assistiu a *Branca de Neve e os sete anões* na noite anterior, que fazia um tempo que não via. Continua ótimo. Brian também adora. Owen imita a voz de Zangado. Connor e Brian dão risada. Eles sabem que é esse personagem na primeira palavra. Os dois se juntam a ele em alguns diálogos dos anões.

A primeira aula é de música. Owen entra na sala e se acomoda em sua carteira. Sua mente está em disparada, para lá e para cá. *Branca de Neve e os sete anões*. Zangado. Connor gosta do primeiro filme do Super-Homem. Owen observa a sala. Há tambores, um piano e alguns outros instrumentos. Outros alunos logo chegam. São cinco meninos e duas meninas.

Ele não se mistura. É educado — sempre —, mas fica na dele. Já tem dois amigos.

O menino que se senta ao lado dele — William — é grande e atlético, quase do tamanho de Walt. Ele é muito popular. E está se inclinando na direção de Owen.

"Ei, preciso dizer uma coisa para você", ele cochicha. "Sei onde você mora."

Owen se vira. Ele não é capaz de decifrar a expressão no rosto de William. Vê um rosto simpático, então talvez esteja fazendo uma piada, mas não tem certeza. O pai dele sempre diz: "Se você acha que alguém está fazendo uma piada, parta do princípio de que está. Aja como se fosse uma, e vai perceber se não for".

"Está tentando ser engraçado?", Owen pergunta.

William sacode a cabeça. Não é piada.

"Olhe, Owen, eu conheço seus pais. É isso mesmo. E sei de uma coisa: eles não amam você. Vão te abandonar. Um dia, você vai chegar em casa e vai estar tudo trancado."

Owen sente o pânico crescer em seu peito. Não pode mentir, mas não consegue distinguir com facilidade quando estão mentindo para ele. Esse talvez seja o maior perigo que muitos autistas enfrentam, tanto crianças como adultos. Eles acreditam em tudo. Owen sabe o que é uma mentira, claro. Mas não consegue identificar.

"Meus pais me amam. Sou uma pessoa boa, com um coração grande, e adoro filmes de animação, principalmente da Disney." Ele diz isso com toda a determinação que é capaz de expressar, como se estivesse erguendo um escudo.

Só serve para expor suas fraquezas. "Você está *sempre* falando da Disney. Sei que adora isso. Aliás, sei tudo sobre você", William prossegue. "Eu já disse que sei onde você mora. Se contar para os seus pais o que eu disse, vou tacar fogo na sua casa."

O dia de Owen — história, matemática, artes, almoço, ciências, educação física e inglês — segue como se ele estivesse em transe. Seus olhos disparam para a esquerda e a direita, enquanto sua mente corre em um círculo contínuo. Será que William realmente conhece sua mãe e seu pai? Se contar a eles o que o garoto disse ele vai mesmo queimar a casa?

Em abril de 2008, Cornelia e eu o levamos juntos à escola. Owen está sentado no banco de trás. Olhando para a paisagem que passa pela janela.

Ele está péssimo. Não sabemos por quê. Só que está assim. Perguntamos como vai a escola e Owen estampa no rosto um daqueles sorrisos superforçados, com as sobrancelhas erguidas, os lábios apertados contra os dentes e diz: "A escola está ótima! Tudo está muito bem!". Ele diz a mesma coisa toda vez, do mesmo jeito.

Mas não está comendo. Não está dormindo. Corremos em círculos. Há meses isto está acontecendo. Talvez sejam os remédios — ele já deve ter superado sua dose de Prozac. Talvez precise de uma dose maior, ou de algo diferente.

E ele não fala sobre a Disney, nem quando imito uma voz. Não continua com os diálogos. Faço os pais preferidos dele — Mufasa, o rei Tritão —, mas minha fala fica solta no ar.

A mesma coisa acontece às segundas-feiras à tarde com Dan Griffin. A Disney parou de funcionar. As reações de Owen são mínimas.

Estamos todos juntos no carro hoje porque a escola nos chamou para uma reunião. Só nos disseram que Owen estava se comportando de maneira estranha e iam explicar quando chegássemos lá. Sugerimos que Dan também participasse.

Às nove horas, às crianças vão para a primeira aula, e nós três — Dan acabou de chegar — entramos em uma sala de reunião. Rhona chega com uma expressão pessimista. Está acompanhada pela assistente social de Owen. (Cada criança da KTS participa de um grupo pequeno de habilidades sociais — geralmente com três ou quatro crianças —, conduzido por uma assistente social.)

Rhona vai direto ao ponto: Owen atacou uma criança com um lápis. Não causou nenhum dano, não perfurou a pele. "Mas isto não é do feitio dele", ela diz. "Sei que vocês passaram por muitos momentos difíceis, com tantas mortes na família de Cornelia. Está tudo bem em casa?"

Ela fica estupefata. "Ele atacou alguém com um lápis? Não pode ser."

Rhona assente, concorda parcialmente. "Essa foi nossa reação", ela responde antes de apresentar alguns detalhes. Foi na aula de ciências e havia duas crianças que podiam estar "brincando" com ele. "Mas nada que pudesse provocar esse tipo de reação."

Digo a ela que não houve grandes mudanças em casa, pelo menos nenhuma que tenhamos detectado. Como as coisas afetam Owen nem sempre é claro. Talvez seja uma reação latente ao fato de Walt ter saído de casa nesse ano para fazer faculdade. Talvez sejam os medicamentos.

Dan diz que ele parece tristonho na terapia. E muito fechado. Parece que Owen substituiu a Disney por sessões incansáveis dos dois primeiros filmes de Batman (os de Tim Burton). Ambos são bem obscuros. "Owen revela coisas por meio de seus filmes", ele completa. Talvez isso seja apenas um movimento forte em direção à rebeldia adolescente. Talvez seja outra coisa.

Todos falamos de maneira mais geral sobre as dificuldades em decifrar adolescentes durante os anos de mudanças rápidas, mas só com uma criança típica todo mundo sabe de modo mais ou menos sólido quais são as dores do crescimento: separação dos pais, testar limites, despertar sexual, desdém pelo mundo adulto. O cardápio básico de Holden Caulfield em *O apanhador no campo de centeio*. É difícil fazer a relação de tudo isso com um garoto do espectro autista como Owen, pelo menos com alguma certeza.

"O que acontece dentro dele continua sendo, quase sempre, um mistério", digo, frustrado. "Há mundos lá dentro. Lugares que não podemos acessar."

"Vocês sabem que adoramos Owen aqui", Rhona diz depois de um tempo, para preencher o silêncio.

"Sabemos", Cornelia responde, ainda tentando imaginar como a criança mais boazinha do mundo podia ter sido capaz de atacar outro aluno. "Só nos diga qualquer coisa que observar. Faremos o mesmo. Vamos ver o que conseguimos descobrir a respeito do lápis."

Dobrando uma esquina e no fim de um longo corredor, Owen está na aula de música, tentando respirar.

William trouxe um amigo, Tony, como seu escudeiro. Os dois costumam esperar por Owen toda manhã. Eles continuam com as ameaças. Há muito espaço para improvisarem. Todos os dias surgem com uma novidade.

"Ei, Owen, passei pela sua casa ontem à noite", William cochicha. "Você não me viu? Quase botei fogo nela. Acho que você anda mentindo para mim, que contou para os seus pais. Contou?"

Owen sacode a cabeça de um lado para o outro. "Eu não minto."

"Vá se foder", um dos meninos responde.

"Eu detesto essa palavra."

"Certo, então vá à merda."

Owen se recusa a olhar no rosto de William. Quando seu corpo tenso chega ao limite, esticado feito uma corda de piano, o outro menino — Tony, que está sentado atrás de Owen — dá um cutucão forte nas costelas dele. Ele fica sem fôlego com o golpe.

"Por favor, pare", ele diz.

"*Owen, há algum problema?*", o homem à frente da sala pergunta.

O professor regular de música saiu de licença no final do outono. O substituto está dando aulas pela primeira vez — é muita pressão em uma matéria que exige um tanto de habilidade.

"Não, está tudo bem", Owen diz, com a voz rouca, enquanto escuta risadinhas vindas do lado e de trás.

Desde que William trouxe Tony, Owen vê perigo em todo lugar. Ele não sabe bem quem o garoto vai recrutar em seguida. O aluno que ele atacou com um lápis na aula de ciências nem era um deles. Só que estava começando a agir da mesma forma. Owen sentiu que o caos estava se espalhando, que o menino da aula de ciências tinha ficado sabendo do que estava acontecendo na aula de música e queria se juntar aos outros dois.

O professor de música diz a todos para pegarem os instrumentos. Há uma apresentação de fim de ano marcada para dali a uma semana e todo mundo trabalha um pouco em sua apresentação. Quando o sinal do fim da aula toca, Owen sai correndo. Longe dos garotos, começa a andar de um lado para o outro pelos corredores, murmurando: "Vamos lá, garoto, vamos lá. Revide. Vamos lá, você pode encarar esse vagabundo. Este cara é um pau-mandado, olhe só para ele".

Não é a voz de Owen. O tom de sujeito durão de Danny DeVito é perceptível, então se trata de Filocteto, de *Hércules*. Ele não abandonou a Disney. Apenas a levou para o submundo, para não dar aos seus inimigos nenhuma arma para usar contra ele. Owen precisa de Filocteto nesse momento, mais do que de qualquer outro personagem. É como um conselheiro. Os dois conversam, com a voz de DeVito recitando certas falas do filme. Essa fala — a respeito de o sujeito ser um vagabundo, um pau-mandado — é uma das que Owen repete muito. Hoje, ele adiciona a resposta de Hércules: "Você sempre teve razão, Filocteto. Sonhos são para novatos".

E então ele prossegue com o arremate de Filocteto: "Não, não, não, não, garoto, desistir é para novatos. Eu voltei porque não vou desistir de você. Estou disposto a ir até o fim. E você?".

E, durante o dia todo, Owen balbucia essa parte do diálogo para si mesmo uma centena de vezes. Mal dá para outra pessoa ouvir. É a única coisa que parece abafar o medo.

Há uma surpresa na fila de carros para buscar os alunos na escola em uma tarde de meados de maio.

"Walt!", Owen grita e corre na direção do seu irmão, a cinco carros da frente da fila. Os dois se abraçam no estacionamento. Owen o faz com toda a força.

"Calma, amigão. Tudo bem com você?"

Ele assente. "Estava com saudade."

"Eu também."

Algumas pessoas buzinam atrás deles. Os dois pulam para dentro do carro parado.

"Então, como estão as coisas? Tudo bem?"

Owen assente. "Suas aulas já acabaram?"

Walt explica que o ano letivo é mais curto na faculdade. Ele vai passar algumas semanas em casa antes de viajar para o acampamento, onde agora é conselheiro. O carro avança bem devagar. Não há retorno. Eles vão ter que ficar na fila. À frente, há uma multidão. A hora da saída na escola é uma coreografia cuidadosa. Para evitarem acidentes e ajudar algumas crianças com problemas físicos, professores ou auxiliares acompanham um a um até o carro.

Owen avista William entre as outras crianças e sua mente dispara. Essa é sua chance. Literal até não poder mais, ele pensa que William disse que tocaria fogo na sua casa se contasse qualquer coisa para seus pais. *Mas não comentou nada a respeito de Walt.* Owen já está planejando mentalmente o que Walt vai fazer. William é grande, mas Walt é maior, quase cem quilos de músculo sobre músculo; quase igual a Hércules. Mas o pensamento cria uma reviravolta sutil, o fato de que nenhum dos heróis da Disney jamais mata o vilão, pelo menos não nos clássi-

203

cos. Eles são mortos pela cobiça, pelo ódio, ou, como acontece em *O rei leão*, por seus capangas. Um herói nunca se rebaixa ao assassinato, mesmo quando alguém é pura maldade. Walt chega com sua caminhonete até o primeiro lugar da fila enquanto Owen o observa mexendo no rádio. *Walt poderia matar William.* Se matasse, não seria mais seu herói. E, pensando fora do cálculo da Disney, ele também ia se meter em enormes problemas.

Owen olha através da janela do passageiro para William, que percebe isso e registra surpresa. *Como assim? Sua presa o está encarando?* Owen nunca olha nos olhos do garoto. William olha para dentro do carro e vê um sujeito grande que parece muito com Owen atrás do volante, então recua e se mistura aos alunos que esperam.

Quando o carro se afasta, Owen sente todo o corpo relaxar.

Enquanto Cornelia e eu colocamos os pratos do jantar na lava-louças, ouvimos Owen no piano da sala, ensaiando sua música para a apresentação na escola amanhã à tarde. Não temos como disfarçar a animação. É uma recompensa merecida. Ele tem uma aula por semana com Ruthlee, que é sua professora de piano há cinco anos. Ele consegue se virar com algumas peças clássicas, como a que está tocando agora.

No dia seguinte, quando nos acomodamos nos assentos na KTS para a apresentação, menciono a Cornelia como sabíamos que ele ia arrasar com "Hativkah", principalmente depois de eu dizer a ele que, se a executasse perfeitamente, nunca mais teria que tocá-la.

"Há algum tempo nem tínhamos certeza de que ele estaria no bar mitsvá dele. Mas deu tudo certo. Foi um dia bom para ele. Owen se sentiu seguro."

Os alunos entram e a maior parte se senta ao lado dos pais. Alguns dos que vão se apresentar estão na frente; outros serão chamados quando chegar sua vez. Owen está quase no fim do programa.

Ele parece tenso e distante. Não aplaude quando os outros terminam, o que costumava adorar. Quando o nome dele é chamado, só fica lá sentado. Como se não tivesse escutado. Estamos em meio a umas 120 pessoas, então o diretor da apresentação não o enxerga.

"Owen, é sua vez", sussurro. "Estão chamando o seu nome."

Ele só fica lá, sentado, olhando para a frente. Um dos professores que está na frente o localiza e começa a andar na nossa direção. "Vamos, Owen", Cornelia diz. "É sua vez."

Depois de uma longa pausa, ele levanta e caminha meio incerto na direção do piano, com a partitura na mão. Owen senta, abre o livro no suporte e nada. Perto do palco, bem do lado do piano, um grupo de alunos que vai cantar em seguida olha para ele sem entender.

Vinte segundos se passam e ele começa a tocar de um jeito intermitente. Owen batalha até o fim. Então levanta de um salto e volta correndo para a cadeira, entre aplausos esparsos. Mal está na cadeira ao nosso lado quando o próximo número é anunciado: uma canção original, composta "por um dos nossos alunos mais talentosos". Um rapaz grande e bonito, que estava parado ao lado do piano, vai para o centro do palco. Ele parece consciente de si mesmo e esfuziante, com uma segurança que é surpreendente em uma escola assim.

Ele manda ver — uma música animada que funciona de verdade. O garoto canta e bate palma com destreza, até que todo o salão está em pé, batendo palmas no ritmo e dando vivas. É o encerramento da apresentação.

Mal noto que Owen está paralisado em seu assento. Estou ocupado demais olhando para o rapaz. "Fico imaginando quais são os 'problemas' desse garoto", murmuro. "Parece que está pronto para a MTV."

"Quer cancelar a festa?", Cornelia pergunta, segurando a irritação.

"Não, vamos em frente. Vou comer e voltar ao trabalho."

Ela olha para mim com pena, embora provavelmente não ligasse se eu ficasse no porão — para onde me retirei para terminar meu livro mais recente, porque é mais fácil cochilar no sofá do que no meu escritório. Como acontece em todos os livros, estou em uma batalha até o fim. No primeiro, Cornelia brincou: "Isso é o mais próximo que qualquer homem pode chegar do parto. Talvez você até goste". Agora, no quarto, ela deixou as piadas para trás.

Estou com uma aparência péssima e me sinto ainda pior. Ela só observa, garante que eu coma e fica se perguntando quando o marido vai voltar.

É sábado, dia 7 de junho, e a cozinha poderia ser o cenário de um comercial de TV — panelas diferentes fervem com ingredientes vindos do mundo todo (mas disponíveis no Whole Foods Market). Há uma mesa grande alugada que enche um bom pedaço da sala, o que é possível depois de empurrarmos os sofás e as poltronas contra as paredes. Cornelia participa de um clube do filme só de mulheres. Uma vez por ano, os maridos são convidados para um jantar. Que é hoje à noite.

"Por favor, esteja de banho tomado e barbeado às sete", Cornelia instrui. Eu assinto, humildemente, e desço a escada.

Agora estou começando a me dar conta de que é fácil se perder neste porão. Parece uma caverna, com janelas estreitas no nível da rua e paredes — de pedra, tijolo e cimento por trás do forro de madeira — que não deixam o som entrar.

Owen teve que ficar no quarto nos últimos dias. "Papai vai tomar conta do porão", eu disse, pedindo que fosse de bicicleta na tarde ensolarada até o mercado para comprar creme de leite. É um serviço inventado para que se ocupe por cerca de uma hora.

Eu me acomodo no sofá sagrado, a primeira coisa que Cornelia comprou quando foi morar sozinha na Nova York do início da década de 1980. É um produto de alta qualidade, que continua firme depois de 25 anos. Nós também. Houve estresse até não poder mais, desde os altos e baixos com Owen aos momentos de batalha pública, quando os livros mais recentes foram lançados em um ambiente político tóxico. Mas isso tudo fortaleceu nossa ligação.

Nós dois andamos nos sentindo afortunados ultimamente. Não há razão específica e existem diversas circunstâncias que apontam para o oposto — principalmente em relação ao comportamento estranho e preocupante de Owen. Mas parecemos ter um tipo de fé nas possibilidades, na maneira como as coisas costumam se acertar. A gente faz o melhor que pode e espera ter sorte. E ela vem, mesmo no azar.

Tome como exemplo o declínio do pai de Cornelia no segundo semestre do ano passado. Foi aceleradíssimo. Quando eu estava me preparando para uma viagem com Benazir Bhutto — para o tão esperado retorno dela ao Paquistão —, Cornelia interveio. Sabendo que seu pai não teria muito mais tempo, ela perguntou se havia algum jeito de eu adiar. Concordei, ainda que relutante. Isso significou que eu não estava ao lado de Bhutto naquele mês de outubro, quando um homem-bomba atacou a carreata dela em Karachi, deixando 140 pessoas mortas e quinhentas feridas. Ela mesma entrou atrás de uma tela de proteção no último instante para trabalhar em um discurso que faria, por isso sobreviveu ao ataque. Coisa que não teria acontecido comigo.

Dois meses depois, no final de dezembro, eu a encontrei em Quetta, uma cidade do oeste do Paquistão controlada pelo Talibã. Naquele dia, tínhamos sido perseguidos por homens-bomba. Ela morreu nove dias depois, e foi a última grande entrevista que deu.

Eu tinha acabado de voltar para casa para as festas de fim de ano, depois de uma saída difícil do Afeganistão, e fiquei arrebatado de gratidão por estarmos os quatro juntos, a salvo no aconchego da casa, da família.

Na nossa longa tarde em Quetta, dentro da fortaleza em que vivia um senhor da guerra que era seu amigo, Bhutto falou sobre as acusações de corrupção e sobre como foi duas vezes primeira-ministra de um país patriarcal. Ela mencionou como com frequência as coisas se resumem a créditos e débitos, quem salvou quem, quem deve o que a quem. Seja para uma família ou para uma nação, ela disse, o problema reside no cálculo falso. "Quando as coisas realmente funcionam, é porque as pessoas percebem que isto é uma mentira, que, na verdade, todos salvamos uns aos outros. É como o mundo é."

Então, quando voltei para os Estados Unidos, resolvi que o título do próximo livro seria *The Way of the World* [Como o mundo é]. Provavelmente existem títulos melhores. Mas sou eu que escolho e considerei a frase muito verdadeira. Verdadeira para o mundo? Espero que sim. Mas certamente verdadeira para minha própria vida e a da minha família. Será que é a coisa que eu conheço melhor? Com certeza.

O jantar é muito mais do que a comida —estes são nossos amigos. Há bebida, risadas e piadas em relação a quantos dias faz que não durmo. Às duas da manhã, Cornelia vai dormir e eu volto para o porão.

O livro está passando pela minha mente — um quebra-cabeça de quase quinhentas páginas, com inúmeros personagens e reviravoltas, crianças afegãs e chefes da Inteligência, documentos e revelações a respeito de como o poder geralmente mina o princípio. Está tudo bem apresentado, mas preciso providenciar um arremate mostrando como tudo se conecta, e como nos conecta a algo maior do que nós mesmos nas próximas dez horas. Tenho que resumir brevemente as ideias finais, nas três últimas páginas do livro, antes do meio-dia. Quando todas as peças se encaixarem, o que o quebra-cabeça vai revelar?

Nas difíceis primeiras horas da manhã, a comida gostosa, o vinho e a insônia me pegam de jeito. Eu me vejo agarrado à privada do banheiro do andar de baixo. Acho que é meu fim — Owen vai me encontrar aqui de manhã, quando chegar para assistir a um filme. Quando o desespero passa — e a morte já não é uma certeza —, a imagem apavorante de Owen descobrindo meu corpo permanece. Minha decifração volta para meu filho.

O que há de errado com ele? O que se encaixa e o que está faltando. Isso é básico da reportagem. Quais são as incongruências, as peças sobressalentes? Erga-as, vire para lá e para cá. Tudo entra em algum lugar.

Eu o tenho escutado falando sozinho vezes demais ultimamente; sempre com a voz de Filocteto. Ele faz isso baixinho, sem abrir a boca, mas dá para perceber que é o jeito de falar de Danny DeVito. *Por que Filocteto?* Bom, ele treina Hércules para a batalha e é um sujeitinho bem agressivo. Será que Owen — que não é nem um pouco agressivo — está envolvido em algum tipo de confronto, ou se dirigindo a algo assim? Por que ele tentaria machucar um garoto com um lápis? Não é da natureza dele, tenho certeza disso. Alguma circunstância, algo que o está deixando tenso até não poder mais, deve ter motivado isso.

Quando repasso todos os momentos em que o vi ansioso, penso naquela apresentação. Ele tocou a música dez vezes no piano da sala com os olhos fechados. Nunca fica paralisado na frente de uma plateia. Olhe só para o bar mitsvá. Quais são as diferenças entre nossa sala — e, de maneira ainda mais clara, de uma sinagoga lotada — e aquele ginásio? Bom, como Cornelia disse, ele se sentiu seguro no bar mitsvá. O que aconteceu naquele ginásio? Penso nas crianças que se apresentaram. Não estava prestando muita atenção em ninguém além de Owen, Cornelia e quem estivesse no palco. Isso me leva de volta ao menino que surpreendentemente dominou o salão. E então veio a lembrança da maneira como Owen estava sentado, olhando para o chão enquanto todas as outras pessoas aplaudiam.

Alguns dias depois, o livro está sendo impresso. Consegui ter longas noites de sono. Owen retomou a posse de seu porão. Estamos agora no sofá, juntos.

"Quem era aquele garoto que encerrou a apresentação? Você conhece?"

Owen não olhava nos meus olhos. "Não."

"Mas várias das crianças que se apresentaram estão na sua aula de música. Ele não está?"

Owen faz uma pausa. "Está."

"Então ele passou o ano todo ao seu lado, mas você não o conhece?"

"Posso sair agora?"

"Não enquanto não conversar comigo."

Isto se desenrolou durante uma hora, até que Owen disse o seguinte: "Se eu contar uma vez, nunca mais vou ter que falar sobre isso?".

Eu me apresso em concordar — uma promessa que fiz a ele e quebrei, várias vezes. "É, você só vai precisar contar desta vez."

Ele fica lá parado em silêncio durante uns cinco minutos. E então começa a vir, rápido, em uma enxurrada. A história toda. Está catalogada na mente dele, dia a dia. Não quer proferir as palavras, o que foi dito. Digo a ele que preciso saber de tudo, de cada palavra. E então as repito para ele, sentindo cada golpe, como se eu estivesse sendo atingido. "Botar fogo na casa?!", "Matar todos nós?!" e "Matar você se nos contasse?!".

Ele não está chorando — raramente chora —, mas treme e respira pesado. *E então, e então, e então*, despejando cada ameaça e palavrão.

Tudo agora faz sentido. Owen diz que quase contou para Walt, perdendo um pouco a paciência, como se dissesse: *Ei, eu não sou um idiota completo*. Mas ficou com medo de que o irmão matasse o menino. Consigo visualizar a cena toda na fila de carros na frente da escola, como se estivesse acontecendo agora. Graças a Deus que ele não con-

209

tou para Walt. "Mas deve ter sido muito difícil. E você não tinha ninguém com quem conversar."

E então Owen respira fundo e me conta a respeito de Filocteto. Ele não podia recorrer a nós, por isso recorreu a ele. Claro... estava treinando para a batalha. "Conversar com Filocteto me ajudou." E Lucky Jack, outro escudeiro que é um mentor. Assim como o Grilo Falante. "Ele disse: 'Deixe que sua consciência seja seu guia'; e: 'Vá contar para seus pais. Eles vão entender'."

Pergunto a ele por que não escutou o Grilo Falante e nos contou. "Você passou tantos meses sozinho e apavorado."

Owen agarra meu pescoço. Eu o abraço, com força. Depois de um momento, sinto suas lágrimas molharem minha camisa. "Estava com medo de que eles botassem fogo na casa."

No andar de cima, ouço a porta de entrada se abrir. É Cornelia. Logo estamos os três no porão.

A reação dela é vulcânica, mas logo se contém. Cornelia se move veloz e furiosa, como aquelas mulheres que erguem carros para salvar os filhos. O círculo se alarga com rapidez. Naquela tarde, Rhona Schwartz vem à nossa casa. Nem precisamos dizer a ela que Owen não pode voltar para a escola se os dois meninos que o atormentaram estiverem lá. Ele diz isso a ela pessoalmente. Cornelia completa com um olhar homicida e Rhona entra em ação. No outono, não estarão mais lá.

C. T. Gordon, psiquiatra de Owen, está em raras férias, por isso o levamos a um médico de plantão, o dr. Lance Clawson, que é recomendado pela escola e por muitas outras pessoas. Ele assume a liderança. Além de tudo o mais, Owen agora também está lutando contra o transtorno obsessivo-compulsivo (TOC), ao repassar as ameaças e os xingamentos vez após outra na cabeça, coisa que o deixa paralisado de medo.

Ele recebe medicação para isso e Lance nos encaminha a um especialista, um terapeuta que introduz um tipo de terapia cognitiva comportamental chamada prevenção de respostas pela exposição, ou ERP. A ideia é que ele seja exposto, pouco a pouco, a pensamentos ou palavras pavorosas, para que consiga manter a calma e não entrar em pânico nem ficar paralisado quando isso realmente acontecer. Com o tempo, ele vai se acostumar. Isso, por assim dizer, é o que acontece com as pessoas neurotípicas ao longo dos anos — somos entorpecidos e criamos um escudo protetor.

O eixo de bombardeamento e de dessensibilização — e a necessidade de choques cada vez mais fortes para obter uma reação — é o que muitos teóricos sociais enxergam como dilema da era contemporânea: vivemos dentro de um Circo Máximo de violência, sexo e medo, geralmente chamado de "cultura da mídia". Owen, é claro, sofreu um trauma específico. Mas precisamos isolá-lo das mentiras, das ameaças e dos palavrões de modo geral.

Cornelia e eu conversamos infinitamente sobre isso, noite após noite. Por um lado, dizemos que ele acaba de completar dezessete anos e está no ensino médio. Não pode evitar o mundo mais amplo, tampouco nós podemos. Se as coisas derem certo, é nesse lugar que ele vai viver. Por outro lado, estamos em estado de choque e sentindo remorso. Nosso medo de como é fácil tirar vantagem dele, uma ameaça que aumenta a cada passo na direção da independência, foi confirmado de modo desastroso.

"Eu me esforcei tanto para fazer com que ele chegasse até aqui, e agora isto acontece", Cornelia diz, tarde da noite em julho, durante um momento de reflexão.

No que eu penso, repetidamente? Naquilo que ele escreveu no caderno, sobre ser "o protetor dos escudeiros". Sempre achei que esse era o meu trabalho.

Começamos a levá-lo a um consultório no subúrbio de Maryland, onde uma psicóloga de meia-idade chamada Sherry faz com que ele recite cada palavra que os dois meninos disseram. À medida que o corpo dele fica tenso, ela o acalma. E então recomeça o processo.

O termo de Carl Jung para isso é "sombra". Ou pelo menos foi o que o dr. Dan Griffin me disse no outono anterior, depois de uma sessão em que Owen descrevia de modo efusivo aquilo que impelia muitos dos vilões da Disney: cobiça, luxúria, poder, inveja.

Eu disse que nunca tinha ouvido falar a respeito. Dan me mandou um recado naquela noite:

O sexo e os instintos de sobrevivência em geral estão representados em algum ponto do sistema de Jung. Fazem parte de um arquétipo chamado "sombra". Ela deriva do nosso passado animal pré-humano, quando nossas preocupações se limitavam à sobrevivência e à reprodução, e não tínhamos consciência de nós mesmos. É o "lado obscuro" do ego, e o mal que somos capazes de cometer costuma ser armazenado ali. Na verdade, a sombra é amoral — nem boa nem ruim, como nos animais. Um bicho é capaz de ter carinho pelos filhotes e de matar com crueldade para se alimentar, mas não escolhe nenhum dos dois. Só faz o que faz. É "inocente". Mas, da nossa perspectiva, esse mundo parece bastante brutal, desumano, de modo que a sombra se torna uma espécie de lata do lixo para as partes de nós que não somos capazes de admitir totalmente.

Símbolos da sombra incluem a cobra (como a do jardim do Éden), dragões, monstros e demônios. Geralmente ela vigia a entrada de uma caverna ou lago, que é o inconsciente coletivo. Da próxima vez que você sonhar que está batalhando com o demônio, saiba que talvez só esteja lutando contra si mesmo!

Dan considera Jung uma de suas primeiras influências importantes. Evidente que já está claro há muito tempo que Owen anda pela terra das sombras na ponta dos pés, tentando acessá-la por meio da reflexão sobre seus vilões preferidos e impulsos humanos mais obscuros. Ele sabe que as pessoas mentem, trapaceiam, provocam, machucam e até se matam. Estes são elementos presentes em praticamente todos os filmes que memorizou. Mas parece que só é capaz de lutar contra estas dualidades humanas na paisagem controlada da Disney, um lugar que domina, manipula e doma.

Os cinco meses seguintes têm como tema a perda desse controle. Ele aprende com os filmes — é o seu jeito —, mas a vida não é um filme que você pode voltar, pausar e decifrar de posse de um controle remoto. Ela vem para cima de você mais rápido do que tantas das pessoas que se encontram no espectro autista são capazes de dar conta. O lado obscuro se ergueu para encará-lo, todas as manhãs, na aula de música. Sem nenhuma razão que ele tenha sido capaz de identificar, uma vida controlada com cuidado — por nós e por ele — foi lançada no caos.

Owen volta para o segundo ano na escola, mas está bastante inseguro. Ele vacila de um lado para o outro, ainda bem desconjuntado.

Os valentões não estão mais lá. Owen caminha pelos mesmos corredores, senta-se às mesmas carteiras. Os resíduos estão em todo lugar.

Isso também vale para alguns contrapontos preciosos, especificamente Connor e Brian, que estão à espera dele na sala de estudos logo no primeiro dia. É o reencontro dos Deuses dos Filmes.

Cada um deles é diferente, assim como todos nós, apesar de compartilharem alguns traços reveladores: dificuldade em captar indícios sociais, de aplicar o que é específico ao geral, de atenção e de linguagem receptiva; rigidez de hábitos e de intelecto, desorientação em situações desconhecidas.

A linguagem expressiva é uma história diferente — e o que vem à tona nos três é um mundo acessível por meio da imagem em movimento. Assim como os diagramas de Venn que Rhona desenhou, os Deuses dos Filmes demonstram muitos pontos em comum.

Brian é um garoto do tipo *Thomas e seus amigos*. A série infantil britânica só tem um humano: o personagem principal, o sr. Maquinista, dublado por Ringo Starr e George Carlin, que se revezam. O restante são trens — Thomas, Percy, William, e assim por diante — que avançam enquanto participam de dramas humanos modestos, com as emoções apresentadas com expressões paralisadas (sorriso, testa franzida, surpresa) logo na frente do veículo. É precisamente essa estrutura e simplicidade, a repetição dos trilhos e as emoções fáceis de discernir, que fazem da série uma das preferidas entre as crianças com autismo.

Connor também gosta de Thomas, mas ele já *avançou* — se essa é a palavra correta — para a arena dos filmes de super-heróis. Há muitos. Ele sabe tudo sobre esse mundo, assim como Brian sabe sobre *Thomas*.

Os interesses de Brian vão além dessa série. Ele é fanático pelos filmes de Mel Brooks e conhece todos os atores judeus da história do cinema. Connor, que não é judeu, também gosta dos filmes de Brooks — principalmente *Banzé no oeste* —, mas não vive para eles, como o outro.

Ambos adoram a Disney, que é onde as bordas dos círculos dos dois meninos cruzam com as de Owen. Nosso filho é o fanático, mas todos são capazes de falar a linguagem da Disney e apreciam sua expertise, da mesma maneira que Owen aproveita o conhecimento de Brian sobre *Thomas* e o conhecimento abrangente de Connor em relação a dúzias de filmes de super-heróis. Mas agora, no começo do terceiro ano da amizade deles, os três círculos estão se espalhando um sobre o outro. É quase como se eles fossem se aventurar em território contíguo — na maior parte, o território do cinema —, pelo bem de um colega Deus dos Filmes, da mesma maneira que garotos adolescentes fazem em paisagem decididamente mais tridimensional.

Quando se encontram naquele primeiro dia, às 8h30, a restauração que Owen sente é palpável. Ele abraça os dois. O prédio parece diferente, ele nos diz mais tarde, "como no ano passado com os valentões, mas de outro jeito". No entanto, Connor e Brian estão exatamente onde deveriam estar, sorrindo e prontos. Connor, um garoto grande de cabelo encaracolado, com quase 1,80 metro de altura, comemora: "Os Deuses dos Filmes voltaram!". Brian, um menino de ombros largos e cabelo escuro, mais ou menos da altura de Owen, que sorri o tempo todo — feliz, nervoso, confuso, absorto, não importa —, diz: "Todos por um!".

Ambos querem saber a mesma coisa: se Owen assistiu a *O cavaleiro das trevas* com Heath Ledger. O segundo filme de Chris Nolan com Christian Bale como Batman é o sucesso do verão, em grande parte devido à atuação de Ledger como o Coringa, tão violenta e perturbadora que algumas pessoas acreditam ter contribuído para sua morte alguns meses antes do lançamento do filme, em meados de julho. A última interpretação dele era hipnotizante. Ninguém conseguia tirar os olhos do filme e do vilão que instaura o caos sem motivo aparente além do fato de que "alguns homens", como diz o mordomo de Bruce Wayne, Alfred (Michael Caine), "só querem ver o mundo pegar fogo".

Owen ouviu dizer que é obscuro e maldoso, muito além dos dois filmes que abraçou — os Batmans dirigidos por Tim Burton. O primeiro, com Jack Nicholson como o Coringa, e o segundo, com Danny DeVito como o Pinguim, são sombrios e para baixo, mas conduzem sua violência com um pouco de comédia e distanciamento da realidade.

Em seu primeiro dia de volta à escola, Owen está atrapalhado, incerto sobre onde pisa. Ele assente, acessando o diagrama de Venn: "Não, mas vou ver". Os dois ficam felizes da vida.

"Assim vamos poder conversar sobre o filme!", Connor exclama.

Naquele fim de semana, Owen e eu vamos ao cinema Uptown Theater em Connecticut Avenue, perto de casa, a apenas alguns quarteirões do porão da igreja onde ficava a Pedaço do Céu.

Nunca assisti a um filme assim. Owen observa a tela com intensidade surpreendente. O Coringa mata um homem enfiando um lápis em seu olho. Só consigo pensar em Owen atacando o garoto com um lápis. Pergunto se ele quer ir embora.

"Não", Owen responde, quase que para si mesmo. "Está tudo bem." Talvez seja este o objetivo da terapia ERP, aprender a permanecer calmo e afastado enquanto mil choques são lançados em cima de você.

Não sei dizer o que ele está pensando — é o tipo de coisa que Owen sempre evitou, mas agora não evita. E, na minha cadeira, o cinematográfico e o real entram em colisão. Passei o verão dando entrevistas para programas de sátira política como *The Today Show*, de John Stewart, ao programa de rádio de direita de Rush Limbaugh para promover o meu livro, *The Way of the World*. O personagem principal é um chefe da inteligência dos Estados Unidos que viaja furiosamente pelo mundo todo para impedir que armas de destruição em massa caiam nas mãos de terroristas. Seu juramento de usar o medo para minar as normas de uma civilização e criar anarquia — para mostrar que nossos princípios tão valorizados são questão de conveniência e podem ser derrubados com facilidade — é idêntico ao que o personagem de Ledger pronuncia no filme:

CORINGA: VOCÊ VAI VER, EU VOU MOSTRAR PARA VOCÊ QUE, QUANDO AS FICHAS ESTÃO NA MESA, ESTAS, HUM... PESSOAS CIVILIZADAS, ELAS DEVORAM UMAS ÀS OUTRAS.

E então diz isso para o procurador Harvey Dent — o defensor da lei, seguidor das regras —, que está estirado em uma cama de hospital todo detonado:

CORINGA: ACHA MESMO QUE PAREÇO SER UM CARA QUE TEM UM PLANO? SABE O QUE EU SOU? SOU UM CACHORRO CORRENDO ATRÁS DOS CARROS.

NÃO SABERIA O QUE FAZER SE PEGASSE UM! SABE, EU SÓ FAÇO COISAS. A MÁFIA TEM PLANOS, A POLÍCIA TEM PLANOS, GORDON TEM PLANOS. ELES TRAMAM. TRAMAM PARA TENTAR CONTROLAR O MUNDO. EU NÃO. TENTO MOSTRAR A QUEM TRAMA COMO SUAS TENTATIVAS DE CONTROLAR AS COISAS NA VERDADE SÃO RIDÍCULAS... QUERO INTRODUZIR UM POUCO DE ANARQUIA. PERTURBAR A ORDEM ESTABELECIDA E FAZER TUDO SE TRANSFORMAR EM CAOS.

No dia seguinte, domingo, ouço Owen recitar essa passagem toda em uma imitação perfeita do Coringa de Heath Ledger.

Fico estupefato. Peço a ele que faça de novo e trago Cornelia para escutar. Ela não assistiu ao filme, mas as palavras são inconfundíveis em sua atribuição — assim como sua conexão com a vida de Owen.

Vamos para o quintal, onde podemos conversar.

"Ele pode muito bem estar falando com os valentões", Cornelia diz, ultrajada. "É apavorante."

Conversamos durante uma hora. O sol quente de setembro está começando a se pôr. Os insetos do fim do verão zumbem ao redor das flores no quintal.

Sugiro que recitar longas passagens de Heath Ledger é a maneira dele de apagar o trauma, de fazer com que perca força. Da mesma forma como usou a Disney ao longo de tantos anos, é assim que funciona a autoterapia de Owen agora, sua bússola e seu sextante. "Bom, ele está tentando lidar com as coisas obscuras da vida, com o jeito como as pessoas podem ser."

"É... obviamente", Cornelia diz. "Na verdade, tem a ver com algo mais profundo. Uma perda de controle. Ela é nossa tanto quanto dele. Não podemos proteger Owen. E não acho que ele possa se proteger. Isso significa que alguém que eu amo tanto quanto minha própria vida vai se magoar, vez após outra. E os filmes são só filmes."

Em um hotel em Naples, na Flórida, colocamos as cartas na mesa.

Achamos que uma viagem com os meninos nas férias de Natal seria boa. É gostoso estarmos juntos, nós quatro. O semestre foi difícil para

Owen, apesar de ele estar se recuperando aos poucos. Heath Ledger talvez tenha ajudado. Está claro que a terapia também, devagar e sempre.

E tem a lição de casa. As cartas são isso. Vinte, dispostas sob uma mesinha embaixo do lustre do quarto do hotel — quatro fileiras de cinco. Temos cartas parecidas na mão. É um jogo de combinação.

As cartas contêm palavrões. Owen coloca uma carta com a palavra MERDA em uma pilha de MERDAS. "Preciso de outra MERDA", ele diz, acanhado.

Walt começa a dar risada.

"Isso é engraçado."

"Odeio essa palavra."

"Eu sei, querido", Cornelia diz. "Mas é assim que elas vão parar de ter força sobre você."

Menciono Lenny Bruce. Walt capta, com toda a certeza é a mesma ideia. Ele diz: "Assim elas perdem seu poder".

Cornelia encontra uma combinação para PUTA. Owen sacode a cabeça. "Odeio essa palavra."

É a vez de Walt. Ele olha a mesa. "Preciso muito de um FODA", e então cai na gargalhada. Eu e Cornelia rimos também, então Owen olha de rosto em rosto e se junta a nós.

Penso na época em que Walt tinha cinco anos, logo antes de sairmos de Dedham. Eu entrei no quarto dele para dizer que estava na hora de apagar a luz. Walt não ficou nada contente com isso e resolveu experimentar uma palavra que tinha escutado. "Merda!", ele berrou. Olhei para ele, dei um beijo de boa noite e saí, deixando-o lá, confuso. De lá para cá, essa se tornou uma velha história de família a respeito de como Walt estava experimentando a palavra, então achou que tinha usado errado.

Menciono isso quando a rodada seguinte de cartas de MERDA chega. Ele assente e sorri. "Demorou um pouco para eu tentar usar 'merda' outra vez."

Apesar de eu ter certeza de que Owen nunca vai usar palavrões, uma utilidade da adversidade traumática — iniciada um ano antes, naquela manhã na aula de música — é que as palavras podem ser tiradas da lista de realidades feias que podem exercer poder sobre ele à medida que se aventura no mundo.

* * *

As segundas à tarde continuam sendo minhas sempre que estou em casa. No final de fevereiro de 2009, Owen e eu estamos a caminho do consultório do dr. Dan Griffin para a consulta às três.

A estrada adiante está assustando Owen, assim como o jogo sutil de luz e escuridão dentro dele — o mesmo que existe dentro de cada um de nós — e os perigos do mundo mais amplo. Como Cornelia disse no outono passado, quando conversamos no quintal, não podemos protegê-lo, e Owen está percebendo que tampouco consegue.

A conclusão dele é de que há mágoas demais adiante para arriscar a jornada.

Depois de voltar das férias de Natal, começamos a notar que sua bússola está apontando para trás, em uma regressão total. Qualquer coisa que sugira crescimento, mudança, o mundo adulto ou o futuro começa a se tornar intocável. O ensino médio e as extravagâncias da vida de adolescente, com todas as suas armadilhas e incertezas, o desestabilizam. Owen viu o mundo mais amplo e não quer fazer parte dele.

Cornelia mapeia a corrida para trás, dia a dia. Estamos tentando fazer com que use um celular. Ele o ignora. Esconde na mochila, desligado. Também está revendo *Thomas e seus amigos* e pegando velhos livros infantis com imagens, de quando era bebê, nas caixas guardadas embaixo da mesa de pingue-pongue.

Se isso continuar, as reciprocidades com Connor e Brian deixarão de existir.

Regressão é, em última instância, uma forma de defesa, como construir uma fortaleza e se recolher dentro dela. Dizer que ele não pode se esconder atrás de coisas de criança não está funcionando. Somos parte do problema. Ele acha que queremos impeli-lo adiante. Isso é compreensível. Porque queremos mesmo.

Se nós não podemos aconselhá-lo, quem pode?

E é isso que me leva de volta a Filocteto, de *Hércules*. É nele que estou pensando a caminho do consultório de Dan. Afinal de contas, foi a ele que Owen recorreu quando estava com medo de que talvez não o amássemos, como os valentões tinham dito, quando achou que precisaria brigar para avançar em seu trajeto.

Mas existem muitos tipos de escudeiros, como a essa altura sabemos bem.

Chegando ao consultório, digo a Owen que preciso falar com o dr. Griffin por um minuto e que ele deve ficar na sala de espera.

Dan e eu confabulamos atrás da porta fechada. Conversamos sobre Filocteto. Ele sabe tudo sobre o personagem e sobre a regressão. Basicamente, sabe tudo que sabemos então.

"Certo, a ideia é a seguinte. Faça com que Owen solucione um problema para um garoto como ele, que tem medo do futuro, na voz de um dos escudeiros sábios."

Dan compreende imediatamente. Está animado. "Qual deles?"

Na parede, em cima do ombro direito dele, está o desenho que Owen fez de Rafiki, enquadrado.

Aponto para ele.

Dan assente. "Vamos de Rafiki então."

Chamo Owen para entrar e cada um toma seu lugar. O dele é no sofá. Fico na poltrona ao seu lado. Dan está acomodado na cadeira de rodinhas da escrivaninha, que ele aproxima de nós.

"Certo, Owen", o dr. Griffin diz e se inclina para a frente, com a mão enquadrando o ar na frente do seu rosto. "Vamos dizer que existe um menino igual a você, diferente de vários outros meninos, que tem medo do futuro, de crescer, e quer voltar a ser criança." Ele faz uma pausa. "O que Rafiki diria a ele?"

Sem se abalar, Owen diz, ciente de si: "Prefiro Merlin".

Dan gagueja. "Humm. Tudo bem, então. Merlin!"

"Escute, meu garoto, conhecimento e sabedoria são o verdadeiro poder!" Owen prossegue na voz do dublador Karl Swenson. "Agora, lembre-se, rapaz, eu transformei você em peixe. Bom, você tem que pensar naquela água como se fosse o futuro. Ele é desconhecido até você nadar nele. E, quanto mais você nada, mais sabe. Tanto sobre as águas profundas quanto a respeito de si mesmo. Então nade, menino, nade."

Dan olha para mim com os olhos arregalados. Ele assistiu ao filme várias vezes, mas não consegue localizar a segunda parte. Sacudo a

219

cabeça. Não está lá. Sim, há uma cena em que Merlin transforma a si mesmo e a Artur em peixes. Isso parece ter sido o gatilho de Owen. Mas de onde as palavras estão saindo?

Dan faz mais perguntas a Merlin, e "um menino como Owen" recebe conselhos, sábios e gentis. Depois de dez minutos, começo a perceber que Owen vive em um mundo virado de cabeça para baixo, muito mais complexo do que jamais poderíamos ter imaginado. Agora, fazemos parte dele também. Merlin fala com uma nuance profunda que Owen nunca foi — e talvez nunca seja — capaz de reproduzir. Ele nunca teria sido capaz de fazer isso sem Merlin. Será que se trata de uma faculdade de discurso isolada que vem desenvolvendo dentro de si e não foi afetada pelo autismo? Ou, talvez, uma reação à maneira como o autismo bloqueou e reprogramou os caminhos neurais típicos para o desenvolvimento do discurso.

Quarenta e cinco minutos depois, Dan e eu saímos tontos da sala. Vou levar Owen para casa, enquanto ele reflete sobre o momento incrível que experimentamos e faz suas anotações.

Quando chego em casa no fim daquela tarde, mal posso esperar para contar a Cornelia. Ela entende imediatamente, percebendo o avanço e querendo dar estrutura a ele.

"Olhe, eu sei que você é especialista em tudo, mas não tem um diploma em psicologia. Mande um e-mail para Dan e peça a ele que pesquise a respeito de usar vozes assim."

Nos dias que se seguem, Dan envia links para trabalhos recentes que mencionam o uso de algo chamado "discurso interno" no desenvolvimento da função executiva — o termo abrangente para raciocínio, planejamento, resolução de problemas, conexão do passado com o presente e toda uma gama de outras funções cognitivas. Teorizado pela primeira vez por um psicólogo russo do início do século xx, Lev Vygotsky, começa com o discurso em voz alta e autodirecionado das crianças pequenas — que vão verbalizando à medida que avançam — e é internalizado nos anos pré-escolares, como maneira de as crianças "pensarem" as ações. Estudos em anos recentes indicam que esse discurso interno pode ser prejudicado em crianças autistas, minando assim, desde o início, sua função executiva. De fato, quando o discurso interno é prejudicado em crianças típicas — o que acontece quando há barulho perturbador ou batidas —, o desempenho delas em diversas tarefas de resolução de problemas é mais ou menos igual ao das crianças autistas.

Muitas crianças autistas memorizam e recitam roteiros, por isso o termo de uso amplo — "roteirizar" —, que costuma ser visto por terapeutas e psicólogos como comportamento repetitivo e não funcional, é algo a ser reduzido e remediado.

Certamente tentamos ajudá-lo a controlar o hábito na escola e em público. Mas fica claro que Owen, com nosso apoio improvisado, derivou valor da roteirização, em si, como maneira — aparentemente bem-sucedida — de formatar e desenvolver seu discurso interno, tão fundamental.

O diálogo interno dele parece se enriquecer ano a ano, dando conta não apenas das funções executivas, mas do gerenciamento e até do crescimento emocional.

Nas sessões com Dan no mês seguinte, Merlin (ou Owen na pele de Merlin) nos leva para um passeio pelo "discurso interno".

Outros também se apresentam. Ele escolhe a voz de certos escudeiros, geralmente os sábios ou protetores, para necessidades diferentes. Especificamente, para ajudá-lo a lidar com os desafios que "um garoto como Owen" enfrenta.

Os insights são mordazes. Muitos são tirados de uma fala em um diálogo. Mas, da mesma maneira como quando Merlin apareceu pela primeira vez, desenvolvem-se para muito além do roteiro. A voz de cada personagem — Rafiki, Sebastião, o Grilo Falante — tem orientações gentis a oferecer. Com cada um deles, acontece o mesmo. Owen está acessando algum tipo de faculdade de discurso latente, em que é capaz de convocar e articular cognição que, de outro modo, não parece possuir.

Em casa, Cornelia e eu chamamos isso de "momento de volta para o futuro". De certas maneiras, ela observa, estamos retornando ao tempo da representação de papéis no porão. Na época, tínhamos que nos ater ao roteiro e encontrar as falas certas no momento certo para nos comunicar. *Agora é improviso!*

221

Como sempre, Cornelia traz estrutura ao procedimento, ajudando todos os envolvidos. A ideia anima Dan. Na nossa sessão de terapia, ele prepara cenas que têm relação com a vida de Owen — estar perdido ou confuso, ser enganado, sentir-se frustrado ou perder um amigo. Então lança mão de Sebastião para perguntar a Owen o que deve fazer.

As analogias teatrais vão mais longe. Cornelia, em sessões com Dan, também observa que superamos a chamada "quarta parede" do teatro, aquela que separa o palco da plateia, a qual os atores atravessam quando descem do palco para interagir com o público sem sair da pele do personagem.

Em casa, isso começa a ser natural, uma versão moderna do antigo diálogo da Disney. A qualquer oportunidade, quando um desafio surge, podemos perguntar a Owen: "O que Rafiki diria?".

O diálogo interno, que ele obviamente trava há anos, pode finalmente ser tomado e formatado por nós.

Dan, nesse ínterim, desencava teorias e terapias que possam apoiar e iluminar o que vê toda semana. Ele examina tudo, de terapia narrativa — uma técnica que usa histórias para ajudar a formatar o comportamento e as atitudes de um paciente — à teoria da construção pessoal, que mapeia como, desde a mais tenra idade, desenvolvemos estruturas para fornecer uma noção de ordem ao mundo e do nosso lugar nele, para antecipar acontecimentos futuros.

Na primavera de 2010, Owen está presente durante a maior parte das consultas, mas há intervalos para que eu possa informar a Dan o que está acontecendo na vida dele e possamos conversar sobre que personagens funcionariam melhor. A hora é intensa. Os intervalos são quase como pedidos de tempo em um jogo, quando Dan e eu — os técnicos — podemos trocar ideias. Então chamamos Owen de volta.

Merlin, não por surpresa, permanece em primeiro lugar. *A espada era a lei* é um drama de 87 minutos de um homem mais velho, Merlin, conduzindo um adolescente pelas verdades mais profundas da vida. A estrutura é limpa. Arquimedes, a coruja, ajuda com o progresso intelectual do jovem Artur (ensinando o menino a ler), enquanto Merlin fornece orientação em relação a seu crescimento emocional e à formação de seu caráter.

Mas onde Merlin acaba e Owen começa? Em uma sessão em meados de março, Dan testa os limites entre os dois, para ver se o personagem é capaz de decidir como e quando se encaixa dentro do menino. Afinal de contas, tudo diz respeito a Owen. Ele é o paciente.

Dan examina a questão com cuidado e acha que deve começar se dirigindo a Owen.

Dan: Owen, posso fazer uma pergunta a Merlin?

Owen: Claro.

Dan: Merlin, você sempre consegue desenterrar grandes ideias. Como faz isso? De onde, exatamente, vêm elas?

Owen se levanta do sofá e dá uma bronca em Dan.

A resposta, na voz de Merlin, carrega um tom de impaciência que beira a raiva: "Você nunca deve perguntar a um mago qual é a fonte de seus poderes! Essa é a maneira mais certa de perdê-los!".

9. Bênçãos sem disfarce

Alguns minutos depois de Owen ter se voltado contra Dan na pele de Merlin, estamos no carro, a caminho de casa.

Faz um ano desde a última vez que o cutuquei.

"Então, amigão, você andou pensando naquele seu filme?"

Ele olha para mim com o cenho franzido e fico achando que Merlin vai se voltar contra mim também.

Mas não. Owen fala com a própria voz, enquanto olha pela janela. "Estou trabalhando nele."

Faço isso mais ou menos uma vez por ano desde que mencionou a ideia de um filme sobre doze escudeiros em busca de um herói. Durante a jornada cheia de obstáculos, cada um deles encontraria o herói que existe dentro de si mesmo.

Pergunto se ele já escreveu alguma coisa.

"Está tudo na minha cabeça."

Deixo a ideia pairar no ar por um minuto.

"Mais ou menos igual a James?"

"Não exatamente."

"Como é a letra?"

"Não sei."

"Claro que sabe."

É a música mais importante de *James e o pêssego gigante* — a única que Owen nunca cantou. A omissão é estranha, principalmente pelo fato de que parece ser a que mais se aplica à sua vida e às suas dificuldades. Cornelia e eu tomamos aquilo como sinal de que ela tocava Owen de algum modo fundamental, penetrando em um lugar secreto e ficando selada lá dentro.

Então, no carro, eu canto:

Meu nome é James
E meus pais chamavam
Meu nome é James
Sempre foi assim
Mas posso esquecer
E com medo fico só
E preciso me esforçar
E então lembrar

Owen não canta comigo. Ele só olha pela janela, com a cabeça virada para o outro lado.

"Você entra na sua própria cabeça pra procurar por Owen?", pergunto.

O carro fica em silêncio.

"Às vezes."

"Como ele está?"

"Bem."

Sinto algo engatilhar.

"E como andam os escudeiros?"

"Bem. Estão com ele, na floresta escura."

"Ele encontrou o herói dentro de si mesmo?"

"Ainda não."

"Você sabe como vai acontecer?"

Ele fica em silêncio. O trajeto do consultório de Dan Griffin em Tacoma Park, Maryland, até nossa casa na região noroeste de Washington demora cerca de quinze minutos.

Calculo que temos mais dez, no máximo. Faço questão de ignorar alguns semáforos. O barulho e a vibração do carro, a paisagem que passa, as janelas fechadas abafando os sons, não ter que olhar nos olhos, ler a expressão. O carro em movimento sempre foi um lugar gostoso para Owen. Minutos se passam. Agora só sobraram uns cinco.

Ele começa a cantar baixinho. É o resto da música de James:

Tem uma coisa que não contei a ninguém
A cidade dos meus sonhos é bem longe daqui
É tão longe que eu mesmo não sei como lá chegar
Há pessoas na cidade que são boas pra mim
O problema é que é longe daqui
Mas eu vou

Chegamos ao bairro. Não há tempo a perder.

"Essa cidade... onde fica?"

"Na Califórnia."

Ele faz uma pausa.

"Em Burbank", completa.

É melhor mesmo que não esteja olhando para mim, porque tentaria decifrar meu sorriso, e isso romperia o encanto. Ultimamente, quando amigos ou parentes veem o caderno dele e perguntam se quer ser animador, a resposta é rápida e rotineira, sempre a mesma: "Quero ser animador no estúdio da Disney em Burbank, Califórnia, e dar início a uma nova era de ouro do desenho à mão".

Tenho mais duas curvas a fazer. Quando chegarmos em casa, a janela vai fechar. A história dos escudeiros dele, de fazerem uma busca juntos (os sábios, os confusos, os criativos) por seu herói interior, é claramente uma espécie de espelho que Owen ergue para refletir sobre si mesmo e sua identidade. Se o destino deles também é Burbank, talvez o simbólico e o real — os planos paralelos de sua vida — estejam para se fundir. Mas é preciso mais. O escudeiro tem que fazer algo para convocar seu herói interno.

"E o que acontece em Burbank?"

"Ele e seus amigos fazem um filme sobre a jornada dos escudeiros usando animação tradicional. As pessoas ficam emocionadas com o filme e ele salva o mundo."

Estou confuso. "Isso é o filme ou a vida real?"

"Os dois."

Faço uma pausa de um minuto para refletir sobre o assunto. Só tenho uma chance.

"Você está falando sobre um filme animado a respeito do menino fictício e dos escudeiros tentando encontrar seu herói interior na floresta escura. Ele se baseia em um menino de verdade, que assim consegue encontrar seu próprio herói interior?"

"Isso. Com animação tradicional."

"E esse menino é você?"

"Isso."

Paro no meio-fio. Ele se vira para mim com o sorriso emplastrado, a máscara, e solta um "Tá?!". Então consegue saltar do carro e fechar a porta depressa.

Walt vê Mike, outro conselheiro, parado ao sol, perto da cabana de correspondência, e vai até ele.

"Parece que foi uma aventura e tanto", Mike Morris diz.

A expressão cansada de Walt diz tudo. Mike, que é seu amigo desde que veio aqui pela primeira vez, quando tinha doze anos, solta uma risadinha.

Ele já soube, pelos outros conselheiros, que o tempo castigou o grupo. Walt e outro cara levaram oito participantes de treze anos, para uma "expedição" de cinco dias sob tempestades torrenciais por 56 quilômetros por trilhas de montanha enlameadas e riachinhos que se transformavam em rios durante noites úmidas e dias longos. Perto do fim da caminhada, o sol apareceu e eles marcharam triunfantes de volta ao acampamento.

"Bom, eles se sentem como se tivessem escalado o K2", Mike diz enquanto observam os garotos que desfazem as mochilas ao sol. "Não há nada que não possam fazer agora. Olhe só para eles, estão flutuando."

Em seu segundo ano como conselheiro, prestes a completar 21 anos, Walt está começando a enxergar com clareza as forças que ajudaram a moldá-lo, algo que costuma acontecer por volta dessa idade. Não há nada de misterioso nisso — é sabedoria antiga, hoje apoiada por muita pesquisa: *adversidade administrável*. Não tanta que você não tenha chance, como acontece com os garotos no bairro de Cedric em Washington, DC, mas o suficiente para que haja uma luta justa, uma disputa que testa mais os músculos da resolução e da ingenuidade do que simplesmente aqueles que são usados para tirar nota dez em uma prova.

O acampamento poliu essa ética até transformá-la em uma lâmina fina. Agora, como conselheiro, o trabalho de Walt é incuti-la nos garotos. Eles conversam sobre as atividades gerais do acampamento que estão previstas para a semana seguinte, então Mike conta algo: um dos meninos de Walt — cada conselheiro é mentor de três ou quatro — "não tem um, mas dois irmãos autistas".

Ele acaba de descobrir isso. Craig, de doze anos, é novo no acampamento, e Mike ficou imaginando se Walt sabia. "Não, ele nunca comentou comigo."

Mike assente. "Achei que você ia querer saber." Ele é um dos poucos no acampamento de Owen.

Simplesmente aconteceu, e Walt não fez nada para mudar isso. No começo, quando ele tinha doze anos, achava que não era da conta de ninguém. Muitas crianças no acampamento não falavam muito da família. E, depois, era gostoso não ter a coisa toda do autismo em pauta durante dois meses do ano. Ela incomodava o bastante em casa, parecendo tomar conta do lugar.

Mas, aqui, Walt podia assumir o comando. Era como se ele pudesse ser uma pessoa diferente, aceito por quem é, como todos os outros, sem nenhuma designação especial, com cada derrota formando o aprendizado, cada vitória doce. Às vezes, ouviam dizer que ele tinha um irmão mais novo. E como há tantas gerações de famílias no acampamento, diziam: "Ei, tem mais um Suskind para vir?". Walt apenas respondia: "Ele não gosta de acampamento". Mais nada.

Tudo parte de uma equação maior — Walt agora é capaz de enxergar isso: a independência que conquistou, que lhe foi concedida, com todo o tempo que seus pais passavam com Owen, permitiu que tivesse uma espécie de vida dupla. De certa maneira, os pais pareciam querer isso; que seu cotidiano fosse o mais normal possível — seja lá o que isso signifique.

Mas ouvir falar do menino com irmãos autistas faz com que pense em algo que até então ignorara: sua família não tem nenhuma amizade próxima com famílias com crianças autistas. Caminhando até sua cabana depois da conversa com Mike, Walt fica pensando que teria sido legal conhecer — de verdade — alguém que tinha um irmão autista. Alguém que compreendesse.

A semana seguinte traz mais chuva. Em geral, o acampamento se reúne em Tree Talk Ridge, uma clareira em um bosque de pinheiros que tem vista para o lago Newfound, para a Conversa da Árvore semanal. Este é um momento em que cada um se levanta e fala, então os conselheiros recorrentes se apresentam para oferecer alguma sabedoria, talvez conquistada com esforço, que será valiosa para todos. Hoje, uma centena de garotos e funcionários se reúne em um salão aberto, bem no alto do acampamento. A chuva castiga as telhas de cedro. Walt se apruma e olha para as folhas impressas que tem nas mãos. Está na hora de todos saberem o que realmente acontece em sua vida.

Quero começar falando um pouco do melhor professor que tive na vida.

Ele tem dezoito anos, desenha personagens de animação até não poder mais e, toda sexta-feira, vamos juntos à locadora de vídeo. Meu irmão, Owen.

Quando ele foi diagnosticado com autismo, aos três anos de idade, eu não entendi de verdade o que isso significava. Só me lembro de minha mãe me dizer que Owen era um pouco diferente dos outros meninos. Nos dezesseis anos que se passaram desde então, ele lutou e superou barreira após barreira que se apresentou em seu caminho.

Às vezes é difícil ter um irmão como Owen, mas isso ensinou aos meus pais e a mim lições que nunca teríamos aprendido de outra maneira e nos ajudou a ser a família que somos hoje. Apesar de estarmos com vinte e dezoito anos e talvez sermos um pouco velhos para voltar à Disney todo ano, e apesar de nosso conhecimento enciclopédico de cada personagem de Fievel não ser normal na maior parte das famílias, não queria que fosse diferente.

A alegria que meu irmão encontra em coisas que a maior parte das pessoas acharia ridículas ajudou a fazer com que minha família percebesse o que é importante para nós, e faz com que cada alto e baixo ao longo do caminho não seja uma bênção disfarçada, como alguns podem dizer. Quando fico imaginando se a vida seria mais fácil se Owen fosse um "garoto normal", sempre me lembro de que é por causa dele que sou a pessoa que sou. O trabalho árduo que executa dia após dia para dar conta dos infinitos desafios que se apresentam — e sei que ele se esforça mais em um único dia do que eu seria capaz de imaginar — me ajuda a perceber que, por mais difíceis que as coisas possam parecer de vez em quando, é perante os desafios que parecem intransponíveis que temos nossas maiores vitórias e aprendemos coisas a respeito de nós mesmos que jamais imaginaríamos possíveis...

Walt prossegue, falando sobre os desafios instransponíveis que enfrentaram na última expedição, caminhando sob o temporal durante dias, e como os participantes os superaram.

Quando termina, os meninos se aproximam, um a um, para apertar sua mão. Craig também se dirige a ele.

"Nossa, Walt, foi uma Conversa da Árvore e tanto."

"Fico feliz que tenha gostado."

"Senti que você estava falando comigo."

Walt coloca a mão no ombro do garoto.

"É algo difícil para a maior parte das pessoas entender."

Walt completa 21 anos no dia 13 de setembro de 2009, e nós fazemos uma sessão de Skype com a Espanha, onde ele está fazendo seu terceiro ano de faculdade no exterior. São onze da noite em Sevilha — ele está seis horas à nossa frente —, e as coisas estão começando a ficar animadas. Todos cantamos. Ele dá risada. "Amo vocês, pessoal."

Tudo está bem. Ele nos diz que fez teste para um time de futebol americano que faz parte de uma liga semiprofissional que joga por toda a Europa, formado em sua maior parte por entusiastas locais e alguns universitários americanos; e ele entrou. Isso é muito bom. Planejar as jogadas certamente vai ajudar com o espanhol dele. "Olhem, preciso ir andando." Os garotos do programa de intercâmbio estão chamando. É seu aniversário. A noite é uma criança.

Cornelia e eu observamos a tela escurecer. Estamos com saudade dele, é claro, e ainda mais no dia de seu aniversário, mas vê-lo adentrar o mundo mais amplo é emocionante. Tentamos não demonstrar apreço demais — não receber tudo que ele faz como uma grande vitória. Como Walt costuma nos dizer: "Não comemorem demais. Só estou fazendo o que os outros garotos fazem".

E ele está certo. Tirando o futebol americano, ele está vivendo a experiência básica de passar um ano no exterior, algo comum na vida universitária norte-americana de hoje.

Mas é difícil não ficarmos admirados com o que é comum quando se passa o tempo todo retraçando isso do zero. Tente mapear, por exemplo, a esquematização social (uma estrutura cognitiva para organizar e interpretar dados) de uma noite passando de bar em bar em Sevilha; ou de encontrar um táxi para retornar ao alojamento ao amanhecer. Que tal algo mais básico, como se dar bem com uma conhecida? Ou um nível abaixo: pedir ajuda quando você se perde ou se atrapalha com as moedas? E ainda mais: não entrar em um carro com um desconhecido nem atravessar uma rua movimentada com o sinal fechado.

É isso que está na nossa cabeça quando Walt desliga: a programação de uma vida. Owen está começando seu último ano de ensino médio. Depois disso, o que vai acontecer?

Na manhã seguinte, Cornelia a eu entramos em um café em Cabin John, em Maryland, um enclave à beira do rio no alto dos penhascos do Potomac, ao norte de Washington. Estamos aqui para a visita mensal, naquela mesma rua, ao psiquiatra de Owen, mas somos apenas nós. Fazemos isso de vez em quando: vamos a uma sessão sem Owen. Assim podemos falar abertamente, bolar estratégias e ir um pouco além do conhecimento compartilhado de nossa equipe de dois. E há muito sobre o que conversar com a entrada dele no último ano do ensino médio.

Convocamos o dr. Lance Clawson quando Owen revelou as ameaças que tinha recebido — agora já faz um ano e três meses. Gostei dele de imediato. É cuidadoso e atencioso, mas direto. Do que precisamos? O que fazemos? Será que existe uma resposta certa? Cornelia e eu acumulamos tanto conhecimento ao longo dos anos que geralmente somos tratados como colegas. Gostamos disso até certo ponto. Mas, no final das contas, não somos médicos. É por isso que viemos falar com um.

Nós nos acomodamos ao redor da mesa de ferro batido do café, com cadeiras em forma de coração. Em silêncio, espalhamos cream cheese sobre os bagels.

Ela pergunta: "O que outros casais fazem com o tempo livre?".

"Não sei, talvez joguem golfe. Ou buraco. Oferecem jantarzinhos modernos, com garfinhos de fondue."

"Acho que vamos fazer um pouco dessas coisas no ano que vem, quando o ninho ficar vazio. Que divertido."

O tom dela é leve, brincalhão, com um toque subliminar de resignação. Comemos nossos bagels em silêncio. O esforço hercúleo dela na Pedaço do Céu serviu para impulsioná-lo a uma escola de ensino médio que pudesse entregá-lo pronto e bem preparado para um programa de ensino superior. Examinamos alguns ao longo dos anos: programas em que os alunos têm apoio estrutural reforçado e carga acadêmica mais leve. Muitos são campus pequenos, parecidos com uma faculdade, ou situados dentro de uma instituição. O objetivo, com mais frequência, não é se formar. Uma das instituições mais importantes é a Experiência de Faculdade ou CLE. Alguns alunos obtêm diploma. Mas, pagando 80 mil dólares por ano, o que mais se obtém é experiência mesmo.

Isto não vai acontecer. "Ele não está pronto para nada assim", Cornelia diz depois de um tempinho. "E não acho que vá estar pronto daqui a um ano."

Algumas semanas antes, ligamos para pais de alunos da escola dele que conhecíamos um pouco para conversar sobre a possibilidade de dar início a um programa de transição, uma casa onde alguns garotos — incluindo os Deuses dos Filmes — pudessem morar no ano seguinte, pelo menos alguns dias por semana. Cornelia traçou as diretrizes relativas a como poderíamos contratar alguém, talvez um mentor, guia e professor, que os ajudasse a construir habilidades para a vida. Os outros pais se interessaram, ainda que parecessem incertos. Claro, seria uma empreitada enorme — maior do que a Pedaço do Céu. Seria necessário alugar uma casa e contratar uma pessoa para supervisionar. Além disso, seria preciso desenvolver e implementar atividades e um currículo. Tudo teria que ser criado em sua totalidade, e Cornelia sabia que ela seria a única responsável por isso.

Sei que não devo oferecer nenhuma resposta fácil — do tipo "Pronto, é assim que vamos resolver isso" — coisa que é do feitio dos homens. Afinal de contas, ela tem carregado o fardo quase todo sozinha. E pode continuar sendo assim por um bom tempo.

"Owen não vai se formar e se instalar no porão. Não seria bom nem para ele nem para nós." Cornelia é inflexível nesse ponto, e tem razão. Mas para onde ele vai? Ou, se ficar em casa, o que vamos fazer com ele todos os dias?

"Olhe, querida, ainda falta um ano."

"Nove meses."

Alguns minutos depois, no consultório de Lance, repassamos as informações atualizadas. Os medicamentos dele, principalmente uma dose baixa de Prozac, estão dando certo. Não há reações negativas. Na última consulta, em agosto, Cornelia informou que houve algumas verbalizações esparsas ao longo do verão, quando, sem ser incitado, ele berrou "Não!" ou "Odeio essa palavra!" — ainda resíduo das provocações. Mas ela não ouviu nada assim no último mês.

Lance diz que esses arroubos vão acontecer de vez em quando, mas a progressão ao longo do último ano tem sido boa. Ele acha que devemos parar de dar o remédio para TOC.

O médico pergunta se detectamos alguma ansiedade em relação ao que vem pela frente, com o início do último ano do ensino médio. Respondemos que não.

"E como está sendo para vocês?", ele pergunta em tom despreocupado. Damos risada.

Cornelia repassa algumas das opções preliminares e descreve a reunião de pais e a possibilidade de montar um programa de transição.

Lance imediatamente percebe que essa tarefa seria imensa. "Ele pode ficar em casa um tempo", diz. "Se houver estrutura, um emprego, responsabilidades. Quem sabe uma entrada separada? Muitos jovens adultos se saem bem assim."

233

"Não é que não queiramos que ele fique em casa", Cornelia diz. "Mas, ao longo dos anos, o vimos se dar bem quando está fora, quando é desafiado. O desafio faz bem a ele."

"O que Owen pensa sobre tudo isso? Vocês conversaram com ele?"

Isso me dá uma abertura para algo que tenho vontade de perguntar a Lance desde o começo do ano, quando Owen me falou mais a respeito de seu filme.

"Ele não se preocupa. Acha que vai ser animador da Disney na Califórnia. Diz que vai criar um filme a respeito de como somos todos escudeiros em busca do nosso herói interior, e que vai salvar o mundo assim."

"Bom, ele certamente não pensa pequeno", Lance comenta e dá risada.

Digo a ele que não sei bem como proceder. Quando Owen desapareceu dentro do autismo quando era pequeno, descartamos as noções que tínhamos a respeito de sua grandeza futura e nunca mais pensamos na possibilidade de Owen ter sonhos. Se nós não tínhamos, como ele poderia ter? Ao longo dos anos, nosso filho desenvolveu pouca noção relativa ao consenso prevalente do que a sociedade classifica como importante e não teve a percepção do despertar adolescente tradicional, quando se percebe que essas esperanças podem estar muito distantes, porque o mundo é muito grande e competitivo.

Lance assente. As lacunas de Owen são características comuns do autismo. A noção de escala e da medida de cada um é algo que depende de cálculos relativos ao contexto.

Contexto é uma coisa que eu entendo, alta e poderosa. Conto que, quando Owen tinha apenas quatro anos e eu estava trabalhando em *A Hope in the Unseen*, em Providence, Rhode Island, estudantes da Universidade Brown — jovens artistas e gênios da matemática que sabiam desenhar — já estavam começando a trabalhar com animação. A coisa cresceu quando *Toy Story* saiu em 1995 e se espalhou com os video games. Não houve arrefecimento.

Cornelia faz sua participação, ampliando o assunto. "Todo pai e toda mãe se preocupam com a decepção do filho. Com ele, é só multiplicar os sentimentos. Owen ainda tem muita esperança e não faz ideia de como o mundo julga as pessoas, de como pode ser difícil. Parece que ele apoiou toda a sua identidade nesse sonho. Não queremos que se magoe."

Lance introduz um pouco de leveza na conversa. "O título do livro é *A Hope in the Unseen*? Pois essa é a nossa natureza." Ele fala a respeito de como os garotos batalham com isso nos anos de adolescência, quando percebem que não vão jogar futebol americano nos Redskins. "Os meninos fazem as pazes com isso. Então aparece uma menina e diz que o ama assim mesmo e os dois vivem felizes para sempre. Trabalhar essas coisas por conta própria faz parte da vida."

Certo, esse é o ponto geral, mas o desafio, todos os dias, é traçar o limite entre o que é igual e o que é diferente, onde o raciocínio convencional se aplica ou não para quem tem autismo. Em mais de quinze anos trabalhando como psiquiatra do desenvolvimento, Lance atendeu milhares de adolescentes e jovens adultos no espectro do autismo.

"Olhe, tenho certeza de que você já tratou isso."

E ele tratou. "Algumas pessoas discordam, mas minha política sempre foi permitir que eles sonhem e aprendam o que podem e não podem fazer, à sua própria maneira, e como esse mundo grande e malvado funciona." Ele continua: "Nós tivemos permissão para sonhar. Por que eles não teriam?".

Ficamos lá em silêncio por um minuto.

"Tenho certeza de que muitos continuam sonhando", eu digo. "São cegos ao contexto e vivem bem felizes assim."

Ele assente. "É verdade. Mas, para ser sincero, não há nada de errado nisso. E daí que os sonhos deles não morrem? Talvez esse seja um caminho para a felicidade."

Em um domingo de neve de meados de dezembro, Maureen O'Brien está à porta de uma quitinete de dois andares fora do comum ao lado da casa dela, na área noroeste de Washington, DC. É uma cabana excêntrica — ocupada com muita alegria, todo domingo, pela animada Maureen e cinco meninas adolescentes com dons artísticos. Visitamos o local durante quase todo o outono. Hoje, como sempre, há muita festa quando Owen chega, liderada por Maureen, pintora, fotógrafa, calígrafa, escritora e escultora com jeito maternal, olhos arregalados e cabelo ruivo. Com seus quarenta e tantos anos, ela cuida do programa de arte em uma escola particular próxima.

Fomos apresentados a ela por um amigo que tem um filho autista que talvez se junte ao programa de transição. Ela foi o achado do ano.

Maureen, tão excêntrica quanto seu estúdio, considera Owen um colega criativo. Ela o chama de "artista" e também se considera uma. Assim como as meninas, que erguem os olhos das mesas respingadas de tinta no andar de baixo e no de cima, e chamam Owen. É uma toca de artistas, com um lustre antigo, uma lareira e obras de arte penduradas em todas as superfícies que comportam um prego. Há uma poltrona confortável no canto, enfiada perto de uma cortina de contas e bonequinhos de papel machê pendurados embaixo da escada. A cadeira de Owen fica ao lado da de Maureen, perto de uma mesinha baixa onde ela coloca nosso material de arte, que parece ter se moldado às mãos dele nos últimos três meses.

Na primeira visita, em setembro, Maureen examinou os cadernos de desenho de Owen e declarou que eram arte. Aquilo literalmente entrou na cabeça dele. Ela fez com que Owen levasse seus livros de animação grossos da Disney na semana seguinte.

As técnicas de animação do estúdio surgem de uma variedade de tradições artísticas e estilos diferentes em eras diferentes, que Maureen foi capaz de desconstruir no mesmo instante. Ela enxergou padrões entre os personagens que ele desenhava e como faziam com que se sentisse.

Depois de alguns domingos assim, Maureen não precisou mais incitá-lo. Owen já chegava pronto para mandar ver. Os dois folheavam os livros que ele trazia e escolhiam figuras para Owen redesenhar. Maureen fazia com que ele assumisse a pose artística, pressionando-o para colocar as figuras sobre fundos malucos, com uma ampla gama de materiais —carvão, aquarela, óleo—, em cores que selecionava para acentuar o clima e a emoção. Em outras palavras, arte. Depois de anos trabalhando sozinho no porão —aperfeiçoando de maneira compulsiva sua técnica—, Owen encontrou uma tutora.

Ele tira a neve da roupa, pendura o casaco e se acomoda à mesa para começar a desenhar. Parece que está com fome disso. Meu telefone toca. É uma fonte para uma reportagem, de quem estou atrás há um tempo, por isso saio por alguns minutos. Quando volto para dizer que retorno em uma hora e meia, Maureen está com alguns dos últimos trabalhos de Owen nos braços para me mostrar. Começo a olhar e então algo me surpreende, mas não uma das telas, por mais surpreendentes que sejam. Owen, a alguns passos de distância, envolvido em seu esboço do rei Tritão, conversa com muita calma e segurança com uma menina em uma mesa próxima. Ela é loira e bonita.

Isto não acontece. Quando uma menina bonita fala com ele ou simplesmente passa perto, Owen literalmente tem que se virar para o outro lado. Isto já acontece há alguns anos. Conversamos com Lance e Dan Griffin a respeito. As explicações são vagas, generalistas. O sexo é uma transação complexa no espectro do autismo. Com meninos adolescentes típicos, quando uma menina bonita passa por perto, os autistas ficam corados e seu coração começa a bater mais rápido. Para eles, isso costuma ser desafiador demais, causando muita ebulição e abalo no sistema nervoso. Então se viram para o outro lado ou abafam a reação.

Outros avançam pelos estágios do despertar sexual muito devagar, com passos calculados, mas talvez não tenham sua primeira experiência sexual antes dos trinta anos. É difícil saber onde Owen se encaixa. Mas, nesse lugar caloroso e seguro, parece que a arte age como termostato, desviando certos sentidos em uma direção — para as expressões emotivas na página — e libertando-os em outra. Com a cabeça baixa, Owen diz à garota que está desenhando Tritão, o pai de Ariel — a bela heroína, que a menina diz ter feito parte de sua infância, assim como da dele. E então Owen pergunta o que ela está desenhando.

Mais uma menina se junta a eles, vinda do outro lado da sala. Também é bonita e artística, e está vestida com uma bata esvoaçante. Owen diz a ela o que sente por Ariel, suas motivações e seus medos, sem nunca erguer a cabeça, com os olhos seguindo o traço do lápis.

Maureen, ao meu lado, segurando uma das telas, percebe que minha atenção foi desviada, que estou escutando o diálogo. Pela maneira como o ambiente está disposto, Owen aprende a controlar seus sentidos desordenados, a refreá-los. Ela me observa vendo aquilo tudo. Quando me viro, Maureen diz:

"Elas gostam dele."

"Acho que Owen gosta que gostem dele."

Ela assente. "E acho que gosta de ser artista. É quem Owen é. As meninas enxergam isso."

Owen vai ter que fazer isso sozinho.

Quando neurocientistas falam a respeito de seu fascínio pelo autismo, estão se referindo a como alterações no funcionamento do cérebro autista — o que há de diferente nele — lhes dá uma ideia das variações do cérebro típico. Há um subtexto aí. Nos últimos dez anos, compreender o famoso mapa funcional do cérebro — lobo frontal para isto, hemisfério esquerdo para aquilo — deu espaço para uma visão de que o órgão é muito mais dinâmico, adaptável e inescrutável do que jamais imaginamos, com diversas regiões e bilhões de células que se conectam e criam caminhos "neurais" instantaneamente.

Apesar da humildade a que isso leva em algumas pessoas muito inteligentes, há animação palpável em relação a uma área de consenso forte e crescente: quando é desafiado, o cérebro encontra um caminho.

No começo, quando Cornelia falava em fazer Owen renascer todos os dias — assim como outros incontáveis pais, experimentando qualquer coisa possível para se conectar com o filho —, ela estava testando a capacidade que o cérebro tem de improvisar, aquilo que mais tarde seria chamado de "neuroplasticidade".

A ciência alcançou as mães, e isso não é algo assim tão incomum. Agora, voltou seus holofotes mais claros para o autismo. Como seu espectro é abrangente, cobre quase todo o cérebro e deixa seus elementos explícitos. Fica claro que existe uma conexão entre a maneira como déficits no processamento da linguagem podem criar capacidades elevadas de reconhecimento de padrões e certos tipos de memória ou ser causados por isso. Essas três funções principais — processamento de linguagem, reconhecimento de padrões e memória — podem ser difíceis de sondar e avaliar no cérebro típico.

Mas dá para ver as engrenagens neurais girarem na maneira como as funções são elevadas ou diminuídas pelo autismo e na maneira como o cérebro — desafiado desse modo — fica ocupado em se descobrir. Observar isso ensina aos cientistas as capacidades inerentes do cérebro. É o princípio da descoberta.

Tudo isto se torna importante para os pais de maneiras surpreendentes, dando espaço para a ideia de que a pessoa autista é apenas diferente, ao mesmo tempo enfrentando desafios dificílimos e desenvolvendo forças concomitantes. Mas conhecer esses porquês — por que uma pessoa é do jeito que é — só tem um valor modesto na luta diária que repousa em "o que" e "como", o que vai ajudá-los a ter uma vida melhor e a gerenciá-la, a campanha hora a hora dos pais para incorporar sua obsolescência.

Considerando o tão citado Princípio Heisenberg da Incerteza — a energia gerada pela observação de uma partícula em movimento muda sua trajetória —, há poucos exemplos em que a observação altera os desfechos para combinar o de um pai ou mãe e o do filho. Agora, multiplique essa constante pelas circunstâncias especiais da nossa observação constante, 24 horas por dia, que logo nos transforma em especialistas sem igual nas maneiras de instigá-lo e pressioná-lo, em saber que referências funcionam e quando e como redirecioná-lo ou soltá-lo.

Ao longo de uma década e meia, tentamos edificar profissionais — professores, psiquiatras, terapeutas — com aquilo que nós aprendíamos, para que pudessem combinar sua expertise ao nosso conhecimento. O negócio era que eles *não eram nós*. Se as coisas funcionassem como esperávamos, a necessidade dessa troca constante de informações ia diminuir à medida que as habilidades de Owen aumentassem para lidar de maneira produtiva e alegre com pessoas que talvez não soubessem muito sobre os filmes da Disney; aí teríamos resultados variados.

Mas não havia escolha real. Se era para ele viver em algum domínio além da nossa casa, mesmo que tivesse limites e controles cuidadosos, precisaria se relacionar de maneira competente com pessoas que o conheciam pouco e que não eram especialistas em direcionar sua trajetória ou em ajudá-lo a se descobrir.

Owen vai ter que fazer isso sozinho.

Claro que o uso da afinidade dele pela Disney desde o começo e nos últimos anos ainda mais é uma espécie de comprovação da neuroplasticidade. O cérebro dele usou a Disney para contornar os obstáculos do autismo, para *encontrar um caminho*, para se descobrir, assim como Owen.

Será que ele poderia desenvolver ou encontrar maneiras de trazer essa concentração, essa energia e essa acuidade para áreas — assuntos, pessoas, locais de todas as variedades — que lhe fossem desconhecidas ou desinteressantes? Essa é a grande dificuldade quando se tenta ensinar crianças com autismo. Como fazer com que saiam de sua ilha — da afinidade que seja — e cheguem ao continente?

Mas uma ponte está sendo construída aos domingos pela manhã com Maureen em sua alcova de artistas. Parte dela nos cadernos de desenho e nas telas. Maureen o ajuda a soltar as rédeas que prenderam seus desenhos a medida que seu nível de habilidade aumentou, rumo a uma precisão quase feroz. A cada sessão, ela faz com que ele comece com o desenho de um personagem como aquecimento. Maureen diz: "Sim, está perfeito, mas agora vamos escolher outro personagem e levá-lo para algum lugar novo, vamos bagunçar um pouco, usar novas cores e texturas. Vamos desenhar algumas coisas em volta dele".

Os personagens da Disney, os alter egos de Owen, estão viajando para novos lugares. Assim como seu desenhista. E é aí que entram as meninas.

Faz 25 anos que Maureen mistura e junta artistas adolescentes neste estúdio, incluindo uma ampla paleta de garotos e garotas que vivem com mais vigor nos cadernos do que em qualquer outro lugar. Durante a sessão de duas horas de domingo, ela se assegura de que as crianças olhem o trabalho uma das outras e digam como aquilo faz com que se sintam.

É isso que acontece à medida que cada menina passa no canto aconchegante de Owen e olha por cima do seu ombro. Ele continua olhando para baixo enquanto uma após outra apoia as mãos cobertas de anéis na ponta da mesa dele e se inclina, com o cabelo caindo, para dizer que sensação seus desenhos passam, como achava este ou aquele personagem assustador quando era pequena, ou como gostava de cantar, e como Owen é um artista fantástico.

Depois de algumas semanas, Maureen sussurra no ouvido dele: "Se você quiser que elas venham olhar o seu trabalho, precisa olhar o delas". E é o que Owen faz, examinando as naturezas-mortas, os esboços a carvão de cavalos empinando e as pinturas suaves de senhoras sem-teto e de crianças desamparadas. Ele diz às meninas como cada pintura faz com que se sinta. Não fala muito, mas cada palavra é uma a mais do que ele já falou para uma menina bonita e típica desde o início da puberdade.

Ao mesmo tempo que elas dão uma passada na mesa dele — no início de 2010 —, Owen está se esforçando muito em história, uma das matérias mais importantes em seu último ano na escola. Em uma avaliação enviada para casa pela professora, vemos o mesmo de sempre: a preocupação dele em completar a lição de casa e em se preparar para as provas, mas também o modo como exige "lembretes frequentes para que preste atenção".

Outras observações dizem que Owen "com frequência precisa de incentivo para responder a perguntas de modo mais completo" e que a organização gráfica o ajudou a "desenvolver respostas mais organizadas e perceptivas". O curso cobre toda a história dos Estados Unidos e os fatos básicos com os quais todos os cidadãos devem ter pelo menos uma leve familiaridade: o nascimento da nação, a escravidão, a Guerra Civil, os industrialistas, a Grande Depressão, ambas as Guerras Mundiais, o presidente Kennedy e o Vietnã.

Owen nunca foi grande fã de nada disso. Cada uma dessas passagens históricas ou é uma provação ou uma tragédia. Fora alguma conexão que Cornelia e eu pudemos encontrar com um filme da Disney, ele não conseguia ver razão em nada daquilo; aconteceu há muito tempo e não tem nada a ver com a vida dele. O drama de cada capítulo é uma afronta para ele, que se vira para o outro lado e oferece o mínimo possível.

Mas, no final da avaliação da professora, há algo estranho.

241

Owen usa seu talento artístico para ajudá-lo a entender e lembrar acontecimentos históricos. A certa altura, ele fez desenhos mostrando agricultores pobres e escravos, e outro com operários de fábrica. Os detalhes eram precisos. No entanto, o mais notável era a expressão facial dos personagens — em si, isso fornecia muito do significado completo de cada uma dessas questões. Deixei os desenhos pendurados no quadro de avisos da sala de aula por um tempo. Todos que os viam comentavam sobre como as expressões faciais eram tocantes.

Tudo nesse parágrafo representa uma primeira vez. Mostra a maneira como a ponte da aula de arte de Maureen leva à escola. Lá, ele começa a usar sua arte, alimentada por ela e incentivada pelas meninas, para ajudá-lo a encontrar sentido nos traumas e triunfos da história, difíceis de imaginar, até aqueles que considera repugnantes. Seu cérebro encontrou um jeito, e o resto dele foi atrás.

E nós não tivemos absolutamente nada a ver com isso.

"Pegue algumas cadeiras na sala de jantar", Cornelia pede da cozinha. Ela está pegando o café e a sobremesa. Faço o que ela pede.

Cornelia passa por mim carregando o cheesecake. "Esta festa vai sair caro", brinca.

"Hummm. Quão caro?"

"Você nem vai querer saber."

"É. Tem razão."

É assim que tocamos a vida. Eu cuido da renda. Ela dá conta dos gastos. Ambas as funções carregam suas pressões específicas, mas é justo dizer que a análise pelo lado dos custos é o que norteia a equação. Desde que Owen fez três anos, as exigências assustadoras e nunca suficientes do autismo se mostraram sem fim. Não saber o que realmente funciona ou ajuda faz com que a identificação daquilo que não é essencial seja quase impossível.

Tentamos de tudo. De verdade. Desde eliminar o glúten da dieta dele ao processamento auditivo, em que Owen passa horas fazendo testes de computador em alta velocidade enquanto barulhos diferentes soam em seus ouvidos. Muitas famílias vão à falência. Dizem os boatos que as taxas de divórcio são altas, apesar de não parecer haver evidências conclusivas disso. Mas cada família sabe qual é a força esmagadora da pressão constante. Cornelia faz uma piada de que as férias deviam ser cobertas pelo seguro-saúde como provisão de saúde mental. Até parece. Foram sete viagens à Disney. Agora, quando ligamos, somos transferidos para uma espécie de concierge eletrônico — imagino que seja alguma sala chique dentro do call center — que diz com toda a animação, como se fosse responsável por receber grandes apostadores em Las Vegas: "Quando vocês voltam?".

Mas as férias não passam de um arredondamento em comparação com os números grandes. Calculamos gastar entre 80 mil e 100 mil dólares por ano para fazer todo o possível por Owen. Na verdade, isso só está um pouco acima da norma — organizações estimam que custa cerca de 60 mil dólares por ano para fornecer serviços educativos e terapêuticos adequados para uma criança autista.

Pegue nossa média anual e multiplique por dezessete anos. O resultado é algo que nenhum de nós tem coragem de mencionar. Por isso, não tocamos no assunto. Apenas seguimos em frente, cientes de que as coisas simplesmente são assim — e provavelmente vão continuar sendo por um bom tempo.

Mas é isso que temos esperança de entender nesta noite: o que o futuro — no longo prazo — nos reserva.

Alguém bate na porta e a Equipe Owen começa a chegar. Quinze minutos depois, todos os seis integrantes estão confortavelmente acomodados, conversando. O dr. Dan Griffin, o psicólogo, fica animado ao encontrar o dr. Lance Clawson, o psiquiatra; os dois não se conhecem pessoalmente, apesar de terem trocado relatórios a respeito de Owen e de outros pacientes que compartilham. A maior parte dos outros parece se conhecer, já que são especialistas de ponta em sua área. Todos estão conectados por Owen. Suzie Blattner, a especialista em educação, é tutora dele desde os três anos, mais ou menos na época em que Bill Stixrud o testou pela primeira vez. Isso faz quinze anos. Há mais outros seis profissionais que todos conhecem — e que mencionam periodicamente — e que entraram e saíram na equipe ao longo dos anos.

243

Essas pessoas e as que não estão presentes ajudaram Cornelia e a mim a criar nosso filho. Essa é uma ideia que nos torna humildes e que suscita a confusão de limites entre profissional contratado, colega e amigo. É por isso que a brincadeira de Cornelia a respeito de quanto vai custar uma reunião de duas horas com todos os seis — na realidade, cerca de 1500 dólares — é só parcialmente uma piada. Estas relações não parecem ser nada além de uma transação; nós pagamos todos eles sem pensar duas vezes e — diferentemente dos pais dos amigos de Owen — saímos juntos socialmente. Afinal de contas, há coisas que compartilhamos, como integrantes ficha limpa do mundo neurotípico com um bom conhecimento sobre autismo.

A questão imediata é a que vem a seguir: como o mundo autista e o neurotípico podem se combinar para Owen, faltando apenas cinco meses para a formatura? A discussão segue bem, entre planos possíveis para montar um grupo em casa para programas de ensino superior que vimos e outros que deveríamos ver. Há uma faculdade de que Cornelia ouviu falar chamada Riverview, em Cape Cod, Massachusetts, que tem um programa de ensino médio e superior para jovens no espectro do autismo. Lance sabe do que ela está falando — conhece gente que estudou lá. Custa 65 mil dólares por ano, ele diz: "E, três anos depois, estão de volta ao porão sem nada ter mudado".

Cornelia se exalta. "Que tipo de vida ele vai ter? Se for viver no porão, vai viver no porão. Sempre vamos estar aqui, para tudo o que precisar, até o dia da nossa morte, e peço a Deus que possamos viver muito tempo. Só não temos noção de como isso vai ser daqui a vinte anos."

Ninguém sabe. O alcance do espectro do autismo se equipara a uma ampla gama de desfechos. Algumas pessoas se casam. A maior parte, não. Algumas conseguem emprego e levam uma vida tranquila e regrada, com rotinas em que podem se apoiar. Algumas vivem em grupos e fazem trabalhos esporádicos. Muitas precisam de amor e não são correspondidas. As relações são difíceis para todas.

"Muitos jovens adultos — e até não tão jovens assim — moram com os pais, às vezes já de idade. Eles lhes dão independência, como uma entrada separada para um apartamento no porão", Lance diz.

Vejo Cornelia se desesperar cada vez que o porão é mencionado — a imagem de Owen assistindo a vídeos lá aos cinquenta anos é um pesadelo. Estou do lado dela nisso.

Mas todos concordam que tem havido forte progresso, principalmente desde a Pedaço do Céu e o ensino médio.

"Mas o resultado dos testes sempre será ruim", Bill diz. "E isso... vai impedir que avance. As pessoas vão olhar para suas notas e partir de princípios errados, mas que são difíceis de refutar. Em termos de blocos quadrados e buracos redondos, jovens como Owen não são nem blocos. São esferas. Eles rolam, geralmente de modo brilhante, mas em seu próprio caminho e de acordo com sua vontade. Tente fazer um teste para isso."

Mas, ao longo daquela hora e entrando na seguinte, Dan fala cada vez mais sobre a terapia da Disney, como passamos a chamá-la. Claro que todos sabem a respeito da afinidade dele por esses filmes — tem sido um fator importante no trabalho de todos. Suzie ajudou Cornelia a desenvolver os planos de aula da Pedaço do Céu usando a Disney; muitos deles têm desenhos de escudeiros feitos por Owen enquadrados no consultório. Mas, pela primeira vez, somos capazes de ouvi-los conversar, profissional a profissional, sobre o que vem acontecendo no escritório de Dan.

Quase parece que Cornelia e eu não estamos presentes. As perguntas objetivas voam com rapidez; algumas respostas são em jargão profissional. Quase dá para ouvir as engrenagens da consciência coletiva — seis especialistas diversos, com cem anos de experiência com pacientes do espectro do autismo entre si.

"Não é tanto a maneira como ele usou os filmes para ajudar o lado acadêmico", Suzie diz. "É como os usou para guiar o crescimento emocional, que é o desafio maior e mais complexo."

Todos assentem.

Dan menciona algumas ideias recentes surpreendentes que Owen canalizou por meio de diversas vozes: Rafiki para falar sobre como mudanças são difíceis e a melhor maneira de administrá-las, o Grilo Falante sobre o significado da consciência e sobre como conversar com aquela "voz dentro da sua cabeça".

Na semana passada, Dan lembra, ele perguntou a Merlin que conselho daria para um menino como Owen, preocupado com o fim do ensino médio e com o que viria depois. "Então, como Merlin, Owen disse: 'Escute, menino, assobie a música da formatura, um pouquinho a cada dia. Quando o grande dia chegar, vai ficar tudo bem'."

A essa altura, todos parecem notar que Cornelia e eu estávamos presentes.

Bill Stixrud se vira para mim e pergunta: "Já pensou em escrever um livro? *A sabedoria da Disney, como revelada por Owen Suskind a seu pai*".

Estou prestes a dar uma resposta completa, mas não dou. Só digo, com muita educação: "Sim, já pensamos sobre isso".

Mas a expressão "a sabedoria da Disney" me fez parar.

Olho ao redor da sala, cara a cara, para absorver o olhar de cada um, e murmuro: "Só não tenho certeza se a sabedoria é mesmo da Disney".

Claro que pensamos em um livro de vez em quando, mas só quando Owen tiver idade suficiente e for capaz de participar. E certamente não vai ser a respeito de como a Disney é um celeiro de sabedoria.

Mas penso na reunião — e na pergunta — muitas vezes nos dias que se seguem, principalmente no momento em que só ficamos escutando, quando todos conversavam como se não estivéssemos presentes. Esse é o tipo de coisa pela qual você vive quando é repórter — especialistas tentando tratar de um problema a fundo e talvez encontrando uma solução entre si, sem que a presença do repórter corrompa o diálogo. E mesmo com o século coletivo de experiência deles e de seu longo histórico com Owen, ninguém na sala foi capaz de entender o que tinha perante os olhos.

Mas Cornelia e eu sabíamos. A questão não era a sabedoria da Disney. Tem a ver com a família — às vezes sábia, com frequência não — e com o poder da história no delineamento da nossa vida. A Disney forneceu o material cru — disponível publicamente, onipresente — que Owen, com nossa ajuda, usou para construir uma linguagem e um kit de ferramentas. Tenho certeza de que, com bastante criatividade e energia, a mesma coisa pode ser feita com diversos interesses e disciplinas.

A afinidade escolhida por Owen claramente abriu uma janela para a mitologia, a fábula e a lenda que a Disney pegou e recontou, da mesma maneira que os irmãos Grimm fizeram com um vasto folclore. Diversas culturas contaram versões de *A Bela e a Fera*, que remonta ao mito grego de 3 mil anos de Cupido e Psiquê, e certamente a antes disso — estas são histórias que os seres humanos sempre contaram para encontrar seu caminho no mundo. É na maneira como as pessoas abraçam esses contos arquetípicos e os usam para encontrar seu caminho que mora a sabedoria. Somos apenas um exemplo.

O paradoxo é como fazer do nosso caso algo útil a outras famílias e a outras crianças, sejam lá quais forem seus interesses, e parece que é disso que a Equipe Owen está falando. Como funciona? Será que existe uma metodologia? Ela pode ser traduzida de anedota a análise e ajudar outros? Afinal de contas, eles são profissionais; é isso que fazem. Veem pais e filhos passarem pelo consultório, ano após ano, em busca de respostas. E, quando o dia termina, vão para casa cuidar dos próprios filhos.

Mas não há dúvida de que, em termos de autismo, a Disney encontrou um lugar estranho e inesperado. Walt Disney disse a seus primeiros animadores que os personagens e as cenas deveriam ser tão vívidos e claros que poderiam ser compreendidos sem o som. Sem saber, ele criou um portal de sonhos para aqueles que batalham com o processamento auditivo, principalmente em tempos mais recentes, quando os filmes podem ser voltados e assistidos muitas vezes mais.

As mais recentes pesquisas com que Cornelia e eu deparamos mostram que uma das características do autismo é a ausência de habituação tradicional, ou a maneira como nos acostumamos com as coisas. Tipicamente, as pessoas distinguem vários estímulos para ser mantidos ou descartados; assim, nosso cérebro se habitua ao que é conhecido. Depois de assistir a um bom filme pela terceira vez, ou depois da décima exibição de um dos seus preferidos, basta. Muitas pessoas autistas, no entanto, são capazes de vê-lo cem vezes e sentir as mesmas sensações que foram suscitadas da primeira vez. Ao longo do caminho, no entanto, com frequência vão procurar novos detalhes e padrões a cada exibição — a chamada hipersistematização, uma necessidade subliminar para alguns que se inserem no espectro autista. De certa maneira, não é diferente de um músico famoso que passa uma semana trabalhando em alguns poucos acordes ou um cineasta que revisa infinitas vezes uma cena curta. No mundo do autismo, isso costuma ser citado como "aprendizado excessivo"; na arte, há uma expressão antiga de William Blake: "enxergar o mundo em um grão de areia [...] e a eternidade em uma hora". O que é indiscutível é que muitas crianças pertencentes ao espectro do autismo se apegam aos filmes da Disney. Em anos recentes, pelo menos nos nossos círculos de relacionamento, famílias com crianças autistas têm estado entre as visitantes mais regulares — para não dizer incansáveis — da Disney. Algumas até se mudaram para a região central da Flórida.

Depois há a questão da onipresença. O sucesso da Disney significa que todo mundo, no mundo todo, assistiu a esses filmes. Esse é um grande equalizador que acabou incentivando nossa família e todos os terapeutas de Owen a fazer a mesma pergunta: como ele é capaz de combinar e depois ir além das ideias mais profundas que somos capazes de apreender ao assistir a esses mesmos filmes? É por isso que as diversas maneiras como Owen usou a Disney — transformando-a, ao mesmo tempo, em kit de ferramentas analítico e pincel emocional — podem ter ressonância. Isso denota capacidade *de comparação*. E, se Owen é capaz de fazer isso ali, onde mais será?

E ele é só *uma* criança. Apesar de nossa família talvez não ser convencional, com um pai e uma mãe loucos de carteirinha e uma fixação por histórias — sendo que tudo isso pode ter acentuado e amplificado as inclinações inatas de Owen —, não temos dúvida de que ele compartilha a arquitetura neural básica de pessoas pertencentes ao espectro do autismo em qualquer lugar. Quando nossos terapeutas estão reunidos na sala de estar, em 2010, existem 2 milhões de autistas nos Estados Unidos, sendo que 500 mil deles são crianças, com expectativa de que o total alcance 4 milhões até o fim da década seguinte. Por baixo da taxa de incidência citada com frequência de uma em cada 88 crianças, existe outra, mais surpreendente. Devido à prevalência maior de meninos em relação a meninas, de quatro para um, isso significa um em cada 54 meninos, número com poucos precedentes epidemiológicos. A síndrome de Down, em comparação, ocorre em uma entre cada 791 crianças. A de poliomielite, durante os difíceis "verões do medo", na década de 1940, era de uma em 3,4 mil crianças. No mundo todo, as taxas de incidência do autismo surpreendem por sua uniformidade e alcançam dezenas de milhões.

Demonstrar como a afinidade revela capacidades subliminares pode levar a uma reavaliação das possibilidades — se isso for apresentado de maneira adequada. Isto é, o que é possível para que tantas pessoas possam ser ajudadas a descobrir uma vida produtiva. A alternativa é o apoio federal, que gira em torno de 50 bilhões de dólares por ano em 2010 e com certeza crescerá de forma exponencial.

Esse é mais ou menos o cálculo que passa em segredo na minha cabeça nos dias que se seguem à reunião. Isso até que Cornelia e eu saímos sozinhos, cerca de uma semana depois, para conversar a sério, pela primeira vez, sobre o assunto. *Um livro.*

Fico imaginando qual vai ser a reação dela, então tento me precaver. Digo que seria a convergência de partes concomitantes e bem separadas da nossa vida — profissional e pessoal, pública e privada — em uma bagunça em que mergulharíamos de cabeça e de coração. Ela assente. Claro, Cornelia sabe de tudo isso. Estamos em um restaurante de Washington e eu vou falando e falando a respeito de como as linhas vão se cruzar até que ela interrompe meu monólogo: "Então qual é o problema?".

Ela olha para mim. "Vai ajudar outras pessoas que precisam, como nós precisamos."

Só posso assentir em concordância.

10. Os Deuses dos Filmes

São 13h40 de 6 de março de 2010, alguns dias antes do aniversário de dezenove anos de Owen e nosso presente é um dia em Nova York para visitar os pontos turísticos e encontrar as tias por parte da mãe para uma pizza logo depois da matinê de *Mary Poppins*.

Começa em vinte minutos. Estamos no meio de uma aglomeração de gente, avançando bem devagar pelo salão todo ornamentado do teatro New Amsterdam, na Times Square. Cornelia e eu — com Owen entre nós — estamos pensando a mesma coisa: *Já passamos por isto.* Quando vimos a Disney estrear na Broadway, em meados da década de 1990, achamos que seria o céu para ele. Uma peça é uma espécie de conversa entre os atores e a plateia. Owen travava um diálogo interno intenso com seus personagens preferidos, quase como se estivesse representando uma pequena encenação na cabeça. No palco, iam dar vida aos filmes adorados dele. Seria perfeito.

Esta hipótese foi testada pela primeira vez com *A Bela e a Fera*, em 1996. Quando Bela começou seu número de abertura, Owen, que na época tinha cinco anos, entrou em um pânico agitado, como se estivesse se afogando. Eu o levei para fora. Cornelia ficou com Walt no assento, junto com suas duas irmãs e os filhos delas. Não entendemos nada e ficamos bastante desanimados, tendo pagado cem dólares por ingresso. Achamos que seria algo que todos os primos poderiam fazer juntos, uma espécie de atividade de grupo de que Owen não ficaria de fora.

Depois que se acalmou, eu o levei a uma janelinha na porta. Através da moldura de vidro, mais ou menos do tamanho da tela de uma tv portátil, ele foi capaz de assistir aos personagens distantes de Fera e Bela, Horloge e Lumière dançando de um lado para o outro, mas com o som no mudo. Eu o ergui, e ele ficou com o nariz no vidro até meus braços começarem a tremer.

No começo, achamos que fosse o barulho — que era apenas uma questão de o som ser alto demais no teatro: uma questão daquilo que os especialistas em autismo chamam de "estímulo excessivo".

Nos anos seguintes, começamos a perceber que a coisa era mais profunda. Os filmes, nossos aliados — que forneciam uma passagem para nosso filho —, tinham um poder independente sobre ele. Estavam conectados a Owen em uma dança rebuscada, e era necessário conhecer os movimentos para que um cotovelo erguido não fizesse seu nariz sangrar. Para Owen, o filme *A Bela e a Fera* era um grande e reconfortante amigo, uma relação construída com firmeza sobre uma dúzia de sessões e na qual ele confiava. De repente ver uma impostora irromper no palco do teatro foi como lançá-lo no meio de um tornado, resultando em uma perda de controle profunda. As relações talhadas com precisão entre Owen e os personagens como apareciam na tela estavam sendo lançadas de um lado para o outro.

O segundo round dessa experiência de percepção — filmes × peças, autistas × neurotípicos — ocorreu bem aqui, no teatro New Amsterdam, uma casa de espetáculos grandiosa que a Disney ocupou em 1997 para arrematar a renovação da Times Square executada pela prefeitura. A empresa assinou contrato de aluguel do teatro por 99 anos e despejou milhões na reforma, devolvendo ao local sua grandiosidade das belas-artes.

Mas as pessoas não vêm aqui por causa das cornijas folheadas a ouro. Elas vêm pelo espetáculo e, com *O rei leão*, a Disney finalmente descobriu a fórmula de como transformar um filme de animação campeão de bilheteria em um campeão de bilheteria no teatro. *A Bela e a Fera*, bem parecido com o filme, foi bem de público, apesar de não ter caído no gosto da crítica. Com *O rei leão*, resolveram fazer uma verdadeira produção original, parecida no enredo, nos temas e nos personagens, mas diferente em quase todos os outros aspectos. A diretora Julie

251

Taymor, originalmente titereira, projetou bonecos de três metros de altura, operados manualmente, de elefantes e girafas que circulavam pela plateia; os atores se moviam com facilidade embaixo dos escafandros dos personagens animais; um sabor mais africano, nas músicas e nos diálogos, conferia a sensação de autenticidade.

A crítica *e* o público adoraram — coisa que não é muito comum —, assim como Owen. Pelo menos foi o que aconteceu quando todos nós assistimos à peça no primeiro semestre de 2002 e durante alguns meses depois disso. Quando o vimos começar a se retrair, começamos a entender por quê. Não era o caso de uma colisão de percepção, de um amontoamento, como tinha acontecido com *A Bela e a Fera*; foi mais a disputa de forças constante ao longo dos meses, à medida que a peça tentava manter seu terreno ao lado do filme. Àquela altura, já tínhamos visto como até a menor alteração em um filme adorado era, para Owen, a mesma coisa que alguém cravar as unhas em um quadro-negro. Ele detestava imitações, fossem versões mal desenhadas de seus personagens preferidos ou sequências cinematográficas, como *O retorno de Jafar*.

Mas, àquela altura, ele já tinha adquirido mais flexibilidade e estava acostumado a transitar entre seus mundos paralelos — o da Disney e o real —, principalmente na maneira como levava os filmes consigo para o mundo mais amplo. Por exemplo, quando o próprio Owen atuava em uma peça no papel do coelho Quincas ou em *James e o pêssego gigante*, não havia problema — ele só estava representando os filmes que passavam o tempo todo em sua cabeça no plano da realidade.

No entanto, uma peça interpretada por outras pessoas — nem o filme original nem sua realidade expressa — era intrusiva, interpondo-se entre esses planos paralelos. O fato de a peça de Taymor coexistir durante tanto tempo ao lado de seu filme adorado revelou verdadeiro progresso. Ele estava administrando a dissonância. Não foi surpresa o fato de o filme no fim ter vencido. O livro *Lion King: Pride Rock on Broadway*, de quarenta dólares, que compramos para ele no New Amsterdam, acabou embaixo da cama, juntando poeira.

Mas estamos cheios de esperança quando nos acomodamos nos assentos para *Mary Poppins*. O filme de 1964 é uma combinação de atores em carne e osso e animação, com a parte dos atores — Julie

Andrews e Dick Van Dyke no original — dominando. Até onde sabemos, não há nenhum escudeiro adorado prestes a ser remodelado por atores no palco.

O mais importante é: queremos que seja um bom aniversário. Esse é o verdadeiro objetivo. Se ele gostar da peça — se desta vez as coisas derem certo—, o dia será bem-sucedido, e poderemos relembrá-lo com ele durante meses, talvez até anos. Então Cornelia e eu agarramos cada pedacinho de animação que somos capazes de detectar. Esse é o dia de Owen. E esse é o teatro da Disney.

As luzes na plateia diminuem e aumentam, sinalizando a todos que está na hora de se acomodar nos assentos. Vejo Owen, ao meu lado, folheando o programa com muita atenção. Ele não ficou muito animado com a ideia no começo. Foi por isso que Cornelia se assegurou de que as irmãs dela, Alice e Marita, que Owen adora, viriam de Connecticut para jantar conosco depois.

Ele continua folheando o programa. Há montes de atores na peça, e Owen parece estar lendo os créditos, apesar de serem quase todos de teatro. Para aliviar a tensão, está procurando algo familiar em que se apoiar. Fico feliz de vê-lo lendo. Ele vira a página e fica boquiaberto.

"Não acredito."

"O que foi, querido, o que foi?", Cornelia pergunta, na esperança de que nada tenha saído dos eixos.

"Jonathan Freeman. Ele faz o papel do almirante!"

Meu cérebro dispara, tentando fazer a conexão. Sim, o almirante, o sujeito em *Mary Poppins* com o chapeuzinho e as costeletas que dispara um canhão em um telhado.

Freeman?

"Pai? Jonathan Freeman é a voz de Jafar em *Aladdin*!"

Tenho certeza de que Owen é a única pessoa no teatro que sabe disto, ou pelo menos a única que se importa tanto.

A cortina sobe. Demora um pouco até Freeman aparecer, com seu sotaque exagerado de capitão britânico e fazendo um cumprimento elaborado a Bert, o limpador de chaminé.

Enxergo o rosto de Owen à meia-luz. É como se ele estivesse avistando um recluso famoso, uma figura fugidia em que pensa há anos.

A peça é boa. Owen parece estar atento e animado. Ele cantarola as músicas, escritas pelos irmãos Sherman, que ficaram famosas com o filme.

Quando os atores agradecem no fim, ele puxa minha manga com os olhos acesos.

"Podemos tentar falar com ele?"

Passamos a hora seguinte na saída dos artistas. Os atores principais passam enquanto alguns entusiastas pedem autógrafos ou tiram fotos com seus iPhones. Owen nem presta atenção. Fica na ponta dos pés, esticando o pescoço para não tirar os olhos da porta.

Então praticamente só sobramos nós. Cornelia olha para mim com as sobrancelhas erguidas, como quem diz: "E agora?".

"Talvez ele tenha saído por outra porta", arrisco.

Olhamos para Owen. Ele já está com aquele sorriso emplastrado, sua máscara. "Tudo bem, pai. *Seeeem* problema." Ele baixa a cabeça em um gesto exagerado quando diz "seeeem", como se tivesse acabado de levar um soco no peito.

Passo por baixo da corda e dou um tapinha no ombro do segurança. Ele se assusta um pouco, mas digo a ele que estamos esperando Jonathan Freeman. O segurança, um jovem negro com uma camiseta amarela do Rei Leão, parece conhecê-lo — "Sim, ele é um cara legal" —, mas não sabe o que fazer. Se escrevêssemos um bilhete para Freeman, pergunto ao segurança, ele poderia entregar? O segurança pensa por um momento. "Pode ser", ele responde.

Então conversamos mais um pouco e falo sobre Owen, observando sua expressão mudar. É surpreendente como conseguimos chegar longe. Todos nós. Há cem anos, qual teria sido o destino de Owen ou de um menino com síndrome de Down? É impensável. Muitas dessas crianças eram abandonadas, ou coisa pior. A irmã de JFK sofreu uma lobotomia. Hoje basta mencionar que uma criança com deficiência precisa de algo, e a outra pessoa para tudo o que está fazendo. Claro que não tenho o que preciso, mas o segurança entra para pegar um bloco e um lápis.

Digo a Cornelia e a Owen que sigam para o restaurante. Pouco depois, eu me acomodo em uma escadinha com um bloco da Disney

Theatrical Productions apoiado no joelho. Se passar uma hora fazendo com que o bilhete fique perfeito, será um tempo bem gasto.

O vento ganha força quando anoitece. Há algo de selvagem naquilo. O lixo voando aumenta a vastidão da cidade. Enquanto isso, estou sentado em uma escadinha suja.

De algum modo, é errado que a luta de Owen tenha me feito melhor do que sou. Ela manteve minha visão clara, desde que esteja concentrada em como ajudá-lo, restaurá-lo, apesar de agora eu saber que era assim que tinha de ser. Eu faria qualquer coisa pelos meninos, mesmo quando seria melhor para eles fracassar e se recuperar sozinhos. São eles que nos dão força.

Walt, aos 21 anos, já passou do tempo em que precisava de mim. Mas Owen ainda precisa e talvez seja assim por toda a vida — ou pelo menos é o que dizemos a nós mesmos.

O desejo de salvá-lo, essa urgência que todo pai sente quando o filho está aflito, com certeza passou a ser tão relativo para mim e para Cornelia — ao que precisamos, ao que nos dá senso de completude e noção de valor — quanto para Owen. A esta altura, depois de tantos anos, é quem nós somos. Mas, observando os redemoinhos de lixo, não sei bem se passei de desavergonhado a desesperado.

Pelo ponto de vista de Nova York, conhecido por ser enobrecedor e implacável, certamente me encaixo no papel. Aqui estou eu, escrevendo um bilhete de amor da minha família a um ator itinerante por um trabalho de dublagem que ele fez há vinte anos. Penso em como cativá-lo. Cornelia sempre diz para não mencionar o Pulitzer. Ela acha que parece pretensioso. Se outras pessoas o fizerem, tudo bem. E eu concordo.

Mas que se dane.

Caro Jonathan,

Meu nome é Ron Suskind e sou um jornalista vencedor do prêmio Pulitzer, mas você, meu amigo, é o verdadeiro herói da minha família. Meu filho, Owen, hoje com dezoito anos, é fã do seu trabalho como dublador desde que era pequeno. Ele é um garoto autista que encontra sentido no mundo por meio de suas paixões e suas obras de arte. Esperamos por você na saída do teatro, mas não o vimos.

Quarta-feira é aniversário dele, e se você tiver um minuto para uma ligação seria a maior emoção de sua vida. Jafar e Iago moram na nossa casa há anos — Owen é capaz de recitar todas as falas e conhece (e adora) todos os dubladores dos mais de cinquenta anos de Disney.

Mesmo que você não dê notícias, agradeço.

Sinceramente,

Ron Suskind

No pé da página, anoto o número do meu celular e o de casa, então entrego para o segurança.

Quatro dias depois, estamos juntos em volta do telefone, no viva-voz.

"Owen?"

"Sim?"

"Aqui é Jonathan Freeman."

Freeman me ligou no celular no dia anterior. Era um sujeito adorável, de sessenta anos, solteiro, ator da Broadway de longa data e voz regular na Disney. Depois de alguns minutos de agradecimentos profusos, eu disse a ele que um bom horário para ligar seria no começo da noite, depois que nós três tivéssemos terminado nosso jantar de aniversário em casa. Quando ouvimos o telefone tocar, dizemos a Owen, como quem não quer nada, que é para ele. Todos nos juntamos ao redor do telefone, um Motorola grande, com todos os recursos, no terceiro andar.

Depois que Owen escuta a voz de Jonathan, fica em silêncio, só olhando para o telefone.

"Owen?", Freeman indaga.

"Sim."

"Você está aí?"

"Não acredito que é você." Então, ele repete mais alto:

"Não acredito que é você!"

"Feliz aniversário, Owen. Soube que você é um fã e tanto da Disney."

Cornelia e eu ficamos ao lado dele. Owen olha para nós com os olhos arregalados, e então para mim, cheio de dúvidas.

Vejo algo nos olhos dele — nós dois no quarto da casa antiga; eu embaixo da colcha, empurrando o boneco para falar com ele. Foi nosso grande momento. Owen quer permissão para substituí-lo.

"Pode falar, amigão", digo.

Ele se posiciona, com os braços abertos.

"Certo, certo, Jafar, escute, *vooocê* vai ser o marido bobalhão..." E lá vai ele, explodindo na fala ritmada maluca de Gilbert Gottfried.

Dessa vez, é a voz de Jafar que chega pelo telefone. "Iago, eu *adooooro* o jeito como essa sua cabecinha suja funciona."

Owen literalmente sai do chão. Ele pula, agitado, alça voo.

"Meu Deus, parecia que eu estava falando com Gilbert. E eu conheço Gilbert. Conheço todos eles", Freeman diz.

Owen pergunta sobre todo mundo do filme em quem consegue pensar. Jonathan faz o que pode para dar informações atualizadas. Juntos, eles lamentam o falecimento em 1999 de Douglas Seale, o ator britânico que fez a voz do sultão.

"Ele era um sujeito muito bacana, Owen", Freeman observa. Os dois então se alegram com seu bom amigo Alan Menken.

"Você conhece Alan Menken! Ele é o maior compositor de todos!", Owen exclama.

"Vou contar a ele que você disse isso. Alan vai ficar muito feliz."

Então eles imitam vozes. Owen despeja diálogos, na maior parte de Iago, mas também algumas frases do Gênio e uma do sultão. Jonathan, é claro, faz Jafar. Ele pausa para dar risada. "Owen, me ajude... qual é a próxima fala?" Então Owen faz Jafar, que é repetido por Freeman. Parece uma sinfonia.

Depois de vinte minutos, Jonathan começa a encerrar a conversa. "Owen, estou exausto. Não consigo mais acompanhar. Mas me conte uma coisa. Por que você gosta tanto do filme?"

Eles conversam mais um pouco. Owen descreve o que gosta nos vários personagens. Jonathan tenta se conectar com o que Owen acredita ser o tema do filme, e então começam a falar sobre isso.

Cornelia e eu escutamos.

Ela pega no meu braço.

"O que foi?"

257

"Você não percebe? Jonathan está percorrendo nosso caminho", ela sussurra. "Uma década inteira, desde as vozes até os temas, os significados mais profundos."

Até o presente.

"Não é sobre as forças do bem e do mal lutando?", Jonathan profere. "E como no fim o bem triunfa?"

"Humm. Mais ou menos. Acho que é sobre mais do que isso", Owen retruca.

Uma expressão toma conta do rosto de Owen quando dá seus mergulhos profundos, como se seus olhos estivessem se voltando para dentro. É o que ele está fazendo agora.

Jonathan não o enxerga, mas deve sentir que Owen está pensando, porque ninguém fala nada. Um momento depois, Owen volta à tona. A voz dele é suave, surreal.

"É sobre finalmente aceitar quem você é. E achar que tudo bem."

O som de suspiros e fungadas vem pelo telefone. "Nossa. Como foi que eu nunca percebi isso?"

Três meses mais tarde, Cornelia está no auditório de uma sinagoga nos subúrbios de Maryland. A escola de Owen usa esse salão uma vez por ano para a formatura.

Walt está ao lado dela. Toda a família, minha e dela, enche duas fileiras, um contingente considerável que se reuniu pela última vez para a formatura de Walt no ensino médio, três anos antes e, antes disso, para os bar mitsvás.

Cornelia olha para a esquerda e para a direita, conferindo se a turma está acomodada e contente —o produto de planejamento exaustivo envolvendo voos, hotéis e uma programação para o fim de semana. Agora, faltando cinco minutos para a cerimônia, tudo está no lugar. Ao longo dos anos, ela se acostumou com esta função: trabalhar, planejar, organizar, erguer, criar, para os dois meninos, e depois vai ser responsável pela direção de cena do *grand finale*... quando o marido subir ao púlpito. Fui o orador em várias formaturas dos nossos filhos, começando por Walt no sexto ano. Sempre sinto culpa por Cornelia não estar lá. Ela fala muito bem, mas, por natureza, é reservada. Trata-se de uma divisão de trabalho sensata. Sou bom nisso. Ela é boa em mais ou menos tudo o mais.

E Cornelia não pode deixar de sentir que esse é um momento de recompensas merecidas. Depois de dezesseis anos de esforço por parte dela 24 horas por dia, sete dias por semana — na verdade, a maior parte de sua vida adulta —, Owen vai se formar no ensino médio. De verdade. Ele vai receber um diploma.

A escola tem sido um bom lugar — talvez o lugar perfeito — para ele. Cornelia sempre se pergunta se o pesadelo com os valentões poderia ter sido evitado, se a escola podia, ou devia, ter detectado aquilo mais cedo, ou como foi que aqueles garotos tinham ido parar ali, para começo de conversa. Mas com certeza a instituição reagiu de modo severo e o cuidado e a atenção que demonstrou com ele nos dois anos que se passaram desde então foram exemplares.

Especialmente neste último ano, Owen foi muito bem. Talvez por saber que logo vai acabar e por não ter certeza do que vem pela frente, ficou mais concentrado. Ele tem aceitado com prazer tudo o que a escola oferece — da ginástica à arte, passando pela lição de casa toda noite e o baile de formatura, que aconteceu na semana passada. Vê-lo com seu smoking — o J. Press antigo do pai de Cornelia, que serviu direitinho nele — foi incrível, um daqueles momentos em que você vê os filhos de um jeito diferente, apesar de eles nem saberem por que e simplesmente retribuírem o sorriso e seguirem em frente.

Cornelia está montando o programa de transição para o ano que vem, com três crianças — Owen, Brian (outro dos Deuses dos Filmes) e Ben, cuja mãe nos apresentou a Maureen. Ele é um ano mais velho do que Owen e trabalha como empacotador em um supermercado local. Há tanta coisa a fazer; é uma empreitada enorme, que inclui a perspectiva de encontrar um emprego para Owen, que agora já está encaminhada.

As avaliações finais da escola serviram como esclarecimento doloroso das complicações que vêm pela frente. Como Stixrud disse, testes sempre serão um problema. Até ele, um mestre da inovação, teve dificuldade para provar as capacidades irregulares e bem ocultas de Owen.

O mundo mais amplo não vai ser tão criativo, tão paciente ou tão atento quanto o departamento de avaliação vocacional da escola, que envia seu último relatório no fim do semestre. Sob EMPREGOS A SER CONSIDERADOS, estão listados: VERIFICADOR DE PASSAGENS, ASSISTENTE DE LIMPEZA, ASSISTENTE DE FLORICULTURA OU VIVEIRO DE PLANTAS e ASSISTENTE DE ATIVIDADES ARTÍSTICAS PARA CRIANÇAS, ADULTOS E IDOSOS. Essa última era a única sugestão que dava a Owen o crédito de ter desenvolvido qualquer habilidade — o desenho.

Cornelia me mostrou o relatório há um mês, em um momento especialmente inoportuno. Em minha mente vieram os ecos das descrições iniciais que Owen fez dos escudeiros. Que ninguém os apreciava e que nenhum deles ficava para trás.

A minha reação — ainda que não fosse necessariamente uma solução — foi encontrar um orador de primeira linha para a formatura. Essa era minha maneira de mostrar aos jovens, de mostrar a todos, que — independentemente do que os testes mostrassem — eles tinham conquistado mais em termos de distância percorrida do que qualquer formando, próximo ou distante. Uma batalha nesse sentido tinha se travado durante boa parte do semestre. Eu tinha feito o discurso na formatura da KTS no ano anterior e achei que só seria mais um pai na plateia quando Owen subisse ao palco ao som de "Pompa e circunstância". Mas, na noite depois do telefonema de Jonathan Freeman, pegou pesado. "Você foi o orador na formatura de Walt", ele disse. "Quero que seja na minha."

Não foi surpresa: a escola disse que não podia ter o mesmo orador dois anos seguidos, e eu comecei a procurar alguém que pudesse ocupar o posto.

Primeira ligação — o escritório de Dustin Hoffman. Ele estava fazendo um filme. Era muito legal, mas não tinha como.

Dois meses e uma centena de ligações depois, cheguei aos irmãos Shriver (aceitaria qualquer um dos dois); ambos acharam que podiam mudar a agenda... mas não. A última esperança, a senadora por Maryland Barbara Mikulski, sem dúvida a principal representante no Senado dos Estados Unidos na defesa das pessoas com deficiência. A princípio ela achou que conseguiria, mas depois disse que não.

Fiquei arrasado e ultrajado. "Suponho que isso signifique que eles não vão ter um orador para a formatura. Ninguém pode dedicar uma hora da vida para fazer deste um dia inesquecível para eles!", eu disse a Cornelia.

Cornelia colocou a mão no meu ombro. A voz dela tinha um tom calmante. "Vamos refletir sobre a questão. Estas crianças não se importam com os irmãos Shriver nem com Barbara Likulski. Os pais talvez os conheçam, mas não elas." Percebi que Cornelia tinha uma ideia. "São só dezoito alunos se formando. Você vai à escola, oferece uma oficina de redação de discursos e cada um escreve o seu. Você pode ser o mestre de cerimônias, e eles vão ser as estrelas."

Cornelia olha para os dezoito alunos com sua toga e chapéu de formatura, fazendo barulho nas cadeiras dobráveis. São três fileiras de seis, na ponta mais distante do palco. Ela sussurra para Walt: "Espere só até ouvir os discursos. Vi algumas cópias que papai levou para casa".

"Aposto que ele está contente por não ter precisado escrever algo ele mesmo."

"Tenho certeza de que vai ter algo a dizer."

Ele dá risada. Agora está com 21 anos e começa a nos ver como somos de verdade.

Dez metros para o leste, com elevação de 1,20 metro, ofereço algumas palavras, mais para que Owen se sinta equiparado a Walt. Então digo: "Temos dezoito oradores esta noite".

Eles se apresentam, um por um. Tenho cópias dos discursos, a maior parte com dois parágrafos de extensão. Cada um está com sua versão original. Um garoto fica paralisado e pede que eu leia. O resto faz isso sozinho, alguns com surpreendente segurança.

Um menino chamado Robbie diz: "Na KTS, eu descobri meu lado confiante", o que mostra "ao mundo que, apesar das dificuldades, é possível ser feliz e ter orgulho de ser você mesmo", e que para "voar alto como uma águia, você precisa de apoio, amor e paixão".

Uma menina chamada Tynisha falou sobre sofrer bullying na escola antiga. "Agora eu tenho muitos amigos para abraçar."

Um menino chamado Mickey, que foi expulso da Lab School um ano antes de Owen, falou sobre o que aprendeu na KTS a respeito de amizade: "Para mim, ser um bom amigo é estar presente em momentos difíceis e ajudar os outros quando estão com dificuldades. Sou um bom amigo porque estou sempre presente".

Uma menina chamada Elena também falou sobre amizade e mencionou: "Tão importante quanto as habilidades que aprendi em aula, são as coisas que aprendi a respeito de mim mesma".

Um dos Deuses dos Filmes, Brian, deu crédito aos professores que mostraram a ele "bondade e compaixão", enquanto Connor falou sobre se tornar "uma pessoa destemida, inteligente e divertida" em sua "transformação completa em homem", e acabou com um floreio de Ron Burgundy: "Mantenha a classe, Katherine Thomas School".

O terceiro Deus dos Filmes, Owen, escolheu uma referência de um filme de seu acervo, entoando, na voz de Merlin, que "Conhecimento e sabedoria são o verdadeiro poder!", então terminou com uma história a respeito de outra história:

Há muito tempo, escrevi um conto sobre um menino que encontrou uma pedra mágica. A pedra era igual a um espelho — quando olhava nela, ele via vislumbres do futuro. Um dia, o menino perdeu a pedra, mas descobriu que não estava triste, porque sabia que tudo ficaria bem. A KTS tem sido um pouco igual àquela pedra para mim. A escola me ajudou a enxergar o futuro, a ver coisas ótimas à frente. Deixar este lugar para trás é um pouco parecido com perder a pedra. Mas tudo bem, porque agora eu sei que o futuro vai ser incrível e cheio de alegria. Obrigado, KTS.

Do lugar em que estou, vejo, com bastante clareza, a gama de expressões no rosto da plateia. É isso que muitos dos oradores não enxergam, ou não são capazes de processar com rapidez. Hoje o encanto é por conta deles. É raro para qualquer orador ser totalmente sincero perante uma plateia, porque todos se importam — nós todos nos importamos — com o que o público pensa. Por que outro motivo você subiria no púlpito? E as reações que vão se transformando, rosto a rosto, segundo a segundo, alteram a apresentação, qualquer apresentação, porque cada orador fala para um público, com algumas exceções.

Hoje, temos dezoito dessas exceções. Cada orador simplesmente diz a coisa mais verdadeira que sabe. E é por isso que há tantos rostos assombrados olhando para o palco, esperando por seu momento de expressar a coisa mais verdadeira que conhecem: que cada um daqueles formandos mais do que vale a pena. Quando a plateia tem a chance de aplaudir no fim, não para mais.

É simplesmente impossível.

Cornelia achou que um jantar com 22 convidados seria a melhor maneira de encerrar o dia.

Ela reservou o salão do andar de cima de um restaurante francês perto de nossa casa. Foi Owen quem quis — era o mesmo lugar em que Walt tinha feito o almoço de formatura dele. Mais uma vez, Cornelia planejou tudo até os mínimos detalhes, definindo até os lugares na mesa.

Mas o que ocorre surpreende até sua capacidade de previsão. Quando o jantar termina, Cornelia faz um brinde. Depois, eu faço. Então uma das irmãs de Cornelia faz. Owen aprecia, mas quer mais. Ele se vira para outra tia, ao lado de Cornelia: "O que você tem a dizer para mim?". Um pouco surpresa, ela levanta e fala de coração. Owen vai até a próxima cadeira. "O que você acha de mim hoje?"

É assim cadeira por cadeira. Com os 22 presentes.

Mas não acabou ainda.

"E as pessoas que não estão aqui? O que elas diriam? Alguém pode falar em nome da vovó?"

Cornelia levanta e fala em nome de sua mãe, a matriarca da família, que morreu há um ano. Outra irmã dela fala pelo pai, depois outros falam em nome de tia Lizzy e tio Martin, que morreram. Ele me pede que fale em nome do meu pai.

Não ser capaz de decifrar a expressão das pessoas não significa que você não quer saber o que elas sentem. Principalmente a seu respeito.

No seu grande dia.

263

Uma semana depois, no dia 24 de junho de 2010, Owen Suskind finalmente chega em casa.

Ainda moramos em Washington. Mas ele mora aqui em sua mente e em seu coração desde antes de saber que Los Angeles era uma cidade, ou que a Califórnia era um estado.

Ele fica sentado em silêncio no banco de trás do carro parado, com a respiração leve.

O segurança pega minha identidade, desaparece em sua guarita e volta com três passes: um para mim, um para Cornelia e um para Owen.

"Bem vindos ao Estúdio de Animação da Disney", ele diz, alegre e animado. "Estacione adiante, à direita."

Freeman deu alguns telefonemas. Eu tive de ir até Nova York para visitar o ex-diretor do FED, o banco central americano. Paul Volcker para o próximo livro —a respeito da queda da economia e da ascensão de Obama —, e aproveitei para ligar para ele. Freeman, quero dizer. Levei uma caixa grande para o almoço com Volcker. Ele olhou para ela, mas não perguntou nada. Não dei explicação. Dentro havia um desenho de trinta por trinta centímetros de um nobre arabesco com seu papagaio. Depois, atravessei a cidade às pressas até uma lanchonete. À frente dela estava à minha espera um homem cujos olhos azuis e sobrancelhas expressivas eram iguais aos do desenho na caixa. Jonathan e eu conversamos durante três horas. Ele tinha ficado profundamente comovido com o telefonema. Contei toda a saga de Owen e lhe entreguei o retrato de Jafar com Iago no ombro. Ele ligou para Burbank.

Foi assim que viemos parar aqui, olhando para um chapéu de feiticeiro azul que faz a entrada principal do Roy E. Disney Animation Building parecer bem pequena.

A realidade da coisa é mais complexa: tem a ver com o menino silencioso que falava em diálogos e escudeiros em busca de seu herói interior. Cornelia e eu escrevemos tudo —a história de Owen — em alguns milhares de palavras e mandamos para o estúdio antes da nossa chegada.

Para que soubessem quem era a visita.

Se é da natureza da originalidade ignorar o consenso, Owen é absurdamente original em suas convicções. Em sua mente, estas são as pessoas mais maravilhosas do mundo. Presidentes e papas nem se comparam.

Howard Green, assessor de imprensa da Disney de longa data, vem nos receber, com uma assistente a reboque, no balcão da recepção. Foi para ele que Jonathan ligou. Green leu nosso tratado a respeito de Owen e agora vai nos deixar entrar. Cornelia e eu estamos em um estado de êxtase que se aprofunda a cada passo. Temos noção de escala, de como é grande a distância do porão de casa até este lugar. Owen cumprimenta Howard com alegria — eles são colegas integrantes da família Disney —, mas, sem sensibilidade para transações, está concentrado nas pessoas e nos criadores que imagina que estão esperando por ele logo adiante.

Penso em incentivá-lo a demonstrar gratidão, porque Howard está fazendo com que tudo isso aconteça, mas mordo a língua quando me viro para ele. Vestido de maneira imaculada com calça cáqui, camisa polo listrada e sapatos marrons, ele demonstra atenção e tem ar profissional, com o caderno de desenho embaixo do braço. Owen mergulha fundo no contexto em suas visitas à Walt Disney World. Aqui, vai ainda mais fundo; sente que é o lugar certo para ele.

Um minuto depois nossa delegação bate na porta aberta no alto de um lance de escada. Um homem de cabelo escuro a uma mesa de desenho se vira para nós.

"Você é Andreas Deja", Owen diz, em tom de descrença. Pequeno e jovial na meia-idade, com um amplo sorriso rápido emoldurado por um cavanhaque, Deja atravessa a sala com a mão direita estendida.

"Você deve ser Owen."

"Estou tão feliz. Adoro seu trabalho", Owen diz.

Deja fica um pouco surpreso, quase acanhado. Ele e um punhado de outros animadores seniores, de meia-idade ou mais velhos, são considerados os herdeiros dos chamados Nove Velhos, um grupo lendário de artistas — Les Clark, Marc Davis, Frank Thomas, Ward Kimball, Eric Larson, John Lounsbery, Wolfgang Reitherman, Milt Kahl e Ollie Johnston — que começaram com Walt Disney e criaram os primeiros sucessos da marca, a começar por *Branca de Neve e os sete anões*, e deram forma aos filmes de animação da empresa ao longo de cinco décadas. Eric Larson, que comandou a divisão de treinamento do estúdio em 1980, orientou o jovem Deja e outros animadores, que então criaram aquilo que logo viria a ser chamado de "a nova era de ouro", iniciada com *A pequena sereia*, em 1989.

"Quais são seus personagens preferidos?", Deja pergunta, caloroso.

"Todos!", Owen exclama, então menciona dez dos personagens criados por Andreas, entre eles o rei Tritão de *A pequena sereia*, Gaston de *A Bela e a Fera*, Scar de *O rei leão* e, é claro, Jafar.

"Conheço Jonathan Freeman, ele é meu amigo!", diz Owen, mal conseguindo se conter. É como se tivesse se transformado em um ponto de exclamação.

Andreas assente. "Sim, Jonathan é um sujeito maravilhoso." Ele desacelera as coisas um pouco, pondo o braço nos ombros de Owen e iniciando uma conversa.

Owen mostra o caderno de desenho para ele. Andreas se impressiona — "São ótimos" — e ele faz seu giro de ombros, um tique autista que o acomete quando uma descarga pesada de alegria sobrecarrega sua neurologia especial.

Todos escutamos com atenção, aglomerados à porta. "Owen", Cornelia diz, "será que você não quer dar um desenho a Andreas?" Ele assente e arranca com cuidado a folha de Rafiki.

Neste ponto, Andreas, animado, salta até a mesa de desenho e, depois de três minutos, vira-se para entregar a Owen uma imagem do rei Tritão. "Agora estamos quites."

De repente, tudo parece ser demais. Owen está na ponta dos pés, como se fosse pular. Andreas parece pressentir isso também — a vertigem maluca de seu maior fã por acaso ser um menino autista, cuja alegria é desenhar com talento e sem folga personagens que ele e sua turma inventaram. Os personagens estão vivos dentro do menino. E vão estar para sempre.

"Quero agradecer muito a você, Owen, por ter vindo aqui." Então os dois se abraçam.

Isto acontece mais vezes, com a visita de Owen a outros dois animadores seniores no corredor — Dale Baer e Eric Goldberg. O ritmo maluco dos encontros é parecido com o de Deja. Owen despeja todos os créditos deles, remontando à década de 1970. Eles mostram desenhos antigos e novos, e Owen lhes mostra reproduções de seus personagens em seu caderno de desenhos. Começa a parecer um reencontro.

Com Goldberg, há uma dimensão extra — ele é especialista em escudeiros. Criou o Gênio de Robin Williams, o Filocteto de Danny DeVito e o jacaré Louis, do mais novo longa de animação da Disney, *A princesa e o sapo*, que saiu em 2009 com boas resenhas e bilheteria respeitável. Há muita conversa a respeito de escudeiros com Eric. Owen faz a voz de Filocteto e então diz que o Gênio é "o mais forte dos escudeiros". Howard, apertado à porta com o resto de nós, intervém: "Espere, o Gênio não é um escudeiro". Owen insiste e é apoiado por Eric: "Claro que é, Howard. Preste atenção no que Owen diz". Owen faz mais um giro de ombros, com uma corrente de afirmação percorrendo seu corpo.

Finalmente, a delegação se apressa na direção da sala de Glen Keane, que é uma espécie de chefe do grupo. É justo dizer que os outros animadores têm jeitão de criança: eles desenham personagens, imitam vozes e tentam fazer os outros darem risada. Keane, filho de Bil Keane, o cartunista criador da tirinha *The Family Circus*, é pai de dois animadores adultos e trabalhou nisso a vida toda, sobrevivendo às mudanças. Artisticamente, é como Deja — criou Ariel, a Fera, Aladdin, Pocahontas e Tarzan —, mas tem a postura e a cadência de um professor ou pastor.

Ele olha o caderno de desenho de Owen. Assim como os outros, elogia os traços e a precisão, e pergunta como o garoto se sente quando desenha.

"Eu enxergo e sinto com os dedos", Owen explica. "Sinto o que os personagens fazem, se estão felizes, tristes, assustados ou com o coração leve. Quando desenho, eu sinto."

Isso é algo que Owen nunca disse, nem para nós.

Keane sorri e examina melhor o caderno. Ele parece ser o único que leu o que enviamos a Howard — o texto sobre a história de Owen. Parece decidido a ter uma noção de quem está na frente dele.

Keane leva Owen para conhecer sua grande sala, cheia de gavetas que se erguem pelas paredes de três metros de pé-direito, enquanto todos nós acompanhamos, desejando que Owen tenha um encontro sem intromissões com um de seus heróis — um que só acontece uma vez na vida. Mas, ao escutar uma pergunta sobre quanto tempo Owen demora para fazer um de seus desenhos, detecto o tom astuto e inquiridor de uma entrevista de emprego.

O foco dos meus olhos se altera e meu coração acelera. Claro que, na primeira vez em que vimos o caderno com os desenhos de escudeiros, imaginamos que ele pudesse se tornar um animador da Disney — o tipo de sonho/fantasia que tivemos em relação aos dois meninos enquanto corriam pelo quintal em Dedham.

Isso foi há oito anos, e nesse meio-tempo vimos a natureza episódica do trajeto dele — um passo adiante, dois para trás —, apesar, é claro, de todo o progresso. Mas não foi suficiente, nem de longe, para voltar a nutrir sonhos nesse sentido. Simplesmente desistimos. O negócio era viver dia a dia e aproveitar ao máximo cada momento.

Mas, nesse momento, as brasas começam a arder. E se? Quem pode dizer? Milagres acontecem. A alguns passos de distância, Owen solta uma de suas falas-padrão — "Quero a volta da animação tradicional, feita à mão, principalmente pela Disney, para dar início a uma nova era de ouro". Quando disse isso uma hora antes, Andreas — que é um purista — comemorou.

Glen, no entanto, conduz Owen até um computador grande no canto mais distante, depois nos chama para nos juntarmos a eles. Há uma figura animada na tela, quase só um contorno. Ele entrega a Owen um bastãozinho grosso e pede que mude a forma ou adicione detalhes, ali mesmo na tela, dizendo que um computador vai modificar a figura para corresponder à linha desenhada. Trata-se de um híbrido, em que o computador é guiado pelo lápis do artista. Owen obedece, mas ele precisa estar olhando para uma figura de um livro da Disney para conseguir desenhar sua versão, precisa da sensação tátil de um lápis entre os dedos, do papel encadernado deslizando embaixo da mão. Além das questões técnicas, fica profundamente desconcertado pelo computador.

Owen não consegue desenhar nada de qualidade, sai apenas uma bagunça de linhas, e então larga o lápis eletrônico. Meu coração se aperta.

Cornelia se vira para o outro lado — ela não consegue assistir àquilo.

Mas Keane pega o mouse e clica. A tela se enche com uma cena que se desdobra, de Rapunzel girando enquanto seu famoso cabelo — loiro na versão da Disney — esvoaça em uma cascata em espiral. É um trecho de *Enrolados*, há quatro anos em produção, com lançamento marcado para novembro.

É o queridinho de Keane. Ele é seu produtor executivo, com três outros profissionais, entre eles John Lasseter, que saíra da empresa no início da década de 1990 para lançar a Pixar, que a Disney acabou comprando em 2006. Eles estão trabalhando em um projeto para juntar a arte do desenho à mão com a facilidade e a flexibilidade do CGI (imagens geradas por computador). Este software, produzido pela Disney ao custo de quase 20 milhões de dólares para unir dois campos opostos, será usado em *Enrolados*.

Quando reduz a tela, Keane fala sobre quando mostrou esses poucos segundos do cabelo de Rapunzel a seu mentor, Ollie Johnston, então o último integrante dos Nove Velhos, pouco antes de ele morrer, em 2008. "Eu disse a ele para olhar o cabelo, o jeito como flui como se fosse uma pintura em movimento, reunindo o melhor do desenho à mão e do computador", Keane relata. "Ollie olhou e disse que era muito bacana, mas que estava mais interessado no que a personagem estava sentindo."

A menção a Ollie Johnston ativa a hiperconcentração de Owen.

"Não tem a ver com a animação", Glen diz, muito objetivo. "Nesse sentido, podemos fazer qualquer coisa na tela. Tem a ver com a história."

Ele olha com atenção para Owen.

"Lembre que todos os grandes filmes começam com uma história. É de histórias que precisamos."

Owen absorve aquilo, assentindo com vigor. "Entendi."

Glen faz um desenho bem rápido de Ariel, assina e dá para Owen, então os dois se abraçam. Agradecemos e vamos embora. Owen começa a andar de um lado para o outro e gesticular com vigor no corredor. Cornelia percebe que ele está descompensando. Uma hora de interações tão intensas para ele equivalem a dez horas para uma pessoa comum. Essa é outra característica pouco reconhecida do autismo — quanta energia é necessária para interagir.

Mas há uma última parada no prédio. Depois de algumas voltas, Howard nos conduz a uma sala redonda e listrada, com teto alto abobadado. Parece um altar intocado. Owen entra e se vira, com os braços abertos e os olhos erguidos para as listras.

Cornelia e eu observamos enquanto ele gira devagar, com as palmas das mãos viradas para cima, feito um peregrino em êxtase.

Walt Disney era um homem impetuoso. Seu primeiro estúdio foi à falência depois de apenas um mês, quando ainda era adolescente. Depois, ele teve dificuldade com distribuidores que tentaram roubar seus personagens. Quase todos os desenhos lançados nos primórdios da indústria da animação eram como tirinhas em movimento: atrapalhados, exagerados, feitos para contar piadas. Com *Branca de Neve e os sete anões* — chamado de "loucura de Disney" e que quase levou à falência o estúdio ainda modesto —, ele evoluiu para a apresentação de sentimentos humanos complexos. Para ajudar os animadores a entender qual era sua visão, costumava contar a história, às vezes representando os papéis. O trabalho deles era desenhar para que as pessoas pudessem sentir. O público, surpreso por experimentar alegria e tristeza enquanto assistia à arte em movimento, vibrou. As pessoas literalmente aplaudiam de pé nos cinemas.

Walt Disney tinha pegado uma imagem criada, desenhada à mão de um modo que qualquer pessoa seria capaz de fazer em um caderno — apesar de feita por artistas profissionais — e a tinha transformado em um retrato da vida que carregava emoções humanas básicas. Essa foi a verdadeira inovação dele — apresentar emoções semelhantes às verdadeiras na tela para causar emoções reais.

E é exatamente por isso que Owen está aqui — emoções. É desconcertante vê-lo se acomodar com reverência e enlevo no único sofá da sala listrada, como se estivesse sentado no colo de Deus. Aquele homem fundou uma empresa que faz filmes, vende produtos e gerencia parques de diversão.

Houve momentos em que sentimos que Walt Disney o tinha raptado; que Owen vivia mais no mundo dele do que no nosso. Apesar da alegria de descobrir que os produtos da Disney forneciam um meio de encontrá-lo, de estar com ele, houve momentos em que existiu um verdadeiro ressentimento a respeito do papel importante que esses personagens tinham assumido na nossa vida. Um pouco disso é aliviado hoje. Ouvir Owen conversar com os animadores — e vê-los comovidos, muitas vezes surpresos, pela maneira como se apoiava nos filmes deles — serviu para nos lembrar de que isso sempre foi um diálogo: Owen, desde o começo, está falando com a tela. As emoções assemelhadas com as verdadeiras que são apresentadas nesses filmes tiraram dele, e ainda tiram, *suas* emoções, *seus* sentimentos mais profundos, da sua vida como nosso filho. Não de Walt Disney.

Cornelia quase entra na traseira do carro à frente.

Ao ouvir a freada, a motorista — uma mulher parada em um cruzamento — se vira para ver o idiota que quase bateu nela. Cornelia faz um sinal pedindo desculpas, estaciona com destreza e sai do carro.

Ela não acredita que tem uma placa de ALUGA-SE no gramado de uma casa a apenas seis quarteirões de onde moramos que parece ser perfeita: tem um andar, talvez três quartos e um quintal fechado nos fundos. Anota o telefone da imobiliária em uma nota fiscal de supermercado e sussurra para si mesma: "Por favor, Deus, permita que dê certo".

Só falta um item para ela completar as providências do programa de transição — um lugar para abrigá-lo. Tudo o mais está acertado. Um ex-participante do acampamento Pasquaney, um colega de Walt que trabalhou com jovens autistas durante a faculdade de psicologia, vai ser o diretor do programa. Ele vai administrar, ensinar, ajudar e orientar Owen, Brian e Ben durante um ano em habilidades para a vida independente. Cornelia trabalhou durante todo o verão para criar o currículo e uma ampla gama de atividades. Ela acaba de comprar uma van usada no eBay para Tyler, o administrador da casa, levar o trio para onde precisarem ir. Ela será a responsável e vai supervisioná-lo, e as três famílias vão dividir os custos.

Cornelia disse tudo isso para o corretor do apartamento que viu há um mês, no fim de julho, em Bethesda. Já tinham concordado quanto ao preço do aluguel. Estavam conversando sobre a papelada quando ela disse que seria para três jovens autistas e um supervisor. "Desculpe, mas não." Fim de conversa. Cornelia explicou que eles nem iam dormir no local a maior parte das noites. Seria um lugar para trabalharem habilidades como limpar a casa e cozinhar, andar de ônibus e metrô. "Desculpe, não podemos colocar *um grupo* aqui."

Ela ficou fora de si. "Mas como seria diferente de, por exemplo, três colegas dividindo um apartamento?" Ela não recebeu resposta. A questão não era negociável.

No apartamento seguinte, quando disseram que era contra as regras, Cornelia exigiu ver onde estava a proibição no contrato de aluguel. "Vamos dar um retorno", foi a resposta evasiva.

O terceiro apartamento não era tão bom, mas era meados de agosto, então ela não podia ser muito seletiva. O senhorio disse que não tinha nada contra pessoas autistas, mas precisava verificar com o proprietário. Quando veio o "não", fizemos uma pesquisa e descobrimos que o proprietário do prédio era um rabino. Passei metade de um dia desencavando referências do Talmude para redigir uma carta passional. Ele não quis saber — o Talmude não fala nada sobre o aluguel de propriedades em estruturas com múltiplas unidades —, e isso me incentivou a escrever uma réplica que começava com: "E o senhor se chama de rabino?".

Já começamos a pagar a Tyler. Os meninos estão prontos. Decido abrir mão do meu escritório nos fundos. Vai ser apertado para quatro pessoas, mas tudo bem. Posso alugar uma sala para mim em outro lugar ou trabalhar dentro de casa.

Na manhã depois que Cornelia viu a placa de "aluga-se", saímos para tomar café da manhã longe dos ouvidos de Owen.

"Não podemos receber mais uma recusa", ela diz depois que fazemos o pedido.

Digo que estou disposto a oferecer meu escritório. Ela elimina a possibilidade. "É ridículo. Você está terminando um livro, onde vai fazer isso? No gramado?"

"Eu dou um jeito."

Esse é um diálogo típico. Podemos chamar de Jogos do Sacrifício. Quem consegue se sacrificar mais. É difícil para os dois fazerem isso simultaneamente — então, há questões estratégicas, jogadas e contra-jogadas. Não há prêmio em dinheiro, mas os pontos de deificação podem ser resgatados para comprar presentes e viagens esporádicas ao reino da altivez moral. Cornelia geralmente me esmaga nesse quesito, mas permaneço na competição com o escritório.

Ela coloca de lado toda a questão — seria um desastre — e muda de tática.

"A questão básica é saber se eu minto ou não." Para ela, esse é um enorme sacrifício moral — *bela jogada.*

Cornelia detesta mentir e não é muito boa nisso. Mas são circunstâncias especiais. Começamos a trabalhar nos detalhes. Passo uma boa parte da vida tentando compreender as razões que justificam por que as fontes ou entrevistados fazem o que fazem. Isso me ajuda a retratar essas pessoas "no contexto completo" — é o que lhes digo, pelo menos — de um jeito que se sobrepõe ao julgamento de valores.

Cornelia tem códigos firmes de conduta. Ela quer que eu a ajude a contorná-los. O problema, digo a ela, são as impressões erradas que as pessoas têm do autismo. O que é desconhecido assusta e, mesmo quando a pessoa conhece alguém com autismo, o espectro é tão amplo que não tem ideia do que vai aparecer. "Hoje, ao meio-dia, você simplesmente não vai dizer que esses quatro jovens são diferentes de qualquer outro grupo." Tyler pode falar pelo quarteto.

Depois, quando a proprietária conhecer os outros três e perceber que têm dificuldades, vai rapidamente notar que são bonzinhos, alegres e seguidores compulsivos de regras. Ela nunca vai ter inquilinos melhores e ainda vai ter contato com autistas. É a ignorância que causa medo. Assim ela será vencida.

"O fim justifica os meios", Cornelia diz, desolada, quando nossas omeletes chegam.

"Não se faz uma omelete sem quebrar os ovos", eu digo, arrancando uma risadinha. É o bastante para selar o acordo.

Três horas depois, Cornelia terminou a visita à casa. A proprietária, uma mulher negra na casa dos cinquenta anos, começa a fazer perguntas, inclusive se a casa atende a suas necessidades. É perfeita. Três quartos, sala de estar e de jantar, cozinha e quintal. Não é barata

— custa 2500 dólares —, mas é possível, dividido entre as famílias. Ela então começa a perguntar sobre os rapazes. Cornelia está pronta. Ela ensaiou. Três universitários, um que acaba de se formar e...

"Escute, preciso dizer a você que são três rapazes autistas e um supervisor." Ela os descreve, dizendo que não vão causar confusão e que três lugares já os recusaram.

A proprietária faz uma pausa de um longo minuto. "Você foi sincera, então a casa é sua."

Com base em uma série de negociações ao longo das décadas entre o sindicato dos atores e o dos produtores, os profissionais do teatro de Nova York costumam ficar de folga do fim do domingo até a apresentação de terça-feira.

E o Halloween de 2010 cai em um domingo.

O resultado dessa confluência virtuosa significa que Owen, sentado em seu canto na caverna artística de Maureen, fazendo um desenho do Gênio em uma montagem maluca usando pastel, tem as vozes em sua mente substituídas por algo mais real.

"Owen, você está aqui...?"

"Minha nossa, é Jonathan Freeman!"

Owen se levanta de um salto e olha rápido para mim, o chofer de Freeman hoje. Eu assinto, liberando o abraço antes que ele agarre o barítono bem penteado e sorridente que tirou um dia de folga e pegou um trem cedo.

Claro que isso suscita comemoração no matriarcado. Owen, efusivo, apresenta "um dos maiores atores de todos os tempos e meu bom amigo" para Maureen e todas as meninas.

É emocionante para todos os envolvidos: as meninas presenciaram várias versões de Jafar desenhadas ao longo do último ano; Jonathan encontra um público apreciativo e que não decepciona, passando o elogio depois de um momento para Owen e incitando-o com gentileza.

"Você tem alguma coisa marcada para hoje à noite?"

Owen demora um segundo para responder. "Vou dar uma festa de Halloween hoje à noite na casa do clube e todos estão convidados."

É assim que ele chama a casa alugada, o que parece adequado, já que os rapazes raramente dormem lá. O nome oficial é Academia Newfound, em homenagem ao lago de New Hampshire que fica perto do acampamento de Walt. De maneiras conscientes e inconscientes, há um desejo de trazer à vida de Owen um pouco da autoconfiança que foi instilada em seu irmão mais velho.

Tyler, o diretor do programa, carrega consigo o otimismo enérgico do acampamento antigo (a norma cultural durante a presidência de Teddy Roosevelt) com muito vigor. Os três rapazes, afinal de contas, são desprovidos de cinismo, a moeda comportamental de boa parte do mundo desenvolvido. Isso simplesmente não existe no autismo, assim como a mentira, o que significa menos complicações. Elimine as avaliações preconceituosas e experientes, o distanciamento e o desdém, e sobra apreciação e vigor participativo. Tyler direciona essa prontidão a tarefas como aulas de cozinha e controle de talão de cheques, treinamento em deslocamento (andar de metrô e de ônibus) e passeios de bicicleta ou caminhadas em trilhas. Há muita interpretação de papéis na casa, com Tyler um dia representando um entrevistador de emprego distraído e no dia seguinte um cliente frustrado. Para serem bem-sucedidos no local de trabalho, os rapazes vão ter de lidar com pessoas que não ajudam e são impacientes.

Ben já tem emprego em um supermercado local — lugar onde Owen agora está tentando conseguir um em meio período. Então, na semana anterior ao Halloween, Tyler e Owen treinaram velocidade, técnica e cortesia com o cliente no empacotamento das mercadorias na cozinha da casa do clube.

Um "saco de treino" — cheio de "secos", como latas e produtos de limpeza — ainda está no balcão enquanto Owen e Jonathan colocam teias de aranha na cozinha e depois passam para a sala nos preparativos para a festa.

Quando o local parece bem coberto, os dois se sentam no sofá. Owen diz que só quer olhar para a sala, ter certeza de que as teias estão penduradas no lugar certo. Depois de um momento, Jonathan sugere que eles continuem o trabalho — já está no fim da tarde e há muito a fazer —, mas Owen pede mais alguns minutos.

Quando pergunto a ele, alguns anos depois, o que estava sentindo naquele dia, Owen menciona o momento no sofá. "Era Halloween e Jonathan Freeman estava lá. Era o melhor dia da minha vida e tudo estava acontecendo tão rápido. Eu queria desacelerar. Só ficar naquele dia o maior tempo possível."

Nós acordamos, pouco a pouco, no decorrer da vida. Há dias únicos em que parece que limiares foram cruzados, revelando um antes e um depois.

Esse dia foi assim para Owen.

Depois de vários anos ouvindo que alunos de ensino médio não se fantasiam no Halloween, ele fica se perguntando por que a regra é anulada agora que tem idade para estar na faculdade. Enquanto descarregamos a comida do carro, Owen me pergunta isso. Não tenho uma boa resposta para dar. As festas de Halloween nas faculdades, digo a ele, são lendárias.

"Fico feliz pela festa estar de volta", é tudo que ele diz, e logo está vestindo sua fantasia de Jack Skellington, o esqueleto e rei das abóboras traiçoeiro e romântico de *O estranho mundo de Jack*, de Tim Burton. Todos trabalhamos nela no fim da tarde, costurando ossos de borracha nas luvas escuras. Quando Owen está vestido, Jonathan — com a mão treinada por décadas no teatro — aplica a maquiagem com destreza no banheiro da casa do clube.

Durante tantos anos, foram Owen e seus amigos autistas, geralmente vestidos como personagens da Disney, que carregaram consigo durante mais tempo o realismo mágico encontrado em crianças pequenas ao bater em cada porta com um sorriso que diz: "Olhe só quem eu sou hoje à noite. Sou o que eu imagino".

Eles depararam com a proibição no ensino médio e, como aconteceu com Owen, não entenderam o motivo. A razão por que ninguém se fantasia ou bate nas portas no ensino médio é que nesses anos sua arquitetura básica — as fundações de sua personalidade — começa a se assentar. O eu interno e particular começa a tomar forma, assim como sua sensibilidade em relação a como todos — pais e professores inclusive — oferecem uma face ao mundo. Os adolescentes começam a sentir profundamente os limites entre como se sentem e como se comportam, e são forçados a reconhecer as consequências, para o bem ou para o mal, que repousam nisso.

Quando chegam à faculdade, os jovens aceitam que nossa vida interna — um lugar de acesso restrito — é onde vivemos e amamos, e que todos usamos máscaras em público, as quais descartam com alegria para um Halloween adulto e substituem por outra de escolha própria, também confeccionada para determinado efeito.

Não fica claro o quanto Owen sente dessas mudanças. Mas, hoje à noite, muito está invertido: as pessoas mascaradas vão até ele. As meninas da aula de arte e Maureen, com o marido, se misturam aos colegas do clube, à família e aos amigos da escola: Connor, é claro, mas vários outros do ensino médio também. Laura, a prima que tem a mesma idade que ele e agora é caloura na Universidade de Georgetown, também dá uma passada com as amigas.

O imóvel de três quartos, com sua mobília de liquidação, logo se enche de gente de muitas partes da vida de Owen, desfrutando da companhia mútua, bebendo, comendo e ouvindo música. No centro do turbilhão está Jonathan, cumprimentando várias crianças da antiga escola que sabem bastante sobre ele, e não só por causa de Owen.

Ele é certamente apreciado por um colega dos Deuses dos Filmes como Connor, que o trata com deferência animada. Mas Owen diz a todos quem ele é, e todos já conheciam o filme e o personagem, apesar de não saberem quem fazia a dublagem. Jonathan tem outro crédito importante no IMDB, preferido por certo subgrupo de fãs: ele fez a voz de Tito Swing, o pianista da banda de jazz que vive dentro de um juke-box no programa *Shining Time Station* do canal de TV PBS. Brian, vestido como Jack Sparrow, de *Piratas do Caribe*, passa boa parte da noite ao lado dele, vivendo um momento de catarse bem parecido com o que Owen teve ao vê-lo no teatro New Amsterdam. Jonathan fica contente com a atenção — "Então, Brian, o que achou do episódio 162?" —, enquanto, hora após hora, rema por um mundo virado de cabeça para baixo. Aqui, ele é o nome na marquise. Crianças com deficiência se misturam com facilidade entre seus pares "típicos". *O estranho mundo de Jack* passa em um quarto, rock e rap tocam alto em outro, e um rapaz autista, magricela e desajeitado, com o rosto branco de caveira, se desloca cheio de afeto e de uma flexibilidade que vai contra seu perfil neurológico.

Ele só quer ter certeza de que todo mundo está se divertindo.

Na manhã seguinte, Jonathan — que dormiu no quarto de Walt — acorda com batidas na porta.

"Quem está aí?", ele pergunta várias vezes. Nenhuma resposta. É o rabo abanando do nosso cachorro Guz que bate na porta. Owen não escuta nada porque "Um mundo ideal", a balada inspiradora de *Aladdin*, está tocando bem alto no quarto dele.

Alguns minutos depois, durante o café da manhã, Jonathan pergunta: "Você colocou aquela música para tocar por minha causa?".

Owen ergue os olhos da tigela de cereal sem entender. "Não, eu ouço essa música toda manhã." Se ele fosse capaz de articular os motivos, teria dito que ela ilumina e nutre seu eu interior, e o ajuda a navegar no limiar entre como se sente e como se comporta. Basicamente, serve para lhe dar chão, assim como tanto da bagagem da Disney que Owen carrega, dando-lhe força para encarar um mundo que parece novo a cada manhã, algo especialmente difícil para quem tem dificuldade de decifrar como as pessoas o enxergam.

Mas Owen está se virando. Ele está reconhecendo — e aceitando — quem é, tanto a seus próprios olhos quanto aos dos outros.

Não entendemos realmente o que acontece até eles nos explicar, alguns anos depois. Owen fez isso usando uma cena de um filme, claro, mas não da Disney. De vez em quando, ele usa outro como arquétipo, apoiando-se no enredo e nos personagens para extrair alguma verdade para si mesmo.

Neste caso, foi *Monty Python e o cálice sagrado*, um dos filmes com atores em carne e osso que ele adotou em seu último ano no ensino médio. O filme de 1975 faz piada com o rei Artur e os cavaleiros da Távola Redonda. É um clássico cult que sobreviveu ao tempo, um dos meus filmes preferidos. Eu tinha assistido a *Monty Python's Flying Circus*, criado pela bbc e que fez sucesso na pbs em meados da década de 1970.

Quando o filme saiu, eu estava no segundo ano do ensino médio. Eu o redescobri com Owen, que foi atraído pelo título e pelo fato de John Cleese (que faz o papel de Sir Lancelot) e Eric Idle (Sir Robin) terem feito muitas vozes nos filmes de animação de que gostava.

Assistíamos juntos e reproduzíamos os diálogos. Uma cena de que ele nunca se cansava mostrava um senhor medieval conversando com o filho fraco e efeminado na torre do castelo da família.

PAI: UM DIA, RAPAZ, TUDO ISTO VAI SER SEU!

HERBERT: O QUÊ, AS CORTINAS?

PAI: NÃO, NÃO AS CORTINAS, RAPAZ. TUDO O QUE VOCÊ É CAPAZ DE ENXER-
GAR! ESTA TERRA QUE SE ESTENDE PELAS COLINAS E VALES! ESTE REINO
SERÁ SEU, RAPAZ!

HERBERT: MAS, MÃE...

PAI: PAI, EU SOU SEU PAI.

HERBERT: MAS, PAI, EU NÃO QUERO NADA DISSO.

PAI: ESCUTE, RAPAZ. ERGUI ESTE REINO DO NADA. QUANDO COMECEI, SÓ TI-
NHA UM PÂNTANO AQUI. TODOS OS REIS DISSERAM QUE EU ERA BURRO DE
CONSTRUIR UM CASTELO EM UM PÂNTANO, MAS CONSTRUÍ MESMO ASSIM,
SÓ PARA MOSTRAR PARA ELES. ENTÃO AFUNDOU NO PÂNTANO. E EU CONS-
TRUÍ OUTRO. ENTÃO ELE AFUNDOU NO PÂNTANO. E EU CONSTRUÍ O TER-
CEIRO. ENTÃO ELE PEGOU FOGO, DESABOU E AFUNDOU NO PÂNTANO. MAS
O QUARTO FICOU DE PÉ. E É ISTO QUE VOCÊ VAI RECEBER, RAPAZ: O CAS-
TELO MAIS FORTE DESTAS ILHAS.

Owen sempre pedia que eu fizesse o pai. Ele morria de rir. Mal conseguia chegar até o fim.

Depois de um ataque de riso desses, com Cornelia e eu presentes, ele disse, bem sério: "Essa é a minha vida".

Nós nos aproximamos, e ele explicou:

*O primeiro castelo eu construí na Lab School e caiu quando eu tive que ir embo-
ra. O segundo castelo eu construí em Ivymount, e eu gostava dele, mas caiu
quando saí para estudar em casa. O terceiro castelo eu construí quando consegui
entrar no ensino médio. Ele pegou fogo e caiu quando deparei com aqueles valen-*

tões. O quarto castelo, comecei a construir quando recebi aquele telefonema de Jonathan Freeman. E minha vida como grande animador e especialista da Disney começou. Esse castelo ficou em pé e é o mais forte destas ilhas. Isso porque foi construído em cima de todos os castelos caídos.

Ouvir isso nos encheu de humildade. Foi difícil escutar como ele colocou nossos esforços, tanto na vitória quanto na derrota, como parte de uma fundação afundada. A educação escolar em casa, que enxergávamos como um triunfo tão grande, não foi registrada do mesmo modo por Owen. Ele queria estar com outras crianças, não em uma sala com a mãe.

E, é claro, tudo fica para trás em relação ao momento em que Jonathan ligou. Por que nos surpreendemos? É difícil lembrar que Owen — assim como todas as crianças e todos nós — é *diferente apesar de igual*. As diferenças dele são tão marcantes que, quando você depara com uma semelhança — o fato de que somos todos essencialmente idênticos nas nossas ânsias, necessidades e alegrias —, é sempre uma surpresa.

Quando ele era uma criança bem pequena que caiu em silêncio, escrevi aquela cena na reportagem do *Wall Street Journal* em que Cedric recebe a carta de aceitação do MIT afirmando seu valor e sua capacidade. Apertando-a contra o peito, ele diz: "Pronto. Minha vida vai começar". Quando Cedric recebe a carta, sua passagem para fora do gueto, a mãe estende a mão para tocá-lo, porque o triunfo é dela também, mas o menino se vira, já longe, olhando para o horizonte.

Amar e desapegar. Aconteceu com Walt e agora está acontecendo com seu irmão. A transformação dos quatro castelos em metáfora de vida, com Jonathan no centro, é um baque para Cornelia e para mim, quando percebemos o que aquela primeira ligação foi na realidade.

Quando Jonathan perguntou pelo viva-voz qual Owen achava que era o tema de *Aladdin*, nosso filho respondeu: "É sobre finalmente aceitar quem você é. E achar que tudo bem".

Owen estava falando de si mesmo, apesar de usar Aladdin como seu representante.

Aquele foi o momento em que ele percebeu. Agora, nós também enxergávamos.

Era o herói interior dele começando a vir à tona.

* * *

Alguns dias depois da festa de Halloween, Owen está na cozinha com Cornelia. Eu estou fora, trabalhando. Ela prepara o jantar para os dois. São só os dois há muito tempo, por tantas horas de tantos dias. Hoje ela é capaz de conversar com o filho com mais franqueza. E é o que faz, falando sobre a Academia Newfound, sobre como está se saindo bem e como tem certeza de que vai continuar a ser assim.

Owen retribui sinceridade com sinceridade, olhando fixo para ela e esperando até que faça o mesmo.

"Quero ir fazer faculdade em outra cidade, igual a Walt."

11. Por conta própria

Viramos a definição de "pânico". Para onde ele poderia ir?

A única coisa de que temos certeza é: só funciona com nosso filho se ele assumir as rédeas. Aprendemos isso faz tempo. Owen tem que agir — não há outro jeito. E nós precisamos descobrir como ajudá-lo, como fazemos desde que ele era um menininho usando sua linguagem inventada. Mas agora as apostas são muito mais altas. Estamos ajudando Owen a se afastar de nós.

Na noite do grande pronunciamento, começamos nosso esforço recorrente para decifrá-lo: será que é uma ideia sem compromisso e impensada com base naquilo que Walt, seu grande modelo de conduta, fez? Será que existe outro desejo enterrado lá dentro, de se libertar para seguir seu próprio caminho, assistir a quantos vídeos quiser, fazer festas como a do Halloween e deixar para trás as pressões do programa de transição? Ou será que é apenas a evolução natural de uma criança, que precisa deixar os pais para encontrar a si mesma — para *se tornar* ela mesma?

Será que Owen quer apenas ser igual a todo mundo?

Talvez sejam todas essas coisas.

O que era indiscutível: em seis meses agitados, da ligação de Freeman à formatura, passando pela visita ao estúdio de animação da Disney e à festa de Halloween, ele avançou devagarzinho em direção ao mundo mais amplo. Cada exemplo nos dá uma oportunidade de ver como os outros reagiram a ele em um primeiro encontro, e como ele reagiu. Nossas preocupações de longa data, de que Owen fosse desanimador e incompreensível aos não iniciados, aos não especialistas, aos desconhecidos, e acabasse por ser tratado mal, estão se dissipando. Os valentões e a regressão dele fizeram com que perdesse tempo, e Owen ainda carrega as cicatrizes. Mas a intervenção de suas próprias vozes interiores — uma conversa contínua com seus escudeiros sábios, os quais, uma vez revelados, pudemos usar — ajuda no contra-ataque. Apesar de Owen só estar começando a dominar a diferença entre sentimentos e comportamento, parece estar se erguendo, cada vez mais, ao desafio de se apresentar a pessoas que não conhece.

As complicações ainda são vastas. Ele não é capaz de ser flexível nesses encontros. Só pode mostrar quem é, sua essência, e torcer por uma reação favorável. Mas elas têm sido boas — e até melhores do que isso.

E agora ele quer mais.

Cornelia e eu começamos a marcar visitas a programas de ensino superior em uma espécie de frenesi. É o que Owen quer — uma das primeiras coisas que ele de fato pediu. A única questão é: *como podemos ajudá-lo a alcançar isso?* Para que ele seja aceito em um programa e seja capaz de frequentar as aulas com sucesso no início do ano letivo, muitas coisas precisam melhorar — e rápido. Seu discurso expressivo é forte, fato comprovado tanto no discurso de formatura quanto na conversa com os bastiões da Disney. Interações sociais bem-sucedidas — coisa em que trabalhamos há anos — são algo completamente diferente. É a diferença entre o monólogo e o diálogo, entre lançar a bola na cesta e jogar uma partida inteira de basquete.

O maior oponente: o autoestímulo, que o acompanha desde os três anos. Foi reduzido de modo dramático, claro. Mas ainda está presente, principalmente quando Owen não está cara a cara com um interlocutor ardente, ou quando está estressado e sua mente vaga. Ele fez progresso; agora consegue se concentrar, mesmo que não seja de seu interesse, durante cinco minutos. Mas logo começa a andar rapidinho, fazendo um movimento com a mão ou abrindo os braços, um pouco parecido com Jackie Gleason no seriado *The Honeymooners* ou Jim Carrey em *O Máscara*. Manter sua atenção e reduzir os estímulos obviamente são duas coisas que estão conectadas — e, além da interação cara a cara, houve algum sucesso em ambientes muito estruturados, como a sala de aula. Mas a maior parte dos locais de trabalho e alojamentos universitários são uma zona livre, como shoppings, calçadas cheias de gente e praticamente qualquer lugar.

Cornelia diz a Dan Griffin que está chegando a hora. Owen provavelmente vai ter que visitar instituições de ensino para avaliações no início do ano que vem, em apenas três ou quatro meses.

Dan começa a frequentar a Academia Newfound uma vez por semana, além da sessão em grupo com os meninos. Juntos, ele, Cornelia e Tyler começam a instituir diversos programas de modificação de comportamento — alguns já experimentados, outros novos, todos urgentes. O ponto de partida é uma "medição de estímulo", que os avalia de um a cinco, com base no grau de perturbação que podem causar. Isso é combinado a uma espécie de terapia de substituição de estímulo, identificando um arroubo iminente de um estímulo de alta perturbação — como Owen pular e andar de um lado para o outro, claramente código 5 — e substituí-lo por um ainda satisfatório para ele, mas menos perturbador — um código 2, como abrir e fechar os punhos repetidas vezes.

A questão da satisfação é importante. Os autistas se autoestimulam porque reintegrar os sentidos ou assentar o sistema nervoso agitado causa uma sensação boa. Mas também está relacionado à atenção. Para impedir que ele se distraia, Cornelia e Dan criam um sistema de incitação usando a função vibratória do celular. Em um e-mail pedindo a ajuda do dr. Lance Clawson — principalmente para revisar a combinação de medicamentos de Owen —, Dan escreve: *Neste pequeno projeto Manhattan, adoraríamos que alguém inventasse um aplicativo do Google que emita vibrações em intervalos aleatórios e que possa ser controlado de longe por um computador ou smartphone*. Cornelia procura algo assim em todo lugar, sem sucesso.

Mas essa máquina de modificação de comportamento começa a funcionar imediatamente com o combustível de alta octanagem do desejo. No caso, o desejo de Owen. Durante muitos anos e após diversos esforços para reduzir os estímulos e aumentar o entrosamento social, Owen sempre afirmou que queria "ser popular". Era desolador de escutar. Ele dizia isso quando literalmente não tinha nenhum amigo. A maior parte de suas interações era com parentes, o que não contava. Ele fez dois amigos na escola, formando um trio insular com pouco peso social. Mas estava começando a compreender qual era a sensação de ser popular; como aquela onda de aplausos calorosa na formatura; como as meninas da aula de arte o abraçando na festa de Halloween; como ele apresentando os convidados, em sua maior parte conhecidos ou amigos de amigos, a seu mentor da Disney, Jonathan Freeman. Fazer aquilo tinha parecido bem fácil.

A palavra em operação agora é "volição", definida pelo dicionário como "um ato de fazer uma escolha ou tomar uma decisão". O seguinte uso está listado: *A síndrome de Tourette é um distúrbio neurológico marcado por tiques e vocalizações recorrentes que estão além da volição ou do controle do acometido.*

Isso poderia se aplicar a muitas pessoas com autismo, principalmente aquelas que estão profundamente envolvidas com pouco ou nenhum discurso. Muitos comportamentos estão além do controle. E talvez devam permanecer assim. Para Owen também. Mas sua mistura de habilidades e aspirações emergentes chegou a um ponto em que ele é capaz de apresentar volição em cada vez mais áreas.

A palavra que Owen escolhe é "bingo". Não é algo que se escute todos os dias, mas tampouco chama muito a atenção. É uma palavra-código. Como Dan relata a Lance em seu relatório de progresso por e-mail, Owen recentemente aprendeu a assumir uma *postura facial e corporal calma, por volição, que substitui um estímulo de classe 5 quando a escuta.*

Isto explica por que, nas semanas anteriores ao Dia de Ação de Graças, clientes do supermercado Giant Foods, perto de Chevy Chase Circle (em Maryland), sentem que participam de uma brincadeira. Owen está em fase de teste em um emprego em meio período lá. Ele usa uniforme — a camiseta amarela do Giant Foods, avental preto e boné — e ajuda nas filas dos caixas. A dez passos de distância, Tyler folheia revistas ou fica contando o troco na frente de uma máquina da Coca-Cola, balbuciando "bingo". A capacidade auditiva elevada de

285

Owen para alguns sons — qualquer palavra usada pela Disney, Cornelia e eu cochichando — agora inclui "bingo". Ele sabe que precisa controlar os estímulos. *Como você se sente... é quem você é. Mas como você se comporta... faz com que consiga o que quer.* Ele está começando a fazer escolhas. Escolhas próprias. Não as nossas.

Uma amiga fala a Cornelia de um documentário que ela precisa ver, exibido durante um curto período no canal Showtime durante o verão. Por coincidência, outra amiga tem o contato do diretor. Em meados de novembro, Cornelia abre um envelope com um DVD do filme *Dad's in Heaven with Nixon* [Papai está no céu com Nixon]. Começamos a assitir numa sexta-feira à tarde, quando Owen está dormindo. É para nós. O personagem principal é um autista adulto, só um ou dois anos mais novo do que nós.

Negação respeitosa? Isso se impõe a cada estágio. Não usamos a palavra autismo durante anos. Mas mudamos de atitude. Até hoje, nunca tínhamos olhado para um homem crescido e maduro com autismo. Jamais. Não éramos capazes de suportar.

Não é que eu não enxergasse Owen como adulto. Eu enxergava... enquanto dormia. É difícil admitir, até para mim mesmo, mas um ou dois anos depois que o autismo se manifestou, comecei a sonhar que o encontrava em uma idade mais avançada, como se nada tivesse mudado. Ele era típico. No primeiro sonho, fui buscá-lo em um treino de futebol. Ele pula para dentro do carro, corado do exercício e um pouco suado. Parece alguns anos mais velho do que realmente era, como se tivesse a idade de Walt. Mas era ele: cabelo encaracolado e rosto magro, ali com sua camisa do time e a caneleira, contando como fizera um gol e perguntando o que vamos ter para o jantar, tudo de um jeito muito despreocupado. Conversamos enquanto eu dirijo, como se ele fosse Walt.

Em outro sonho — que eu tive algumas vezes quando os meninos estavam na adolescência —, Owen acaba de chegar em casa, dirigindo, depois de uma festa. Ele joga as chaves para mim, diz que a noite foi ótima e sorri com as bochechas rosadas, dando a dica de alguma descoberta da adolescência. Cada vez que isso acontece, acordo cheio de culpa, como se tivesse traído o verdadeiro Owen. Mas isso não faz os sonhos pararem.

Mais ou menos na época em que os valentões o incomodavam, eu finalmente encontrei Owen como homem-feito em um sonho. Eu tinha a mesma idade atual, mas ele devia estar com trinta e poucos anos e havia chegado a Washington de avião depois de uma viagem de negócios. Parecia ótimo — de terno, elegante, um pouco desajeitado, o cabelo cortado bem curtinho e o rosto começando a ficar parecido com o do meu pai. Ele mencionou a esposa, um bebê a caminho e perguntou como minha mãe estava. Respondi que sofria com a perda da memória havia alguns anos e que estávamos planejando mandá-la para a Flórida — isso estava realmente acontecendo na época do sonho. Owen disse que era uma boa ideia, porque assim poderia visitá-la com mais frequência. Acordei desse sonho, o último deles, me sentindo ridículo e cheio de remorso. Sempre me ressenti de minha mãe (eu era capaz de achar um jeito de culpá-la por quase tudo) e da maneira como fui criado, com sua metodologia motivacional: eu seria mais amado se me desse bem, então ela segurava os elogios e estabelecia um espectro atrás do outro de perfeição futura, incluindo coisas que estavam além do meu alcance. Parte de mim se ressentia disso, apesar de eu saber que aquilo tinha servido para acelerar meus passos, degrau a degrau. E aqui estava eu fazendo a mesma coisa, inventando avatares inalcançáveis para Owen, apesar de ter plena noção e aceitar, pelo menos no plano consciente, que ele nunca seria nada parecido com aquele homem de cabelo encaracolado que me contava os últimos acontecimentos de sua vida ocupada.

Mas como Owen seria?

Alguns minutos depois que o filme começa, estamos olhando para alguém que parece ser uma extensão razoável dele, trinta anos no futuro. Cornelia e eu estamos no sofá do porão, e ela pega a minha mão quando ouvimos Chris Murray, de cinquenta anos, dizer: "Sou um ótimo artista, muito talentoso". A voz do homem é um tiquinho mais relaxada do que a de Owen, mas de resto bem parecida. É como se uma onda se abatesse sobre nós, e lutamos para ficar em pé antes que a próxima arrebente.

O diretor, Tom Murray, irmão mais velho de Chris, o protagonista do filme, narra uma montagem de fotos que vão passando, entre filmes caseiros e lembranças da mãe e dos seis irmãos. Eles basicamente descrevem nossa vida com Owen — como se fosse vista por Walt. No filme, os dois irmãos Murray, agora na meia-idade, encontram-se em New Haven, Connecticut, onde Chris mora em um pequeno apartamento, trabalha em um mercado de alimentos orgânicos e cria paisagens urbanas rebuscadas, retratando cada janela de cada prédio em dias ensolarados. Ele abraçou a arte depois de um golpe pesado: a morte do pai, que estava sempre bravo e era bipolar, na meia-idade. As pinturas de Chris são vendidas em galerias e carregam a mesma precisão expressiva — e incansável — dos desenhos de Owen.

As conexões são sinistras, da maneira como Chris adotou a arte depois de um revés a Chapel Haven, a faculdade que ele fez e que Cornelia e eu vamos visitar no mês que vem. Não estamos apenas vislumbrando o futuro de Owen, mas o nosso também. O filme é um retrato de como o autismo afetou cada integrante de uma família irlandesa, católica, abastada e grande, que frequentava os mesmos círculos que a família de Cornelia, liderada por uma mãe "que nunca parou de acreditar" em Chris. A mulher de 82 anos é até parecida com a mãe de Cornelia, não dá para negar, criando uma sequência de cenas misturadas de arrasar. É como se fosse a mãe de Cornelia —, que sempre acreditou em Owen com fervor inabalável — quem estivesse criando um filho autista e falasse diretamente com a mulher que agora segura minha mão no sofá.

No final do filme, Janice Murray, de cabelo branco — depois de meio século cuidando de Chris —, está tentando prepará-lo para o dia em que ela não vai estar presente. "Não... não morra, mãe, por favor", Chris diz com a voz embargada, enquanto Cornelia é tomada pela emoção. Eu também. Será que o amor morre? Essa é uma pergunta que Owen poderia fazer. Em geral, não, eu diria a ele. Mas tudo o mais morre. Você sente uma saudade terrível daqueles que não estão mais presentes. Mas se volta para outros amores, que se espera que tenha encontrado, e amigos, e o chamado da vida, seja lá qual for. Mas eu sei o que Cornelia está pensando ali ao meu lado, com o rosto úmido. Quem vai cuidar dele? Quem vai saber que ele não está irritado, apenas confuso? Quem vai estar presente para se lembrar da voz que está fazendo e continuar o diálogo?

Então entendemos o significado do título do filme. O pai detestava Nixon, entre suas diversas animosidades acachapantes. "Ele está no céu com Nixon", Chris diz, perto do final do filme. "Eles estão lá se divertindo. Jogando pôquer, comendo juntos e assistindo à televisão." Uma pérola que Owen e seus escudeiros poderiam ter dito.

Cornelia e eu não dormimos muito naquela noite — só conversamos. Já bem tarde, repassamos todos os personagens até a ideia final do diretor a respeito de como, em termos de felicidade, o irmão autista "já entendeu muito dessa coisa toda" e "é ele que me guia ao ser quem é e a viver a vida do seu jeito".

Com os olhos inchados, começamos a conversar a respeito de como todos os estudos mostram que a felicidade é uma questão comparativa, pelo menos depois que o básico da alimentação e do abrigo está resolvido; um cálculo de identificação do grupo de afinidades de uma pessoa e a posição dela dentro desse grupo (geralmente uma equação com mais pontos negativos do que positivos), ou encontrar um lugar no âmbito de uma comunidade, as pessoas com quem você se conecta. Concordamos que Owen fez isso conosco. Ou nós fizemos por conta própria. E então concordamos que não faz diferença, mesmo que pudéssemos estabelecer esse limite — um respiro bem-vindo em relação ao que é impossível saber, convidando o sono a se instalar.

Uma semana depois, Walt é arrastado até nosso quarto para uma sessão forçada do filme.

Os parentes de Cornelia estão na nossa casa para o Dia de Ação de Graças, e ela decidiu que todos devem assistir ao filme. As duas irmãs e os maridos se acomodam, junto com alguns primos. Todos prestam atenção, apesar de Walt ser o único que, como nós, é capaz de se colocar no lugar dos personagens; no caso, do diretor. O que está na tela é um pesadelo que se desdobra. Ele olha para nós.

Walt está no último ano da faculdade. Acaba de completar 22 anos e está em casa para comer o peru de praxe durante um semestre difícil. Ele se preocupa muito que, algum dia, tenha que tomar conta de Owen e dos pais idosos. Não precisa do filme para isso. Depois de vinte minutos, procura uma brecha para escapulir.

A única pessoa que não foi convidada a participar da exibição no quarto foi Owen, que está no porão assistindo a *Pocahontas*, uma tradição do Dia de Ação de Graças. Ele tem uma seleção de filmes para cada feriado: Halloween (*O estranho mundo de Jack* e *A lenda do cavaleiro sem cabeça*, de Tim Burton), Natal (*O Natal de Charlie Brown*, *O Grinch*, *Do mundo nada se leva*, *Esqueceram de mim*). Não haveria feriado sem eles. Não são apenas os temas. Ele certa vez explicou a Walt que esses filmes o conectam a cada feriado ao longo dos anos — todos os Dias de Ação de Graças desde que era pequeno —, a onde estava e a que estava sentindo.

"Oi, Owen."

"Oi, Walt. Quer assistir a *Pocahontas* comigo?"

"Claro, mas dá um pause." Owen às vezes gosta de conversar sobre um de seus filmes enquanto está passando. Qualquer outra conversa é rejeitada.

Walt, que está na faculdade Penn State, veio passar um fim de semana em casa há um mês e foi buscar Owen na aula de arte do domingo. Ele se deu conta de algo no caminho de volta para a escola.

"Então, Owen. Sabe aquela menina da aula de arte, a loira bonita que sempre conversa com você?"

Ele assente.

"Ela estuda na Sidwell. Eu sei quem ela é. E o negócio é o seguinte: *ela tem carro*."

Owen olha para ele. Não sabe aonde o irmão quer chegar.

"Então, você vai fazer o seguinte: quando chegar à aula de arte no domingo que vem, pergunte a ela se pode dar uma carona na volta. Se a garota concordar, saia de lado um minuto, ligue para o papai e avise que uma das meninas vai levar você para casa. Ele vai entender imediatamente. E vai adorar."

Owen fica animado de ver Walt animado, mas não sabe bem por quê.

Ele está repassando a aritmética: se pedir algo de que não precisa, seu pai vai ficar feliz?

"Ele não quer ir me buscar?"

"Não, não. Ele gosta de ir pegar você. É só um jeito de conseguir o que você quer."

Owen olha para ele sem entender nada. "O quê?"

Walt faz uma pausa e se recompõe.

"Não seria legal se aquela menina, que é bem bonita e parece gostar de você, te trouxesse para casa? Não seria divertido ficarem só vocês dois no carro?"

Agora ele percebe. "Seria, sim!"

Walt se sente vitorioso. Owen não vai ser aquele homem de cinquenta anos solitário do filme, que só anda com a mãe.

"Imagine. Você e ela no carro. Quem sabe aonde isso vai dar?"

Owen sorri. Ele sabe qual é a resposta.

"Em casa!"

Owen nos disse, há muito tempo, que o papel dos escudeiros é ajudar o herói a realizar seu destino. Enquanto ele trabalha na sua definição de destino, vamos nos acomodando cada vez mais nesse papel.

Cornelia aceita a ideia com facilidade, ainda apegada ao pouquinho da moça acanhada que foi no passado, nunca à vontade como o centro das atenções. Fui criado pensando que o papel de herói era o único que qualquer pessoa jamais pudesse querer. Isso me foi enfiado goela abaixo desde o começo por minha mãe: ser herói não é tudo, é a única possibilidade.

Mas aprendi que não é bem assim, com a paternidade, as nossas circunstâncias especiais e as aulas intensivas desde que Owen tinha três anos. Mas esse período — quase duas décadas, estendendo-se desde que éramos um casal jovem criando dois filhos pequenos — está chegando ao fim.

Estamos no começo de abril de 2011, e Owen foi aceito na Riverview, uma escola secundária e de ensino superior com programa inovador em Cape Cod com duzentos jovens, campus perto da praia e instalações e atividades completas. Ele entrou em um programa chamado Preparando-se para o Mundo Lá Fora, mais conhecido como Grow, que se estende até os 22 anos. O calendário normal de faculdade de feriados e férias também vale para a instituição. Owen terá colegas de dormitório, acesso ao refeitório, matérias obrigatórias e optativas, em uma verdadeira experiência universitária.

Daqui a apenas quatro meses, vamos cumprir o ritual no quarto do alojamento, fazendo sua cama, dando um abraço apertado nele, chorando um pouquinho e entrando no carro em seguida.

Mas todo dia agora parece uma queda livre, carregando aquela sensação de imersão em um rio grande, frio e forte.

E é por isso que estamos na Califórnia.

Owen quis fazer uma última visita a Los Angeles. Ele agora repete, como um cântico, que um dia vai se mudar para cá e ser animador da Disney. Dissemos a ele que o que vai aprender no ensino superior ao longo dos próximos anos tornará a possibilidade de um final feliz em Hollywood muito mais real — se ele se esforçar. Owen perguntou se nós podíamos ir lá uma última vez, para se "inspirar" — esse foi o verbo que ele usou.

Cornelia também queria visitar sua melhor amiga de infância, que ela via muito raramente. Então ficou acertado. Continuávamos controlando a agenda dele, sem precisarmos nos preocupar com quando estaria em casa para as férias de Natal ou de primavera. Era uma questão de volição.

Os escudeiros, afinal de contas, têm escolhas e podem levá-las adiante.

Ainda não está claro onde a autodefinição de Owen repousa agora, no âmbito da construção que ele criou. É algo em que trabalha há anos, nas profundezas do poço mais profundo. Ele claramente se acomodou no papel de escudeiro aos onze anos, desenhando furiosamente em seu caderno e se colocando como protetor dos seus iguais, garantindo que nenhum escudeiro fique para trás. Aos catorze anos, declarou com clareza o ponto de partida de seu filme, em que doze escudeiros, incluindo ele próprio, enfrentariam obstáculos que iam forçá-los a encontrar o herói dentro de si.

Acho que é justo dizer que ele mal podia imaginar as dificuldades que o esperavam nos anos seguintes, ou o quanto passaria a se apoiar em certos escudeiros para aconselhá-lo — como esses personagens costumam fazer com os heróis — e fazer com que chegasse longe.

Em certos aspectos, Owen chegou mais longe do que poderia imaginar. Na manhã do dia 7 de abril, essa distância percorrida está prestes a incluir uma segunda visita ao QG de animação da Disney, em uma sala acima daquela na qual se aventurou no ano anterior.

O texto sobre os escudeiros — basicamente, a história da vida de Owen com alguns parágrafos finais sugerindo que isso algum dia poderia ser transformado em um filme que misturasse animação e atores em carne e osso — tinha chegado até o escritório de Don Hahn. Ele é um dos produtores mais bem-sucedidos da Disney — produtor de *A Bela e a Fera* e de *O rei leão*, dois dos maiores filmes da história da empresa. Ele também produziu *O corcunda de Notre Dame*, em 1996, foi produtor associado de *Uma cilada para Roger Rabbit*, em 1998, e, mais recentemente, produziu uma série de longas premiados sob o selo Disneynature.

Passamos alguns dias por lá e fomos à Disneylândia ontem. Amanhã, Owen irá ao Universal Studios. Vamos fazer algumas outras coisas de que ele gosta na meca do entretenimento, como visitar o museu de cera no Hollywood Boulevard e percorrer as ruas cheias de curvas para chegar o mais perto possível do famoso letreiro de Hollywood em Griffith Park.

Hoje vamos encontrar Don Hahn, apesar de não estar claro como será. Depois da nossa visita aos animadores no verão passado, Don Hahn leu uma cópia da história dos escudeiros. Ele concordou em receber Owen. Mas será uma visita social ou uma reunião? Owen se transformou em uma curiosidade na Disney. Desde que nos falou a respeito dos seus quatro castelos — revelando como o encontro com Jonathan e a visita aos animadores foram centrais para a construção de sua identidade, sua *personalidade* —, nossa ideia é de que qualquer encontro com um chefão da Disney, por qualquer motivo, é um momento precioso. Ele vai se alimentar disso durante anos. Talvez para sempre.

No carro alugado a caminho das instalações da Disney na Alameda Avenue, estou pensando na conversa que tivemos depois daquela sessão com Dan Griffin, em que Owen me disse como os escudeiros estavam na floresta escura e como — naquela história secreta e também na história paralela de sua vida — o herói interior vinha à tona.

Ele disse com muita clareza naquele dia que queria fazer um filme para salvar o mundo.

Mas descrever o conceito de uma proposta — de vender a si mesmo e a sua ideia — é a mesma coisa que conversar com ele sobre física quântica: entendendo ou não, é um compromisso de transação que afronta cada cromossomo do seu ser.

Eu me apoio no léxico de Owen: "Sabe, ele ajuda a decidir quais filmes serão feitos. Quem sabe você não fala mais sobre quais escudeiros estão na floresta e o que estão fazendo? Ele pode se interessar".

"Estou trabalhando nisso", Owen responde. "Mas estou muito animado com o encontro!"

E ele está mesmo.

Owen grita seu nome e o abraça quando o sujeito grandalhão de barba, com olhos gentis, entra na antessala. Ele diz a seu assistente que só vai demorar alguns minutos — uma indicação de que o encontro será breve — e nos conduz para dentro.

Primeiro, Hahn examina o caderno de desenhos de Owen e parece impressionado de verdade. "Você tem um pouquinho de tudo aqui. Esses desenhos são muito bons", diz em tom sincero. Cada vez que olha para um desenho, faz um complemento: "Este Rafiki é excelente", ou "Este Sebastião está muito forte". A voz de cada personagem, providenciada por Owen, vem do sofá. Don dá risada das imitações. Logo nós dois estamos incentivando Owen.

Minha ansiedade some. Nem me preocupo mais com a proposta. Owen está contando a história dele na voz dos personagens. Eu ou Don fazemos uma referência e lá vem, um escudeiro após o outro, de Iago a Rafiki, passando por Merlin. Ele faz vozes de todos os filmes de Don e, a certa altura, canta "*Witchcraft, nothing but witchcraft*" na voz de Frank Sinatra, reproduzindo uma cena de *Uma cilada para Roger Rabbit* que adora. Quando chega a "*Although, I know, it's strictly taboooo*", Don está cantando junto.

Dou a deixa e Owen começa a falar do primeiro telefonema de Jonathan, quando ele disse que o tema de *Aladdin* era aceitar quem você é na verdade e achar que está tudo bem. Don diz a ele que eles colocam a ideia principal de cada filme escrita nas salas de desenho para inspirar os animadores. "Nunca julgue um livro pela capa" para *A Bela e a Fera*; "Lembre-se de quem você é" para *O rei leão*. Depois desse diálogo, só consigo pensar em como a interpretação de Owen, o que ele vê, vai muito mais fundo.

"Você decifrou tudo, não é justo." Don dá risada, mas não está brincando. "Você enxerga muito mais coisas nas histórias do que a maior parte das pessoas."

E isso leva direto para o significado mais profundo da ideia de Owen — um bando de escudeiros à procura de um herói que não têm escolha além de encontrar o heroísmo dentro de si mesmos.

"Adorei", Don diz, animado. "É uma ideia para pessoas comuns. A gente realmente pode se colocar no lugar dos escudeiros em sua busca. É muito legal mesmo."

Estou me sentindo um pouco tonto. Estamos de fato conversando sobre o conceito e suas possibilidades. Don está trabalhando a ideia: "É tão parecido com a vida como ela é. Podemos ser heróis em um dia; depois voltamos a ser escudeiros. Ou isso nem dura um dia inteiro".

Certo, penso. *Agora estamos chegando a algum lugar.*

"Posso fazer uma pergunta?", Owen interrompe. Ele quer saber sobre Mary Wickes, que faz a voz de uma das três gárgulas parceiras de Quasímodo e morreu nos últimos dias de produção de *O corcunda de Notre Dame*. "Ela foi substituída por Jane Withers, não foi?"

Owen sabe a resposta. Ele sabe tudo que há para saber a respeito das duas mulheres. Wickes, a quem ele se apegou ao adotar a personagem da gárgula quando pequeno, morreu bem perto da conclusão do filme, em 1996. Ela foi substituída por Withers, que foi mencionada em um crédito misterioso, não especificado. Quando ele descobriu o que aconteceu, passou anos fixado em que falas foram feitas por Wickes e quais ficaram a cargo de Withers. Owen acha que sabe diferenciá-las, com base em mínimas variações vocais. Mas ele quer ter a confirmação de Don, que fica maravilhado com seu conhecimento factual — "Quase ninguém sabe disso, Owen" —, sem perceber que é a beira de um penhasco.

O que eu percebo, sentado ao lado do meu filho, é que existe um Deus e ele está se divertindo um pouco em seu intervalo para o almoço: vamos colocar o pai vendedor em uma reunião para apresentar uma proposta com seu filho autista, e vamos colocar mil quilos de pressão nas costas dele. *Ah, vai ser divertido!*

Controlo o pânico. Se entramos no buraco do coelho Wickes/Withers, vão chamar os seguranças em meia hora e nos arrastar para fora. Eu já estive ali — na Fossa de Urano. Não tem fundo. Owen vai repassar o filme todo, fala a fala — qual ele acha que é de Wickes e quais teriam sido feitas por Withers, então vai questionar se Wickes deveria ter levado o crédito pela voz. Há questões mais profundas: como essa pergunta sem resposta a respeito de quem fez o que e quem merece o crédito mina a confiança que ele tem nos milhares de créditos que catalogou na mente. Se este for impreciso, quantos mais serão? É igual a quando Ben Bernanke vai ao supermercado e percebe que as notas que tem nas mãos são falsificadas. Será que ele deve continuar gastando ou chamar a polícia federal?

Quando eles começam a examinar a filmografia de Mary Wickes, Don comenta que ela era amiga de Bing Crosby.

Ele disse Crosby?

"Owen, imite Binger para Don!", eu digo, em tom de urgência. Owen deixa para trás o vórtice Wickes/Withers para fazer várias falas de Crosby como a voz de Ichabod de *A lenda do cavaleiro sem cabeça*.

Don e eu retornamos aos escudeiros. Ele parece agradecido.

Mas Owen tem outra dúvida, e segue adiante feito um campeão de um quiz sobre *O corcunda de Notre Dame*. Agora aponta que a música-tema é cantada de um jeito, o certo, durante o filme e de outro nos créditos.

"Bom, Owen, isso é um pouco complicado." Hahn dá uma risadinha. "Posso dar uma resposta depois?" Então ele tem uma ideia. "Espere, Owen, tenho um livro que posso autografar para você." Hahn pega um livro grande sobre *A Bela e a Fera*.

Owen olha para o volume, nem um pouco impressionado. "Já tenho esse."

"Mas você não tem um exemplar autografado por Don Hahn!", interfiro, desesperado.

"Ah... é verdade."

O assistente aparece à porta — faz uma hora que estamos lá. Hahn o dispensa; Owen — *graças a Deus* — abre o livro. Don e eu logo damos andamento ao tema, com a conversa passando do dinamismo de um herói que surge de um grupo de escudeiros ao marketing em diversas plataformas de escudeiros emblemáticos para um novo público, até que algum limiar invisível é cruzado. Ele começa a fazer aquilo que um produtor faz, que é encaixar os componentes principais: quem pode ajudar com o roteiro; quem na Disney pode se envolver — "Eric Goldberg é o rei dos escudeiros" — e para onde podemos ir a partir daqui. Ele diz que vai tentar desencavar algum dinheiro de desenvolvimento para um jovem roteirista ir até a Costa Leste para dar forma aos conceitos.

Todos se levantam. Owen arranca um desenho de Rafiki do caderno e entrega a Hahn, que então desenha um Horloge — o relógio de *A Bela e a Fera* — para retribuir a gentileza.

Depois de despedidas calorosas e garantias de que ele vai entrar em contato em breve, vamos para o corredor. Logo estamos no carro, saindo pelo portão do estúdio.

Não sei bem o que acabou de acontecer.

Mas, para Owen, é um momento incrível — um avanço inegável, como ele me explica depois que nos afastamos.

Algo no fato de estar com a autoridade definitiva relativa a *O corcunda de Notre Dame* levou a uma epifania: "Não tem a ver com os dubladores", ele diz, em um devaneio, como um prisioneiro que saboreia a liberdade. "O negócio é acertar as vozes para que a gente nem perceba. Assim os personagens podem viver para sempre!"

Para planejar uma vida, é necessário fornecer o básico.

Abrigo. *Confere*. A casa do clube se encaixa na definição, provida das exigências mínimas: sofá, TV, duas poltronas confortáveis, quatro tapetes, camas, estantes e escrivaninhas em cada quarto, luminárias, lustres, produtos de limpeza, baldes, panos (dois conjuntos separados, para a cozinha e para o banheiro), aspirador, latas e sacos de lixo, vassoura, esfregão, pá e chave.

Transporte. *Confere.* Um ônibus público da DC Metro passa na frente da casa do clube a cada 35 minutos no horário de pico e se conecta a vários outros ônibus e ao metrô que corre por Washington e Maryland.

Emprego. *Confere.* Owen agora é funcionário da corporação Giant Foods (ou de pelo menos uma de suas entidades) em Bethesda, Maryland. Enquanto estava aprendendo o serviço, trabalhava horas modestas. Duas horas por dia, dois dias por semana. Quatro horas. A 7,25 dólares por hora, isso lhe dava uma renda bruta de 29 dólares por semana. Agora ele também é membro do sindicato que representa as pessoas que trabalham no setor da alimentação, os atendentes do comércio relacionado e os trabalhadores agrícolas. Para todos os 12 milhões de membros nos Estados Unidos, a taxa do primeiro mês é de 25 dólares. Isso faz com que Owen seja o trabalhador mais altruísta de todos os Estados Unidos, com 93% do salário dedicado ao pagamento da filiação.

Cornelia achou que o primeiro cheque seria um bom momento para uma aula de orçamento. Vai até o computador com Owen e mostra fotos de Samuel Gompers e John L. Lewis e tenta explicar como, ao longo de um século, direitos foram conquistados pelos trabalhadores.

"Igual a mim!", Owen exclama antes de olhar uma foto de Wobblies sendo espancado por seguranças de Pinkerton, sem entender muito bem.

"É isso mesmo", Cornelia diz e reduz a tela. Isso é tudo o que ele precisa saber.

A economia de Owen, nesse ínterim, vale certo estudo. Um país de Owens colocaria fim ao consumismo galopante. Owen não assiste à televisão e os anúncios dos sites que vendem objetos relacionados a filmes não surtem efeito sobre Owen. O tom convincente deles, de que alguma compra é capaz de torná-lo uma pessoa melhor, ou pelo menos mais feliz, passa em branco por Owen. A equação de que alguém poderia ser transformado ou animado por uma aquisição — um direito inato de praticamente todo mundo, à exceção de monges budistas birmaneses — nunca se enraizou nele.

Ele sabe quais são suas necessidades modestas e cobertas por nós. *Desejos?* Não tem quase nenhum. O único consistente é alugar dois filmes a cada sexta-feira à noite na Potomac Video, bem perto de casa.

Como Owen também é imune ao canto da sereia de que algum filme será melhor do que todos os que vieram antes dele, fica feliz por ter descoberto, ao longo de muitos anos, diversos gêneros antigos em demanda modesta —em sua maior parte, de animação—que são os mais baratos para se alugar. São tão antigos que consistem em fitas VHS, o que está ótimo para ele. Antes, Owen voltava a uma passagem favorita e a repassava quase quadro a quadro, então assistia a ela de novo. Até pouco tempo, a opção de passar em câmera lenta era impossível com DVDs. Além dessa função, há a familiaridade: a antiga fita de VHS tem um formato com o qual está acostumado, apesar da imagem granulada e menos precisa em comparação com seu primo DVD. Isso se traduz em conforto para ele.

Conta final: a 1,25 dólar por fita, sobra para Owen 1,50 para gastar, dos quatro dólares que leva para casa. Diferentemente dos pais ou do irmão dele, Owen sempre devolve os vídeos no dia certo — regras são feitas para ser seguidas—, por isso não precisa pagar multa de atraso. Ele é um rapaz prudente.

Cornelia pega as chaves do carro. Ela tem que ir até o Giant Foods em uma segunda-feira à noite — dia 25 de abril de 2011 — para buscá-lo. Owen passou a trabalhar quatro horas por dia, dois dias por semana. Quando ela sai apressada, confere o relógio e me deseja sorte para o telefonema que logo vou fazer a Don Hahn.

Depois que deixamos a Califórnia, Don me enviou uma mensagem animadora. Quando retornamos a Washington, empenhei-me em arrefecer as expectativas. Por ter passado por dois roteiros completos e três opções para *A Hope in the Unseen* — sendo que nenhuma deu em nada —, eu não tinha ilusões em relação à distância entre uma ideia interessante e alguém a filmando — ou, neste caso, produzindo digitalmente. Há tantos projetos que passam uma eternidade no inferno do desenvolvimento quanto estrelas na Via Láctea.

Mas essa possibilidade longínqua quase não tem a mínima importância quando entro no meu escritório para telefonar. Algo mais profundo do que roteiros e tratamentos está em andamento. Passamos mais de uma década vagando por um labirinto de espelhos — entre o rico mundo imaginário de Owen e sua vida terrena com desafios assustadores. Agora, esses espelhos estão mudando de lugar, à medida que ele se inclina cada vez mais na direção de interações e experiências no nosso mundo que considera satisfatórias.

O desejo expresso de algum dia transformar essa história interna em um filme — como modo de uni-lo a outros como ele, especificamente garotos autistas criativos como Connor e Brian — é uma maneira de integrar seu eu interior com suas necessidades crescentes, reconfigurando o que Owen conhece melhor em uma espécie de comunicação, um veículo para sua fuga de uma vida passada sozinho demais, preso dentro da própria cabeça. O objetivo é seu surgimento como adulto saudável e consciente de si mesmo.

Don é um visitante especialmente valoroso nesse labirinto de espelhos. Ele é ao mesmo tempo especialista no material de base de Owen e na necessidade comum de criar histórias como um espelho da vida.

Retomamos a conversa exatamente no ponto em que paramos na Califórnia. "Fico pensando sobre o assunto", Don diz ao telefone. "Fazer com que os escudeiros em si façam uma busca muda o modelo do herói que é identificado no início e cada personagem que entra logo no papel esperado. Isso vira tudo de cabeça para baixo. Permite mais maneiras de entrar na história, tanto para as crianças como para os pais."

Don quer saber mais a respeito de Owen. O que ele faz? Como é sua vida hoje? Conto um pouco sobre seu primeiro emprego de verdade, no supermercado, e sobre como vai começar um programa universitário no próximo semestre. "Tenho certeza de que vai levar seus consultores escudeiros com ele", digo, só meio de brincadeira.

"Ele ainda se apoia neles?"

"Com certeza. Fazem parte da voz interior dele."

"Quer dizer que é como o Grilo Falante?"

Ouço o carro parar em frente de casa.

"Olhe, Owen acaba de voltar do trabalho. Vou conversar com ele. Ligo daqui a pouco."

Um momento depois, vejo-o largado no sofá no jardim de inverno, anexo à cozinha. Está usando seu boné preto do Giant Foods e seu avental.

"Ei, amigão."

"Oi, pai."

"Você parece cansado."

"Estou *exaaaaausto*", Owen responde, um floreio que pegou da mãe.

Owen diz que está achando o turno de quatro horas muito mais difícil. A energia que ele precisa gastar para permanecer concentrado, para cumprir suas tarefas, é assustadora, já que sua mente é puxada em várias direções.

"Me deixe perguntar uma coisa: você leva algum dos escudeiros com você? Sabe como é, para ajudar?"

Ele assente. "Dois deles", diz despreocupadamente. Isso é lugar-comum para ele.

"Quem?"

"Bom, primeiro o Filocteto. Quando estou ficando cansado, ele diz: 'Ouça, garoto, não basta dar o melhor de si durante um minuto ou uma hora. Você tem que dar o melhor de si... *cada minuto de cada hora do seu turno!*'."

Ele fala isso com a voz de Filocteto e, com uma risadinha, ergue a voz para dar ênfase de "cada minuto de cada hora".

"E Sebastião."

Filocteto eu entendo. *Mas Sebastião?*

Owen vê que eu estou perplexo. "Quando as pessoas vão passando na fila e eu estou empacotando as compras, Sebastião me diz: 'Um sorriso pode ser muito útil quando você não tem muito a dizer'. E isso me lembra de sempre sorrir."

Esta é uma fala do filme elegantemente alterada. Owen faz uma pausa.

"Mas eu falo com as pessoas de vez em quando!" Ele dá risada, pulando e fazendo movimentos de torcer a mão, com um arroubo de energia, *energia dos escudeiros*, correndo pelo seu corpo.

Volto para o escritório para relatar as últimas descobertas a respeito de Filocteto e Sebastião a Don. Pinto um quadro de Owen no sofá, com o uniforme, o que ele diz e como. É isso que eu faço: conto histórias. Don também. As minhas precisam ser factuais, trabalhadas em cima de vidas reais. Às vezes, como tem acontecido ultimamente, acabam presas na peneira das análises autorreferenciais de fontes e perso-

301

nagens que com frequência têm a intenção de esconder em vez de revelar. Ele também faz histórias com sua equipe, mas elas são inventadas. Eu não tenho ilusões. A gente costuma encontrar as verdades mais sutis em uma história pura e forte — fictícia ou real, mas vinda do coração — do que em versões da realidade lógicas e baseadas em fatos.

Enquanto conversamos, olho para uma citação que prendi com uma tachinha na parede ao lado do telefone. É um dos meus trechos preferidos de G. K. Chesterton: *A vida não é uma ilogicidade; no entanto, é uma armadilha para lógicos. Parece só um pouco mais matemática e regular do que é; sua exatidão é óbvia, mas sua inexatidão está escondida, sua selvageria está à espreita.*

Uso a citação como guia para o livro que estou quase terminando sobre a confiança errônea de Wall Street em seus modelos aparentemente lógicos de como o mundo funciona; e em como Obama, lutando para reformatar o curso da nação, pode ter se apoiado um pouco demais em sua lógica poderosa e em sua razão fria. É a selvageria que está à espreita — inexata e surpreendente — que anima profundamente nossa vida e a da nação. E nós a carregamos, arrastando-a para lá e para cá, em nossas histórias. Obama sabe disso tão bem quanto qualquer pessoa viva: ele contou uma história de redenção e então a viveu como candidato — perante os olhos do povo — de uma maneira que fez com que fosse levado à presidência... contra todas as expectativas.

Mas, como presidente, ele me disse, em uma entrevista em fevereiro de 2011, que perdeu o "fio da narrativa", afundando-se no combate a políticas de ação com fortes interesses políticos e econômicos, com cada um brandindo sua análise em interesse próprio e sua métrica irrefutável. Ele disse que se esqueceu de que "aquilo que o presidente pode fazer e ninguém mais pode é contar uma história ao povo norte-americano a respeito de onde estamos e para onde precisamos ir".

Eu me solidarizo cada vez mais com sua luta. Owen também fez isso. Essa métrica é uma espécie de linguagem, um léxico de análises que forma a chamada "meritocracia", que aloca dinheiro e poder na sociedade e julgamentos a respeito do valor humano. Nesse ínterim, histórias — interpretativas e difíceis de controlar — são perigosas e desestabilizantes, gerando humildade, autorreconhecimento e uma abertura para respirar. É aí que as respostas mais profundas costumam repousar.

Enquanto Don reflete sobre o que Owen acaba de dizer — vendo uma imagem dele no sofá com seu boné —, assume um tom filosófico: "Isso é sobre as pessoas que se esforçam tanto, todos os dias, para fazer com que o herói, o escolhido, saia bem na foto. As pessoas a quem nunca se agradece e que são esquecidas com facilidade. Isso diz respeito a quase todas as pessoas no mundo. É um filme global... Poderia dar início a um novo movimento trabalhista".

Quando ele diz isso, damos risada, mas não posso deixar de pensar em Owen usando o avental. E ele? O mundo rigoroso, lógico e matemático que é guiado por quem domina as ferramentas analíticas para garantir vitória e respeito a quem passar em suas avaliações. Owen vai esbarrar em várias dessas pessoas, tenho certeza, em seu processo de amadurecimento. Ele não conta no esquema da meritocracia. Não conta como indivíduo. Isso significa que deveria se sentir feliz e abençoado por usar aquele uniforme o resto da vida.

Espero cinco dias, até sábado à tarde, para ir falar com Owen. Ele está em casa sem fazer nada, não tem nenhum compromisso marcado. Cornelia foi visitar uma amiga. Está tudo tranquilo.

Encontro Owen na cozinha, logo depois de terminar de almoçar. Ele prepara sempre a mesma coisa — sanduíche de manteiga de amendoim com geleia em pão integral, três bolachas recheadas Oreo, uma maçã e um copo de suco de laranja.

Sempre que me aproximo dele com expressão séria, Owen pergunta: "Está tudo bem?".

Sempre respondo: "Está tudo ótimo!", com o ponto de exclamação no final para soar convincente. Isso me dá um vislumbre da ansiedade com que ele luta, e detesto a ideia de que pense que há sempre algo de errado.

Dessa vez, não adiciono a pontuação. Quero que ele sinta que, sim, está tudo bem, mas há algo importante a ser discutido.

Antes de desligar o telefone, conversei com Don sobre a agenda de Owen. Ele vai para a faculdade em setembro, o mesmo mês em que o meu livro sobre Obama sai. Don vai mergulhar em seu próximo projeto, um filme animado em *stop-motion* que está fazendo com Tim Burton chamado *Frankenweenie*. Então este é o momento para tentar conseguir algum dinheiro de desenvolvimento e talvez um roteirista para nos ajudar. Mas ele precisava saber se eu tinha mais detalhes a respeito do que acontece com os escudeiros de Owen em sua jornada.

Vou direto ao assunto. "Owen, Don Hahn quer mais alguns detalhes a respeito do que acontece na floresta com o menino e sua turma de escudeiros."

Ele está do outro lado do balcão central da cozinha.

"Estou trabalhando nisso."

Achei que responderia assim, por isso, passei os últimos dias pensando em como eu reagiria. Todos os passos adiante que Owen deu, realizou sozinho — desde o primeiro caderno de desenho e suas frases até reescrever os roteiros e a história da pedra mágica. A única exceção foi depois do resgate do Halloween, quando ele falou pela primeira vez a respeito dos escudeiros em busca de um herói. Mas Walt tem um canal para os lugares mais profundos de Owen, o lugar em que reside o desejo de ser igual ao irmão, surpreendentemente forte.

Ou talvez não seja assim tão surpreendente. Com a barriga encostada no balcão, estou no ponto onde Cornelia e eu passamos tanto tempo da vida. Presos ao dilema igual × diferente, imaginando como Owen é como os outros meninos e como não é. Nenhum adolescente gosta de ser forçado pelo pai a fazer algo. Mas, bom, a maior parte deles não ia precisar do pai para estabelecer o limite entre os sonhos expressos e o que talvez viesse a ser sua única chance na vida.

"Owen, se tem alguma coisa aí em que você tem pensado, este é o momento de botar para fora." Não tenho nada a perder, eu penso, que se dane. "Escute, se você quiser que eu ajude, se quiser testar suas ideias comigo... Você sabe que sou bom com histórias."

Ele assente e baixa os olhos.

"Não, pai, eu sei. Você é o cara das histórias. Mas está tudo bem."

Uma hora depois, Owen vem me procurar. Ele foi para o quarto e agora está de volta à cozinha com um desenho que fez, o qual me entrega em silêncio.

É de uma sequência famosa, em que o Gênio, recém-libertado, explica seus poderes a Aladdin, assustado, na Caverna das Maravilhas, então se transforma de William F. Buckley a Arnold Schwarzenegger, passando por Jack Nicholson, provando que Robin Williams foi feito para ser um personagem de animação. Em meio a isso, para mostrar que é o original e que Aladdin "não deve aceitar imitações!", um boneco de ventríloquo aparece no colo do Gênio e então é descartado.

Owen desenhou uma reprodução precisa do Gênio, com o boneco de ventríloquo no colo.

Olho para o desenho.

"Eu posso ser o Gênio", ele diz baixinho. "Em vez do boneco do gênio."

Igual, não diferente. Essa é a versão de Owen para a rebeldia da adolescência. Bem precisa, aliás.

"Certo, amigão. Entendi."

O momento chegou.

Como novo aluno, Owen vai precisar frequentar o programa de verão da Riverview, para onde vamos levá-lo depois do Dia da Independência, 4 de julho, da nossa casa no lago Vermont. Isso significa que, no dia 26 de junho, ele vai sair de casa em Washington para ir para a faculdade.

Peça a ele que ache que função matemática se aplica a um problema direto por escrito e provavelmente vai receber um olhar vazio. Mas apresente um elemento-chave — a data de 26 de junho — e ele cria uma equação que combina os dias disponíveis para sessões com o número de vídeos a que ele simplesmente precisa assistir pela última vez em sua caverna adorada para se preparar, bom, para o futuro.

Claro. De que outra maneira poderia terminar, a não ser com uma maratona de filmes?

Todos os dias, tem um. Todos os favoritos da Disney e alguns que conquistaram seu lugar dentro do panteão — como *Fievel*, ou *A espada mágica: A lenda de Camelot*. Na maior parte das vezes, ele quer companhia.

Cornelia e eu ficamos mais do que contentes em atender ao seu pedido. Depois de algumas sessões, sentimos um clima estranho tomar conta de todos nós.

É como se estivéssemos assistindo a vídeos caseiros.

Quando um filho vai para a faculdade, os pais geralmente são atingidos com força no dia em que o deixam lá. Quando levamos Walt para o alojamento dele na Penn State, chegamos um pouco cedo e o deixamos no prédio praticamente vazio. Nós o abraçamos e lhe dissemos o que ele já sabia: que o amávamos e estávamos orgulhosos dele. Cornelia chorou abraçada ao filho que já era bem mais alto do que ela.

Ele é um garoto durão a essa altura, e se orgulha disso. Sorriu como quem diz "Pode deixar que eu cuido de tudo". Mas a imagem dele parado sozinho no alojamento atingiu Cornelia quando pegamos a estrada para voltar para casa. "Ele já passou tanto tempo sozinho."

Só pude argumentar que tudo fez com que Walt se tornasse mais forte; um conforto frio para Cornelia, para dizer o mínimo.

Agora assistimos aos filmes de Owen com ele. Essa tem sido uma grande parte da nossa vida, desde que nos sentamos na cama em Georgetown e ficamos imaginando se a fagulha em seus olhos, enquanto uma cena se sucedia à outra, significava que nosso filho estava em algum lugar lá dentro.

Nesse porão, somos capazes de encontrá-lo aos pouquinhos. E, enquanto família, dançamos e cantamos e assumimos a vida dos personagens, até que eles começaram a tomar conta da nossa vida e se juntaram a nós no mundo barulhento e ensolarado da superfície.

Houve anos em que Cornelia e eu nos ressentimos da Disney, incapazes de suportar mais uma sessão de *Peter Pan* ou *Dumbo*. Mas, com o tempo, isso mudou bastante. Adoramos os filmes porque adoramos nosso filho, e eles são uma parte de Owen.

No dia em que assistimos a *O rei leão*, já bem avançado na maratona de filmes, Owen levanta da poltrona de um salto e para na frente da tela para a parte que estava esperando — quando Simba adolescente diz a Rafiki como é difícil mudar.

"Mudar é difícil", Rafiki responde. "Mas é bom."

Rafiki diz então que ele deve aprender com seu passado, usando-o como guia para o futuro, no intuito de prepará-lo para realizar seu destino. O mandril ergue os braços triunfante — "vá, vá" — e Owen faz o mesmo. Quando se vira, nós o ouvimos sussurrar: "Obrigado".

Não é para nós.

O rei leão está entre os últimos filmes. Owen parece ter programado as sessões na ordem inversa de sua descoberta. E isso significa que na sequência vêm *Aladdin* e *A Bela e a Fera*, quando Cornelia pede licença para se retirar, porque tem uma enorme lista de afazeres antes da partida.

Quando *A Bela e a Fera* termina, Owen está em pé, cantando. Eu me junto a ele. Como sempre, nosso filho espera até os créditos acabarem — ele lê todos os nomes como se estivesse conferindo o paradeiro de velhos amigos — para desligar.

Eu o chamo.

"Owen, será que você pode me ajudar a entender uma coisa? Você assiste a esse filme sem parar desde que tem três anos..."

"Na verdade, desde que tenho um ano."

Sou pego desprevenido pela maneira como o vejo como duas pessoas diferentes antes e depois do autismo. Owen não pensa assim. Era ele antes e continua sendo depois. Eu sorrio, querendo me retratar.

"Tem razão. Você assiste a esse filme desde que tem um ano. Então, quero que me ajude a entender o que vê nele. Como é aos seus olhos."

Percebo no mesmo instante que estou para receber um presente. Talvez seja o momento e o lugar certos, ou talvez algo tenha se completado em Owen, prestes a sair de casa. Mas sua voz fica suave, um tom mais baixa.

"O filme não muda. É isso que eu adoro. Mas eu mudo. A cada vez, parece diferente para mim. Era assustador quando eu era pequeno. Então entendi que era sobre encontrar a beleza em lugares onde isso é difícil. Agora percebo que é sobre algo mais. Uma coisa maior. É sobre encontrar a beleza em você mesmo, porque só assim vai ser capaz de enxergar de verdade o amor nos outros e em todo lugar."

Ele gira os ombros e a cabeça uma vez, reajustando-se ao fato de ter dado voz e forma a esse sentimento.

"E agora eu enxergo a beleza em todo lugar."

Finalmente, ele termina. *A pequena sereia* foi o primeiro filme para ele — o primeiro bote salva-vidas a se apresentar quando tanto precisava de um.

Retraçando seus passos, é o último.

Owen faz questão absoluta de que o vejamos junto com ele. Vamos partir na manhã seguinte. As listas de afazeres estão completas. Uma nova seleção de itens — de coisas para a faculdade — já está nas malas.

Estamos no sofá, e ele está na poltrona preta de couro. A sala fica em silêncio quando Ariel perde a voz. Estou para dizer algo. Só consigo pensar no que ele falou ontem à noite sobre *A Bela e a Fera* — quero mais —, mas Cornelia me detém com um aperto de mão. "Deixe que ele veja", ela sussurra.

Ele vê. E nós também. Em mais silêncio que o normal. Até o fim, quando o rei Tritão olha para Ariel — em segurança, finalmente, assim como seu amado, Eric, mas ainda sereia — enquanto decide se vai ou não transformá-la em humana:

TRITÃO: ELA REALMENTE O AMA, NÃO É VERDADE, SEBASTIÃO?

SEBASTIÃO: BOM, É COMO EU SEMPRE DIGO, SUA MAJESTADE: OS FILHOS PRECISAM TER LIBERDADE PARA SEGUIR COM A PRÓPRIA VIDA.

TRITÃO: VOCÊ SEMPRE DIZ ISSO? ENTÃO ACHO QUE SÓ SOBROU UM PROBLEMA.

SEBASTIÃO: E QUAL SERIA, SUA MAJESTADE?

TRITÃO: AS SAUDADES QUE VOU TER DELA.

Owen pausa o vídeo e vira a cabeça na nossa direção, com o rosto pensativo.

"Está tudo bem com a gente?", ele pergunta.

Garantimos que sim. "Vamos sentir muita saudade de você, Owen", Cornelia diz. "Mas é assim que tem que ser. É uma coisa boa. Amamos tanto você que vamos morrer de saudade."

Ele assente, recompensado, e deixa os créditos rolarem.

12. A vida animada

Owen está abrindo o micro-ondas da cozinha comunitária quando chegamos.

"Posso colocar a pipoca?", ele pergunta para o conselheiro do alojamento que está na suíte. Recebe autorização e depois vem para nos ajudar a arranjar os copos, suco e m&m's em uma mesa na sala de tv. Os colegas vão chegando.

É o encontro de domingo à noite do Disney Club em meados de abril de 2012. Owen resolveu começar o clube pouco tempo depois de chegar a Riverview, há oito meses. Por enquanto, o primeiro ano no programa de ensino superior tem sido ótimo: ele está encarando uma mistura de desafios acadêmicos e sociais, fez um bom amigo e começou a construir sua independência.

Dar início ao Disney Club foi um dos pontos altos dessa experiência — ele nunca tinha feito parte de um clube, muito menos fora presidente. Cerca de uma dúzia de alunos vai até o alojamento de Owen toda semana e se acomoda para comer pipoca, conversar um pouco e assistir a seus filmes preferidos. Eles não fazem muita coisa. Owen descreveu o clube para nós e tentamos sugerir atividades pelo telefone. Algumas semanas depois, ele perguntou se poderíamos ir até lá como consultores.

Sempre soubemos que havia outros jovens pertencentes ao espectro autista que se concentravam com muita atenção na Disney, e tínhamos conhecido vários ao longo dos anos. Mas, ao iniciar o clube, Owen conseguiu encher uma sala com eles.

Cornelia e eu chegamos bem armados para enfrentar o grupo. Trazemos refrescos. Demos uma passada na loja da Disney para comprar um jogo de perguntas para quebrar o gelo. Passamos a maior parte da vida nos preparando para isso.

A escolha da noite é *Dumbo* — uma história fértil de autorreconhecimento e superação. Cornelia me faz as perguntas e eu vou direto ao terreno conhecido. Dumbo é ridicularizado por ser diferente.

"Isso já aconteceu com alguém aqui?", pergunto aos garotos espalhados pelos sofás e pelas poltronas. Silêncio.

Então os jovens começam a falar de vezes em que foram ridicularizados e sofreram bullying. Todos têm uma história para contar. Fica claro que alguns nunca falaram sobre o assunto.

"Também já sofri bullying", Owen diz, juntando-se à conversa. Uma garota chamada Tess diz que, quando aconteceu com ela, "me deu a maior vontade de ser normal".

Fica imediatamente claro que esses jovens raramente, se é que em alguma ocasião, viram sua paixão pela Disney tratada como algo sério e importante. Há tantas avenidas a serem percorridas com *Dumbo*. Depois que eles assistem a um pouco do filme, paramos a exibição e conversamos sobre como aquilo que faz o elefantinho ser um pária, suas orelhas enormes, no final permite que se destaque.

Pergunto a cada um deles quais são suas "orelhas" ocultas, aquilo "que faz com que eles sejam diferentes, talvez até proscritos, mas que descobriram ser uma grande força".

Uma garota fala como sua natureza bondosa, algo que a deixa vulnerável, a ajuda a cuidar de cachorros abandonados. Outra menciona "meu cérebro, porque ele pode me levar em aventuras com a força da imaginação".

Um garoto chamado Josh, que fala de maneira muito roteirizada e tem padrões de discurso que se assemelham aos de *Rain Man*, pergunta quando nasci. Digo a ele: 20 de novembro de 1959. Seus olhos faíscam. "Caiu em uma sexta-feira." Ele faz a mesma coisa com Cornelia e chega a uma segunda-feira. *Quais são suas orelhas ocultas?* "Sei o dia da semana em que caem os aniversários!"

Quando pergunto ao grupo qual é o personagem da Disney com que eles mais se identificam, Josh, agora animado, diz que é Pinóquio e fala sobre ter "nascido com olhos de madeira". Ele prossegue para articular sua escolha com mais clareza: "Eu me sinto como um menino de madeira e sempre sonhei em me sentir como um menino de verdade".

Uma conselheira do alojamento, que me disse com antecedência que Josh tem problemas disciplinares e um núcleo emocional que não pode ser acessado, faz um elogio: "Isso foi lindo, Josh". Ela olha para mim com uma expressão surpresa. Dou de ombros. Ele já estava conectado com seu personagem. Só perguntei a ele qual era.

Owen, que está com o controle remoto, avança rápido para se ater às cenas principais. Quando Dumbo solta a pena mágica que disseram a ele ser necessária para voar, Molly — uma garota com um caderno de desenhos detalhados da Disney no colo, igualzinho a Owen — diz que todos precisamos daquela pena, "às vezes porque não confiamos em nós mesmos". Outros ecoam o sentimento.

A coisa continua assim por uma hora. É como uma barragem de represa rompida. Os colegas — muitos dos quais têm um discurso de expressão modesto — atestam verdades sutis e profundamente comoventes.

Quando pergunto "Qual é o vilão com quem vocês se identificam quando estão em seus piores dias?", aprendemos algo novo a respeito de Owen.

"Hades", ele diz baixinho. Hades de *Hércules*? Troco olhares perplexos com Cornelia e pergunto por quê.

"Ele sempre fica decepcionado por não ser convidado para nenhuma festa ou comemoração. E quer se vingar de Zeus, o responsável por ter sido banido do monte Olimpo", Owen observa.

Hades é irmão de Zeus, e vivia no paraíso até ser expulso para o submundo que passou a governar. "Você acha que Zeus é superpopular?", eu pergunto.

Ele assente. "Sim; mas Hades *não é*."

Depois do encontro, pressionamos os conselheiros e eles nos contam que Owen tem ficado mais isolado e solitário do que imaginamos.

Ele não tem amigos e sente isso profundamente. Aliás, os conselheiros, que veem os estudantes todos os dias, estão perplexos. "Vários desses garotos mal falam", um deles diz. "E nunca deste jeito."

Cornelia e eu vivemos um conflito. Parte de nós está em êxtase por causa do que descobrimos no Disney Club. Parte de nós sente que não devíamos ter vindo. Esse é o tão esperado ano de transição — para todos nós. Uma época de fins e começos. E tudo estava correndo de acordo com nossas intenções cuidadosamente planejadas.

Ficamos com um ninho vazio em Washington — apenas o pai e a mãe no terceiro andar —, e pareceu muito certo. Verificávamos se estava tudo bem com Owen regularmente, é claro. Visitamos Cape Cod no Fim de Semana dos Pais no outono. Ele foi passar o Dia de Ação de Graças em casa, como outros garotos de faculdade. Cornelia começou a pensar em projetos — um livro que ela espera escrever, um curso que pretende fazer para aprender a cuidar de flores, ajudar mais com uma clínica no Haiti financiada por uma amiga.

Recebi um convite para trabalhar durante seis meses na Escola Kennedy de Harvard. Alugamos um apartamento na Harvard Square, em Boston, em janeiro de 2012, perto do lugar onde Walt nasceu. Todos os nossos velhos amigos estavam à nossa espera. Tínhamos saído de lá e voltado. Parecia um recomeço.

Era reconfortante estar a apenas uma hora de distância de Owen, em Cape Cod, e ficava conveniente para ir até Riverview para coisas como o Fim de Semana de Transição da escola no final de fevereiro.

Foi mais ou menos como o Fim de Semana dos Pais do segundo semestre, mas lotado de programas a respeito de para onde os alunos vão depois que saem de lá.

Alguns minutos depois do início da primeira sessão, percebemos por que havia duzentos pais de Riverview em um salão de baile de hotel, pensativos e até cabisbaixos, incluindo muitos como nós, ainda a anos de distância da formatura dos filhos.

Ficou claro que muitos de nós tínhamos usado o termo "faculdade" de maneira errônea. É uma palavra carregada de conotações de recompensas recebidas e futuros brilhantes, o início da jornada de um jovem longe dos pais, rumo ao mundo mais amplo. Todos no salão nos demos conta de que trilhávamos um caminho diferente, mas que isso não mudava a maneira como nos sentíamos quando dizíamos para alguém que tínhamos um filho — *isso mesmo, aquele* — em uma faculdade em Massachusetts. Era gostoso poder dar a ele a mesma experiência que outros jovens tinham, o grande ritual de passagem que é a faculdade. E depois? Bom, veríamos quando chegasse a hora.

Em uma longa mesa elevada, um painel de pais de ex-alunos de Riverview nos trouxe alívio. Eles contaram que os anos na escola terminam antes que você se dê conta, depois descreveram como os filhos, entre os vinte e poucos e os trinta e poucos anos, estavam se virando. Os pais de um casal que tinha se conhecido em Riverview, ambos com trinta anos recém-completados, falaram sobre o "casamento", que se restringiu a uma pequena cerimônia religiosa, porque perderiam os benefícios federais como pessoas com deficiência se fossem legalmente casados e sobre como ambos tinham sofrido intervenções cirúrgicas para que não pudessem ter filhos (afinal, quem cuidaria deles?).

Outros falaram sobre filhos que dividiam a casa com outras pessoas, às vezes solitários e cheios de anseios, muitos sem condições de trabalhar. A mensagem, ainda assim, era a seguinte: voltar para casa não é bom para ninguém, como um pai colocou, mas estejam preparados para continuar envolvidos na vida deles para sempre, mesmo que não seja a vida que vocês querem nem a que eles querem.

Outro pai falou sobre como os jovens podem ficar isolados quando saem de Riverview e como o lugar era um oásis breve em uma comunidade de pessoas que pensam parecido antes de embarcar na longa jornada do adulto com deficiência, em que os serviços de atendimento ao autismo desaparecem. Alguém levantou a questão do que acontece na idade avançada, quando os pais morrem.

O dia da dor tinha começado. Os pais iam passando de palestra a palestra, muitos deles, como nós, em uma espécie de transe. Cornelia e eu fomos a uma sessão eletiva conduzida por um advogado, um especialista em deficiência, que repassou o básico da guarda legal. Nosso filho não teria permissão de tomar decisões por si mesmo — financeiras ou médicas —, mas estaria protegido contra fraude, falhas médicas e problemas com a lei. Legalmente, seria uma criança para sempre.

Algumas dessas coisas não se aplicavam a Owen, ou pelo menos era o que ainda sentíamos. Mas talvez se aplicassem, por isso fizemos anotações, ou pelo menos Cornelia fez. Eu olhava para seu perfil enquanto rabiscava prós e contras no bloquinho que veio no nosso pacote de boas-vindas. Pensei na jovem mãe empacotando tudo na nossa casa em Dedham e em como estávamos longe daquele tempo. Agora éramos capazes de enxergar algo que evitamos durante tanto tempo: como a estrada que se estendia à nossa frente era longa. O ritual de passagem disponível não era tanto a chegada da vida universitária, mas uma transição, com amplas complicações, para a vida adulta.

Por mais que a infância dos nossos filhos tivesse sido diferente da dos meninos típicos, a vida adulta parecia destinada a ser ainda mais. Eu tinha pensado que não seria assim, mas nem percebi. Parecia uma última expectativa de pai, escondida, discreta, arrancada do meu peito e esmagada no cantinho.

Olhar ao redor do salão, para o rosto de pais como nós, fez com que eu percebesse que esse era o nosso lugar e finalmente o tínhamos encontrado. Muitos deles, como nós, pareciam preferir estar em qualquer lugar que não fosse ali, apesar de estarem muito bem acompanhados. Na palestra seguinte, o desconforto é ainda maior quando uma psicóloga fala a respeito de como precisamos conversar com nossos filhos sobre sexo, mesmo que isso nos deixe pouco à vontade. Ela então tenta conduzir trinta mesas de pais em estado de choque em exercícios de dessensibilização — "Certo, agora todo mundo diz 'vagina'!". Eu me senti como se estivéssemos de volta aos cartões de palavrões. O valentão hoje era a vida que nos esforçamos tanto para evitar.

E é por isso que, dois meses depois, quando Owen nos ligou e pediu que fôssemos à reunião do Disney Club, nós não recusamos, como deveríamos ter feito. Era o momento de ele fazer as coisas sozinho, se dar bem ou se dar mal por sua conta, no ecossistema controlado e protegido da escola. Owen estava solitário. Ele se encheu de coragem e abriu um clube. Independentemente do que acontecesse, ou não acontecesse, naquele clube, era decisão dele.

Mas, depois do Fim de Semana de Transição, sentimos um respiro final daquela antiga urgência de fazer todo o necessário para que tudo ficasse bem com ele — preparar o terreno —, e a noção de que esses poucos anos eram a última chance para ele fazer amigos, construir amizades e encontrar um lar em uma comunidade de iguais.

Por isso, pulamos para dentro do carro na Harvard Square para ir assistir a *Dumbo*. Afinal de contas, é tão conveniente. Só uma hora de viagem.

Voltamos na noite do domingo seguinte para ver *A Bela e a Fera*. Mais uma vez, Cornelia e eu lideramos, usando todo o nosso conhecimento adquirido. Não demora muito para presenciarmos algo de valor real: os membros do grupo estão usando a Disney como modo de falar de si mesmos e de seus sentimentos mais profundos. Há testemunhos do fundo do coração mais uma vez — além de qualquer coisa que a maior parte das pessoas consideraria esses jovens capazes de fazer — e cantoria. Todos entoam as músicas, cada verso, como se sua vida dependesse disso. No fim, Owen e Molly, a colega mais próxima dele na expertise em Disney, dão início a um dueto improvisado de uma música do filme de hoje.

"*E o que eu mais desejo ter*", ela canta.

"*É alguém pra me entender*", ele responde.

E juntos: "*Tenho tanta coisa pra fazer...*".

Cornelia e eu nos pegamos cantando com toda a força.

Fazer apenas aquilo que você quer — ter o seu tempo quase só para si — é do que as pessoas mais têm saudade quando pensam na juventude; os jovens, por sua vez, não reparam direito até o momento em que acaba.

Ou quando está para acabar. E é exatamente o que Walt está sentindo na última semana de maio, quando atravessa de carro a ponte Sagamre para chegar a Cape Cod. Ele acaba de voltar de um ano de pós-graduação na Espanha, onde deu aulas de inglês em uma escola de ensino médio e acaba de se inscrever para um emprego em Washington, na nova Agência de Proteção Financeira ao Consumidor. No Mundo Real.

Mas ainda não, e é por isso que, quando lhe dá na telha, ele pega o carro e vai até Cape Cod para levar Owen para almoçar.

O irmão está esperando no centro de alunos de Riverview. Ao meio-dia, está lotado de estudantes comendo. Ele apresenta todos a Walt como se fosse um dignitário.

Há uma ansiedade nos apertos de mão — "Owen, este é seu irmão!" — que Walt entende bem. Para muitos dos jovens aqui, assim como Owen, um irmão ou uma irmã representa a única pessoa neurotípica da mesma idade que eles conhecem na intimidade. Um irmão que vem fazer uma visita é um representante amigável do mundo mais amplo. Alguém que os *entende*.

Walt é atencioso, tentando apreender rapidamente como está sendo a vida na faculdade para o irmão. O lugar parece meio pequeno — mais próximo de um internato —, mas os garotos e as garotas estão misturados em um refeitório bem bacana. Com muita animação, Owen apresenta Walt a uma menina chamada Emily, que faz parte do Disney Club. Enquanto os três conversam, outro garoto entra na conversa, um jovem gregário chamado Charles, que se apresenta a Walt e então diz que Emily é sua namorada.

"Sai daqui, Charles", Owen diz, não em tom ameaçador, mas firme. O menino se afasta antes de Walt e Owen se despedirem de Emily e entrarem no carro.

"Uau, o que acabou de acontecer?"

"Ele diz que é namorado da Emily, mas não é. Ela não tem namorado."

"Será que alguém neste carro gostaria de ser namorado da Emily?"

"Ela é superlegal, bonita e boazinha", Owen responde.

Quando eles estão acomodados para almoçar em Hyannis, no Friendly's, Walt já tem uma ideia bem sólida de como o primeiro ano de Owen no ensino superior está indo. Parece que ele não está tendo muito problema com o trabalho acadêmico; adora o professor de arte,

Nate Olin, e tem duas aulas particulares por semana além do curso no ateliê; tem um colega de quarto que é um bom amigo, John, e outro que bate à porta de Owen bastante, reclamando do volume alto das músicas da Disney. Nada de mais. O primeiro ano de Walt na Penn também não foi tão maravilhoso.

O Disney Club é o ponto alto, além de Emily.

Walt sabe que deve proceder devagar. Relacionamentos são difíceis para todos; têm tanto a ver com captar indícios sutis como com saber coisas um sobre o outro sem ter que perguntar, mas Owen é muito literal — diz aquilo que sente. Talvez ela também seja assim.

"Você já disse a Emily que gosta dela?", ele pergunta e espeta com o garfo uma sobrecoxa de frango.

Owen olha para seu queijo quente por um instante e sacode a cabeça. "Não, não disse. Será que eu devo?"

Então Walt faz aquilo que todos fazemos: tenta avaliar o que é diferente e o que é igual em Owen para oferecer um conselho preciso. "Não chegue na cara dela e diga: 'Eu gosto de você'. Nenhuma menina gosta disso."

Quando o sundae com calda quente de chocolate de Owen chega, os dois já repassaram a logística básica de um namoro. Ele precisa convidá-la para sair. Certo.

Owen poderia convidá-la para jantar no seu dormitório. Ele pode preparar espaguete e os dois assistiriam a um filme. Ela tem amigas? Tem, sim. E John, o amigo de Owen, gosta de uma delas: Julie.

Agora estamos chegando a algum lugar. *Um encontro duplo.* Owen pode convidar as duas meninas para jantar e assistir a um filme no alojamento.

Mas só faltam três semanas para as aulas terminarem. "Este é o momento. Você tem que batalhar." Owen está escutando com atenção, respondendo "Eu sei, eu sei" à maior parte das sugestões de Walt. Agora, olha para ele com atenção, como que indagando: *o que mais eu preciso saber?*

Walt mede as palavras porque quer ser bem exato. "Sei que isso não faz muito sentido. Seria mais fácil só chegar lá e dizer: 'Eu gosto de você. Você gosta de mim? Então pronto'. Mas não é assim que funciona. Você tem que mostrar como se sente por meio das coisas que faz. E costuma ser o garoto quem dá o primeiro passo."

"Certo, Walt... eu sei."

No caminho de volta a Cambridge, no fim da tarde, Walt sente um arroubo de otimismo surpreendente. Enquanto pensa em seus planos de carreira, de quantos ternos vai precisar, do que vai levar ao que e quando — todas as escolhas da vida adulta, quando as coisas começam a contar —, repassa a conversa com Owen na cabeça. Foi uma conversa real a respeito de relacionamentos, o tipo que ele pode imaginar tendo com Owen daqui a dez anos, ou vinte.

E a melhor parte: eles não falaram sobre a Disney nem uma vez.

Há uma confusão no encontro duplo. Ou Owen não sabia quantos dias eram necessários para que o conselheiro do seu alojamento ligasse para a conselheira do alojamento de Emily, ou sabia e ignorou isso, ou o conselheiro do alojamento não deu o telefonema que precisava ter dado. Relacionamentos e namoros estão entre os problemas mais complicados que os jovens autistas enfrentam. Alguns deles são sexualizados. Outros não. Alguns se casam e têm filhos. A maior parte não. Mas muitos querem ter relacionamentos. Essa é a área que mais diferencia Riverview de uma faculdade típica.

A dança de acasalamento aqui é fortemente gerenciada. Há muito aconselhamento, aulas de relacionamentos e de educação sexual; e inovações como um período para "esfriar" depois que os casais se separam — nada de encontros durante duas semanas. Os jovens que, como Owen, costumam seguir as regras, andam pelo campus conferindo calendários para ver qual é a próxima data para "começar a namorar". Quando se trata das questões físicas, a escola não corre riscos. Exibições públicas de afeto são desestimuladas, sob o preceito de que deixam os outros jovens sem jeito. A indicação, explicaram para nós na reunião de pais, "é de que beijos só devem acontecer em ambiente privado... Então nos asseguramos de que os casais não tenham muito tempo sozinhos". Em termos de romance, a provisão matadora é que todos os encontros precisam ser planejados pelos conselheiros dos dormitórios. Um verdadeiro balde de água fria, mas obviamente essencial para a segurança deles e para tranquilizar os pais.

O problema maior para Owen é que só resta um fim de semana no ano letivo para ele, como Walt diz, "entrar em ação".

Na manhã de sábado, dia 26 de maio, ele acorda John, seu colega de quarto, com um plano. Eles vão tomar o ônibus de Riverview que faz viagens programadas até o shopping em Hyannis, a cerca de vinte minutos de distância. Vão cortar o cabelo, almoçar e então comprar flores para as meninas. Vão pedir a elas que os encontrem na pista de atletismo. "Então vamos dar as flores para elas", Owen diz, "caminhar juntos pela pista."

Tudo corre de acordo com o plano. Eles pegam o ônibus, chamado Conga Line. Almoçam no Panera. Cortam o cabelo. O shopping é grande. Tem de tudo ali. Mas, depois de caminharem várias vezes de uma ponta a outra, fica claro: nada de flores.

Eles pegam o ônibus para voltar.

"Você tem que nos ajudar", Owen implora para a motorista. "Precisa nos levar a algum lugar para comprar flores."

Ela diz que é contra o regulamento sair da rota.

"É o último fim de semana antes das férias", Owen diz, tentando manter a voz firme. "É nossa última chance de mostrar para as meninas o quanto gostamos delas."

A motorista é romântica o suficiente para explicar aos outros passageiros que se trata de uma emergência e eles vão ter que fazer um desvio na rota.

Na hora marcada, as meninas estão esperando na pista de atletismo. Os dois se aproximam. Owen tem nas mãos uma dúzia de rosas vermelhas. As de John são roxas.

Owen entrega o buquê a Emily. John entrega o seu a Julie. Então os dois casais se beijam.

Algumas horas mais tarde, em um telefonema, Owen diz: "Foi nosso primeiro beijo, um beijo de verdade". Mas eles não caminharam ao redor da pista. As meninas quiseram voltar para o alojamento para colocar as flores na água.

"Então John e eu voltamos andando para nosso alojamento."

Perguntei a ele como estava se sentindo no caminho de volta.

Ele ficou em silêncio durante uns bons vinte segundos. Estava em um mergulho profundo. Um primeiro beijo, afinal de contas, é uma coisa importante, em qualquer idade.

"Estava me sentindo muito bem, de verdade."

O e-mail para a festa de fim de ano do Disney Club é enviado para todos os jovens: esteja na sala de música na quinta-feira à tarde, um dia antes de os alunos terem permissão de voltar para casa e passar o verão.

Recebemos e-mails de resposta dos pais.

Será que eles podem participar?

Claro que sim, Cornelia responde. Estamos tão ansiosos para conhecer os pais quanto os alunos estão para comemorar sua comunidade recém-descoberta.

Em uma quinta-feira à tarde, dia 31 de maio, cada jovem chega com pelo menos o pai ou a mãe a reboque.

Cornelia exagerou um pouco para o encerramento. Temos comida suficiente para alimentar um exército — salgadinhos, pizza, bebidas, bolo e biscoitos no formato de personagens da Disney. Em minutos, nós nos dividimos naturalmente em dois grupos: pais e filhos. Os alunos andam falando para os pais sobre o clube. Cada pai do Disney Club chega pronto com histórias a respeito da relação difícil, às vezes relutante, que a família tem com os filmes. Alguns explicam que eram o único conforto dos filhos no começo, um período tão difícil, quando não falavam e os viam infinitas vezes. Eles contam como, à medida que foram crescendo, os médicos e os terapeutas costumavam ecoar a frustração dos pais — "Será que algum dia iremos além da Disney?" —, alguns chegando a recomendar controle ou corte das sessões.

Muitos pais acataram o conselho. Outros ficaram em dúvida. Mas nenhum dos filhos parece ter abandonado a paixão. Era raro os pais verem aquilo como uma ferramenta, ou usá-lo como tal. A exceção é Molly, cuja mãe, Nancy, vinda do Arkansas, é terapeuta. A acuidade e o uso que a garota faz das narrativas a equiparam ao caso de Owen.

A garotada está se misturando, examinando a coleção de Owen enquanto a música toca — Owen também trouxe sua coleção de CDs da Disney. Ele e Molly ficam juntos em um canto.

Parece que um debate filosófico se desenrola. O tema: interpretações paralelas de *O cão e a raposa*. Os detalhes são importantes. Algo inovador para a Disney, o filme segue de perto dois personagens — Dodó, a raposa, e Toby, um bloodhound, que se tornam melhores amigos, brincando com outros animais até crescerem e serem afastados tanto por instinto quanto por convenções sociais. Mas o filme não tem uma resolução clássica de fábula. Depois de salvarem um ao outro quando adultos, os protagonistas precisam se separar. A cena final mostra Dodó olhando para Toby de uma colina distante, pensando na longa união dos dois, agora terminada, enquanto o caçador e seus cães voltam para casa.

O debate de Owen e Molly diz respeito à natureza da amizade. Nenhum dos dois conhece o subtexto fundamental para o outro. Como a mãe de Molly depois explica, esse era o filme que Molly e sua irmã, dois anos mais velha, viam com frequência na época em que o casamento dela com o pai das meninas desmoronou. Molly tinha quatro anos na época e, assim como Owen, estava profundamente envolvida com comportamentos autistas, tornando-se inacessível. Mas *O cão e a raposa* transmitiu sua mensagem. Aliás, acertou tão em cheio nas questões doloridas de separação que, pouco tempo depois de o pai ter ido embora, as meninas concordaram em parar de assistir ao filme.

Owen está preocupado em perder os amigos de Washington. Estamos pensando em nos mudar de vez para Cambridge. Há muitas razões, desde querer ficar perto dele durante os próximos dois anos na Riverview até fazer com que mais para a frente ele resida no estado de Massachusetts, que tem os melhores benefícios do país para adultos autistas.

O Centro de Ética de Harvard me ofereceu uma posição de professor sênior que me permitiria escrever meus livros. Além disso, muitos dos nossos amigos mais próximos continuam em Boston. Em um jantar há algumas semanas, dissemos a Owen que, se de fato nos mudássemos, ele ainda poderia visitar seus amigos em Washington.

Cornelia disse, com simplicidade: "Sempre se lembre de que o lar é onde o coração está". Owen assentiu e disse que entendia — ele acredita em nós quando dizemos coisas assim —, mas tem medo de que sua amizade com Connor, Brian e um menino chamado Robert possa estar ameaçada. Foi tão difícil para ele fazer amigos, encontrar os Deuses dos Filmes, ter alguém com quem compartilhar suas paixões e dar risada. Owen se vê como Dodó, observando do alto da colina.

Enquanto cuido do bolo, escuto o debate dos dois chegar aos argumentos finais.

"É um final agridoce, Owen. É assim que se fala", Molly diz. "Mas, na verdade, é triste. Dodó e Toby nunca mais vão ficar juntos. Isso é horrível. Não tem outro jeito de encarar."

"É mais doce do que qualquer outra coisa", ele diz, com a testa franzida. "Os dois vão estar separados, mas sempre vão ter suas lembranças. Ninguém pode tirar isso deles."

A alguns passos de distância, ao lado do som, vejo Josh sentado, parecendo aborrecido. Eu me aproximo e pergunto se está tudo bem. Ele diz que quer convidar Elizabeth para dançar. Sei que também há subtexto aqui. Josh gosta de Elizabeth, mas ela sempre o dispensa. Sábado é o último dia dele na faculdade, então essa é sua última chance.

"Sr. Suskind, se eu convidar Elizabeth para dançar e ela disser sim, eu vou me sentir menos como um menino de madeira? E se ela disser não? E aí?"

Vasculho a mente em busca de algum conselho, mas só ofereço reles migalhas. "De qualquer jeito, Josh, acho que você vai se sentir mais como um menino de verdade."

A música enche a sala. A garotada começa a se levantar e a se mexer, dançando e gesticulando, cada um repassa imagens na cabeça que combinam com o som, enquanto cantam a letra. Todos estão cantando. E é assim que o ano termina para o Disney Club de Riverview, com jovens adultos se apegando com força à sua juventude, movendo-se ao ritmo de uma música a respeito de beleza e de como ela existe dentro de nós. Entre eles há fãs de *Dumbo* que encontraram suas orelhas escondidas e um menino muito de verdade, nem um pouco de madeira, que acaba de achar uma parceira de dança e se move suavemente.

Ouço Owen exclamar: "Emily!". Ela acaba de chegar. Molly pode combinar com ele em muitos aspectos — eles são parecidos —, mas é Emily que o atrai, de modo que o faz se sentir recompensado, vivo e longe da colina melancólica de Dodó.

Enquanto ele avança com destreza pela sala na direção dela, Cornelia e eu nos adiantamos para nos apresentar à mãe dela, Gabrielle. Nós a alcançamos bem quando Owen e Emily se abraçam. Todos observamos, eletrizados, enquanto os dois se acariciam apaixonadamente. Uma coisa é ouvir falar, a outra é ver. Ficamos lá parados, feito bobos, mexendo as mãos. Então, todos juntos — em um momento de coreografia espontânea dos pais —, lentamente viramos as costas para eles. Precisamos lhes dar privacidade. É a vida deles agora. Não a nossa.

A caminho de um hotel em Cape Cod naquela noite — com Owen de volta ao alojamento para passar sua última noite ali —, Cornelia e eu temos dificuldade em estabelecer limites.

Há dúzias de alunos no Disney Club. O interesse para o ano que vem cresce à medida que a notícia se espalha.

"A ideia é que Owen coordene o clube", ela diz enquanto eu confiro as indicações de trajeto no meu iPhone.

"É, esse é o objetivo", respondo, curto. Ela sabe que Owen e eu agora nos falamos ao telefone antes de cada reunião. Com atividades como charadas ou perguntas e nos debates, tão importantes, em um encontro de noventa minutos, sobra tempo apenas para assistir a mais ou menos cinco cenas principais. Owen escolhe as cenas e explica seus critérios em relação à ideia maior de cada filme para o grupo no começo de cada reunião. Ele fica com o controle remoto. Mas ela tem razão: o responsável sou eu.

"Acho que agora podemos cuidar do clube juntos. Minha esperança é de que, no fim, ele assuma sozinho."

"Só quero que isso fique claro."

"Está claro", confirmo. "A festa foi um exagero", acrescento. "Ninguém esperava tudo isso."

Cornelia assente. Sabe que exagera. É o que ela faz. Uma mulher que não se contenta com nada além do melhor.

"Só precisamos manter o equilíbrio", ela diz depois de um tempinho. "Temos que fazer o que é preciso para dar apoio e a maior independência possível a ele."

"Claro", eu repito.

Mas não está claro — e provavelmente não vai ficar. Pegamos uma onda nova. Estamos com Owen na crista. Sentimos isso hoje. O ardor e o entusiasmo dos pais, a relação complexa da garotada, tudo se desdobra. Owen e Emily trocando carinhos. Depois de horas incontáveis assistindo a filmes da Disney que celebram o romance, os dois estão descobrindo por que se fala tanto disso. E voltamos a entrar na vida dele em um momento em que precisa se separar de nós.

Então repassamos o velho cálculo do igual e diferente, pensando em como o autismo modificou o manual convencional das relações entre pais e filhos.

E nosso próprio casamento.

O autismo fez de nós dois uma equipe em uma espécie de guerra santa. Vivemos e amamos lado a lado. Você cria uma vida com aquilo que tem à sua frente. Com sorte, o amor a anima. Owen fez isso. Walt também, com toda a certeza. E nós. Nunca pensamos muito adiante. Desistimos disso há muito tempo. Só nos seguramos com força um ao outro e agradecemos.

Enquanto a perua carregada com bandejas de salgadinhos e garrafas de suco pela metade sacoleja na estrada de Hyannis — que só agora está acordando, com o começo do verão — ficamos lá em silêncio, com meios sorrisos resignados. Ela estende o braço para pegar minha mão livre. E nós surfamos na onda.

Owen acordou cedo demais em uma manhã de meados de julho. Comeu o café da manhã, tomou banho e, às oito horas, está vestido, com bermuda cáqui e cinto trançado. Ele experimenta algumas camisas polo antes de se decidir por uma. Amarra os tênis que usa com meia branca — afinal, por que não?

O sol está queimando o finzinho da névoa do lago quando ele se acomoda em uma cadeira da varanda com seu caderno e um lápis número 2 bem apontado. Owen olha através das bétulas que se erguem perto da varanda durante alguns minutos. E então:

Querida Emily,

Obrigado por um ótimo final de ano na escola. Você foi muito importante para mim. Você é a menina mais maravilhosa, mais linda e mais doce que conheço. Quando nós nos olhamos, é igual a um sonho. Você foi tão boazinha comigo que só posso me sentir bem com isso. Fiquei muito feliz quando você e a sua família aceitaram vir à nossa casa de veraneio em Vermont. Espero que suas férias estejam tão boas quanto as minhas. Muito obrigado por tudo. Amo você com todo o meu coração.

Owen

Ela vai chegar ao meio-dia. Ou pelo menos esse é o plano, feito há quase um mês. É a tão esperada visita no meio das férias. Emily mora em Scarsdale, nos arredores de Nova York, mas sua família tem uma casa em Smuggler's Notch, em Vermont, cerca de duas horas ao norte de onde nós estamos. Owen confere a hora no celular, mas não precisa.

Ele sobe para o quarto para dar os últimos retoques. Uma hora mais tarde, quando o meio-dia se aproxima, aparece com um cartão com um desenho preciso da cena do espaguete de *A dama e o vagabundo*.

Owen tem o dia todo planejado. Vão de bicicleta até o lugar preferido dele, o Whippy Dip, para comer um queijo quente e tomar sorvete. Talvez façam um passeio pelo centrinho minúsculo de Fairlee, ali perto, e parem no armazém Chapman's. Ele espera que nadem no lago.

Walt sabe que esse é o dia tão esperado e telefona. "Sei que faz um mês que vocês não se veem, mas a mãe dela vai estar junto. Não a beije de cara. Fique tranquilo."

Owen assente. Ele entende isso, apesar de estar mais preocupado com o pai de Emily. Ele menciona a Walt que, na Disney, "é muito mais complicado com os pais e as filhas". Então cita alguns casos: o rei Tritão e Ariel, o sultão e Jasmim.

Walt não discorda. "Eu sei... Mas não é assim tão diferente com as mães."

Às 11h45, Owen está parado à entrada, andando de um lado para o outro. Quinze minutos depois, o carro chega.

"Owen, eu estava morrendo de saudade!", Emily grita da janela aberta.

Ele fica feliz até não poder mais por ela estar ali. Então escuta a voz de Walt na cabeça. Depois de um abraço rápido, volta a atenção para a mãe de Emily e aperta a mão dela. "Olá, sra. Jathas. Bem-vinda à nossa casa em Vermont!"

Depois que Gabrielle e Cornelia entram em casa, deixando Owen e Emily do lado de fora, ele se vira para ela e os dois se beijam.

Agora Owen está ainda mais feliz. De mãos dadas, os dois entram na cozinha e ele entrega o cartão para ela, no qual está escrito tudo o que ele gostaria de dizer.

Dias de chuva podem ser muito produtivos para jovens autistas em casas antigas de madeira.

Concluímos isso uma semana depois da visita de Emily a nossa casa do lago. Owen está em segurança dentro da casa seca durante uma tempestade de verão quando nos conta o que esperávamos havia muito ouvir. Outras variáveis podem estar em jogo, como o fato de esse tipo de clima se apresentar em conjunto com um acontecimento importante, mas vemos um padrão.

A mesma coisa aconteceu há um ano, no final de agosto de 2011, durante uma tempestade torrencial, alguns dias antes de Owen partir para o primeiro ano em Riverview. Ele se sentou e mapeou toda a nossa vida em algumas horas. Cornelia e eu enxergamos que um momento de clareza tinha chegado e pegamos nossos blocos de notas. Os guias dele eram os filmes, na maior parte da Disney, que Owen usava em diversos momentos para encontrar sentido no mundo. O mundo animado e o real — planos paralelos que tínhamos descoberto quando ele, aos seis anos, conversou com Iago pela primeira vez — foram, em essência, desdobrados sobre a mesa de Vermont, revelando uma engrenagem complicada.

De modo muito direto, ele detalhou todas as maneiras como ambos se conectavam. A precisão foi surpreendente, incluindo a data de estreia de algumas dúzias de filmes, quando ele os viu, em que cinema, com quem foi a cada uma das diversas sessões, a data de lançamento dos vídeos. De modo mais amplo, Owen também comentou quais vídeos foram úteis em momentos cruciais. Agora, ele estava oferecendo um monte de respostas. Mas o que nos surpreendeu foi que tudo o que era real estava arquivado da mesma maneira: viagens de família, o que Walt estava fazendo, onde as festas de fim de ano foram celebradas, escolas, amigos, terapeutas, desafios e vitórias.

Enquanto a chuva martelava no telhado (foi o fim de agosto do furacão Irene), Owen fez um relato dos nossos primeiros dias em Washington, em 1993, quando o autismo se abateu com toda a força e esse aparato todo começou a se formar. Ele disse que não conseguia entender nada do que dizíamos — "Tudo parecia incoerente" — e que não era capaz de nos dizer o que queria. Cornelia perguntou se ele sentiu medo. Ele pareceu se voltar para dentro, para encontrar uma emoção. Vivendo minuto a minuto, os autistas fazem isso com facilidade — retornar a um instante específico e revivê-lo. "Fiquei", ele respondeu. "Era preocupante." O que lhe dava conforto, Owen prosseguiu, era assistir aos filmes da Disney, a única coisa que continuou igual antes e depois da mudança apavorante. Perguntei algo que eu sempre quis confirmar: com o processamento auditivo descontrolado, ele entendia o diálogo nos filmes? Owen disse que, com o passar do tempo, entendia, porque os filmes "exageravam" tudo. Então ele elencou seus doze favoritos. Sem eles, "eu não existiria", Owen disse, "ou pelo menos nunca chegaria a falar muito".

Agora, um ano depois, estamos no mesmo lugar, em mais um dia chuvoso de verão. Diante dos queijos quentes preparados por Cornelia (a comida que lhe traz mais conforto e talvez outra variável sensorial), Owen fala sobre a visita de Emily, como faz na maior parte dos dias, contando como andaram de bicicleta e molharam os pés no lago. Mais uma vez, acontecimentos subliminares da vida estão em jogo — o fato de ele estar animado por começar o segundo ano de seu programa de ensino superior. Owen adora o professor de arte "engraçado e maluco" e está louco para rever os amigos do Disney Club. Sua vida — aquela que ele queria — está tomando forma.

Então, de maneira repentina — sem que o incitássemos —, ele começa a dizer o que acontece com os escudeiros na floresta escura.

"É um menino igual aos outros meninos. Ele é feliz e brincalhão, tem mãe, pai e um irmão mais velho. Até que uma tempestade chegou, quando ele tinha três anos." Cornelia diz a ele para esperar enquanto corro para pegar um bloco de notas, com medo de que só fale aquilo uma vez e tudo desapareça. Ele está centrado — não vai a lugar nenhum. Depois de alguns minutos, enquanto absorvemos a narrativa, fica claro que Owen está pronto agora, de certo modo. Ele descreve como o menino — que chama de Timothy — se perde, não consegue voltar para casa e é criado em uma floresta cheia de escudeiros perdidos.

Por que eles estão perdidos? "Os heróis já realizaram seu destino. Eles não têm mais razão de ser." Eles são todos os que foram importantes para Owen em diversos momentos de sua vida. "Mas há vilões na floresta, e eles terão que enfrentar esses caras sem os heróis", Owen diz, antes de descrever um trio maldoso, cada um deles a correspondência do que enfrentou: um senhor malandro que "sopra fogo na cabeça do menino", marcando os primeiros tempos, quando viveu no fundo da névoa do autismo; um monstro que paralisa as pessoas e as descarta, como quando foi expulso da Lab School; e, finalmente, um animal inteligente, "que conta mentiras tão verdadeiras que você não sabe mais o que é verdade" — o que descreve as provações que ele passou com os valentões.

Outras partes surgem, pouco a pouco, com facilidade e alegria. Há algo que Owen está pronto para revelar. "Está na hora!", ele diz, repetindo a fala de Rafiki ao descobrir que Simba, desaparecido há tanto tempo, está vivo e é um leão adulto, pronto para realizar seu destino. "É hora de retornar à animação tradicional!" Owen diz que é assim que quer que seu filme seja feito, à moda antiga, apesar de saber que ambas as coisas — a realização e o método — são possibilidades distantes.

Don Hahn, ocupado com muitos projetos, passou para outro. Owen não parece considerá-lo muito importante. Perder essa chance não tem nenhum peso para ele. Já no que diz respeito à supremacia do desenho à mão, Owen assume uma posição ao mesmo tempo filosófica e pessoal. Ele explica em detalhes que é preciso "sentir o traço para desenhar certo" e que, quando começou a desenhar, percebeu que era capaz de "ver e sentir com os dedos". Certa vez nos disse que os animadores antes usavam espelhos. Agora, ele sobe até o quarto e pega um livro antigo para mostrar a foto de um animador da Disney da década de 1940 com um espelho na mesa. "Eles faziam para o espelho a expressão que tinham de desenhar no personagem", conta, "para ter certeza de que estava certa. Precisavam sentir para desenhar. Igual a mim."

Isto nos ajuda a ver tudo com um pouco mais de clareza: a importância que os espelhos tiveram para ele em toda a sua vida. Não era uma metáfora nossa. Era bastante real. As animações eram o espelho em que ele encontrava uma maneira de enxergar a si mesmo. O conceito do filme era o próximo passo lógico — uma mistura de personagens que ele tomou emprestados para criar uma história original que reflete as verdadeiras complexidades de sua vida até o presente. Tem até uma personagem que ele chama de Abigail e que foi inspirada em Emily.

Cornelia sugere que Owen escreva algumas partes, o que ele faz. Mas, ao longo dos dias que se seguem, fica claro que gosta de andar de um lado para o outro e gesticular quando conta a história, então pede que nos revezemos como seus estenógrafos. Ele afinal voltou a lente da imaginação totalmente para si. É uma alegria observar isso.

E fica óbvio por que Owen passou tanto tempo "trabalhando" no filme, como dizia. Tinha que viver tudo primeiro. Sua história, assim como qualquer outra, precisava chegar a esse momento de conclusão e clareza. Agora, como jovem adulto, ele está finalmente começando a assumir uma visão em retrospectiva. Para simplificar: não dá para escrever sobre o amadurecimento antes de amadurecer.

Owen e eu estamos no carro, a caminho do consultório de Dan Griffin para uma rara consulta. Ele esteve com Dan uma vez nas férias de Natal e outra nas de primavera.

Talvez passe um bom tempo sem se consultar com ele. Cornelia e eu passamos o final do verão mudando. Enquanto ela empacotava tudo na casa de Washington — ou para alugar, ou para vender —, eu cuidava de Owen e trabalhava em Vermont ou na nossa casa em Cambridge.

Nessa semana de agosto, nós trocamos e ela se dirige para o norte para receber alguns hóspedes no lago, enquanto Owen e eu voltamos para os últimos dias dele em Washington.

São os meus últimos dias também. Há dezenove anos, chegamos com o fervor de quem mergulha de cabeça, uma jovem família em uma aventura. Não sei para onde aquelas pessoas foram. Owen desapareceu no momento em que chegamos, e o mesmo logo aconteceu conosco.

As pessoas que as substituíram são aquelas que agora estão seguindo em frente. Claro que nunca desejaríamos que Owen precisasse enfrentar o que enfrentou, mas não sentimos falta daquelas outras pessoas, da versão descontinuada de nós mesmos. Não mais. Como Walt disse no acampamento, Owen deu forma a todos nós. Não foi uma bênção disfarçada. Não tem nenhum disfarce envolvido.

Enquanto Owen e eu percorremos as ruas da cidade, um monte de lembranças vem à minha cabeça — "Isto aconteceu ali" e "Você se lembra de quando...?". Mas, logo, ele assume esse papel. E não só por causa da sua memória prodigiosa. Owen está encaixando os detalhes de sua vida, procurando os padrões que tornam tudo claro para ele, apontando-os à medida que nos deslocamos.

Era ali que ele e Walt brincavam no ensino fundamental. Foi ali que aprendeu a andar de bicicleta. Era ali que ficava a Pedaço do Céu. Passamos pela Lab School, porque precisa fazer algo ali perto, e ele não menciona apenas algumas lembranças seguras deste amigo ou daquela brincadeira. "Eu me sentia como se estivesse em um reino lá, e então fui banido dele", Owen diz, mas com pouca emoção, longe disso agora.

Depois de passarmos pela Lab School em nosso trajeto cheio de desvios, a única coisa em que consigo pensar é na substituição de termos — "diferenças de aprendizado" em vez de "dificuldades de aprendizado" — que ouvimos pela primeira vez naquelas festas de gala. Apesar de o politicamente correto ter feito com que Cornelia e eu revirássemos os olhos, logo mudamos de ideia ao ver todas aquelas pessoas tão bem-sucedidas com dislexia e déficit de atenção subirem ao púlpito. O negócio era ser capaz de encontrar suas forças escondidas.

Mas a Lab não considerava Owen semelhante àquela gente vencedora e cheia de história para contar. Na época, nós também não. Cornelia e eu achávamos que nunca seríamos capazes de descobrir suas habilidades e ajudá-lo a desenvolvê-las para contrabalançar suas deficiências, da mesma maneira como aquelas pessoas bem-sucedidas com problemas de aprendizado tinham conseguido fazer diante de uma situação menos desafiadora.

Mas nós mudamos de ideia em relação a isso — foi uma aceitação gradual, ao longo de anos, de que Owen é diferente, mas não menos, embalada pelos debates a respeito de maldade e virtude com ele e os outros integrantes do Disney Club. Isso afirmou para mim e Cornelia que Owen e tantos outros como ele são, em essência, exatamente como o resto de nós, *só que mais e menos*.

As partes do "menos" em pessoas como Owen, com autismo, são características conspícuas que os separam do mundo mais amplo e suscitam preconceitos imediatos a respeito de suas limitações; as partes do "mais" costumam ser sutis e opacas, mantendo-se ocultas. Com Owen e os outros membros do Disney Club, aprendemos que a afinidade escolhida por cada pessoa, sua paixão, não importa qual seja, pode ser um caminho para chegar até o "mais".

Entre as coisas mais surpreendentes com que deparamos, está a importância de respeitar a afinidade de Owen — independentemente de parecer estreita ou hermética para a cultura mais ampla. Isso reafirma seu valor. Tratar a questão como se fosse apenas a alça de apoio dele e usá-la para enfiá-lo em algo que escolhemos, ou distorcer seus interesses em uma recompensa fugidia seria uma humilhação.

Há uma razão — uma razão muito boa — por que cada autista adota um interesse específico. Encontre-a e você vai encontrar a pessoa escondida ali, e talvez consiga ter um vislumbre de suas capacidades subliminares. O interesse autêntico vai ajudá-la a se sentir digna e impulsioná-la a mostrar mais, incluindo mapas e ferramentas de navegação que podem ajudar a guiar seu desenvolvimento, seu crescimento. A capacidade revelada levará a uma melhor compreensão do que é possível na vida de tanta gente que tem dificuldades. *Da afinidade à capacidade, à possibilidade.*

Como os integrantes do Disney Club dizem agora, tem a ver com "encontrar as orelhas escondidas" e voar acima dos preconceitos — na cabeça deles mesmos e, espero, na visão dos outros. Não é assim tão diferente do que Sally Smith fez ao celebrar pessoas bem-sucedidas com dificuldade de aprendizado. As visões mudaram. Essas pessoas começaram a ser vistas como diferente, não menos.

No caminho de volta para casa depois de um encontro do Disney Club no fim de maio, Cornelia e eu conversamos sobre como ficamos irritados com Smith na época — e estamos até hoje — por causa da expulsão de Owen. Mas agora entendemos melhor sua estratégia de ir a público.

Se o mundo pudesse participar de algumas reuniões do Disney Club, Cornelia disse, isso alteraria a visão que se tem dos autistas e de tantas outras pessoas descartadas pela sociedade. Eles seriam vistos, segundo ela, com novos olhos, o que poderia mudar tudo.

Quando entramos em Tacoma Park, Maryland, e nos aproximamos do consultório de Dan, Owen diz: "Vamos fazer 'aquele negócio de amor'".

Ultimamente, temos feito isso pelo menos uma vez por dia.

"Certo, você faz Merlin", eu digo, e isso significa que posso ser o jovem Artur, que, felizmente, só tem uma fala.

"Sabe, garoto, esse negócio de amor é uma coisa fortíssima", ele diz com a voz rachada de velho que usa para Merlin.

"Mais forte do que a gravidade?", eu respondo, como Artur.

"Bom, é sim, garoto, a seu modo." Owen faz uma pausa para refletir a respeito do assunto, do mesmo jeito que o mago faz. É provavelmente sua passagem favorita. "Sim, eu diria que é a maior força da terra."

Amor romântico. Está correndo dentro dele, pela primeira vez. É o que ele diz a Dan quando voltam a se acomodar no consultório mágico. "Eu me apaixonei por uma menina maravilhosa, boazinha, linda, doce e gentil, que gosta das mesmas coisas que eu: filmes de animação, na maior parte desenhados à mão e na maior parte da Disney."

Dan fica animadíssimo. Ele quer saber tudo sobre Emily, e Owen conta: como se conheceram, o primeiro beijo, a visita em Vermont.

Durante tanto tempo, no consultório aconchegante e em outros espalhados por Washington, conversamos com os profissionais da Equipe Owen a respeito de motivação. Seja para aprender a ler, reter conhecimentos gerais e obrigatórios ou se relacionar com colegas, ele precisa *querer*; precisa sentir satisfação ou afirmação suficiente na iniciativa — ou na recompensa que virá — para poder reunir suas energias e direcioná-las para si mesmo. Mais uma vez, da mesma maneira como todos nós, só que mais e menos. Quem nunca sofreu com gratificação adiada? Mas costumamos fazer o que é necessário, trabalhando com afinco a cada dia, geralmente em um esforço atordoante e ingrato em busca de um objetivo distante. Mas nossas interações sociais não parecem tanto com trabalho. Nós as desempenhamos por instinto, com sensações e, com frequência, satisfações colhidas livremente durante a própria busca.

Para Owen, muito disso ainda exige enorme esforço. Apesar de ele sempre dizer a Dan que deseja ser popular — uma generalização para as alegrias de se conectar a outras pessoas. O objetivo, amplamente teórico, é como combustível diluído em seu motor emperrado.

Agora, a gasolina é de alta octanagem. É esse o poder de um primeiro beijo. Mais uma vez, assim como qualquer um de nós, claro, só que ainda mais. A capacidade dele de hiperconcentração, de sistematizar momentos de que se lembra com precisão, debruçando-se sobre eles vez após outra e identificando pistas, significa que Owen tem pensado naquele dia em Vermont desde então — talvez cinquenta vezes por dia. Cada olhar que foi trocado. Cada palavra que Emily proferiu — e ela sabe ser bem tagarela quando se sente à vontade. O jeito como se beijaram — e eles se beijaram várias vezes durante o dia, coisa que não podem fazer na escola.

Emily não levou roupa de banho, mas eles molharam os pés no lago mesmo assim. Na doca, com ela sentada na espreguiçadeira, Owen enxugou seus pés com ternura. Ela nem precisou pedir.

O resultado terapêutico desse despertar é concentração intensa, finalmente, naquilo que a maior parte das pessoas faz por instinto — interação social —, mas em seu pico mais elevado: os mistérios de como duas pessoas podem ser como uma.

Mais uma vez, ele encontra muito com que trabalhar em sua afinidade escolhida. Owen diz a Dan que Aladdin e Jasmim têm ajudado. "Eu preciso dar espaço a ela. É isso que Aladdin aprende. Jasmim precisa fazer escolhas por si só. Ela tem que escolher e ele tem que saber o que ela quer, sem que peça."

Dan se inclina para a frente na cadeira e aproxima o rosto de Owen. "Mas como você pode saber o que ela quer?"

Ele assente imediatamente. Já sabe a resposta. "Tenho uma música."

Ele explica que é de um filme chamado *A espada mágica: A lenda de Camelot*, um romance arturiano que alguns egressos da Disney produziram para a Warner Brothers em 1998, durante o mesmo verão de *Mulan*, da Disney, e *Vida de inseto*, da Pixar.

"E qual é a música?", Dan pergunta.

"Chama 'O amor que vai nos guiar'."

Dan não a conhece. Owen canta alguns versos de que mais gosta.

Não dá pra fugir, não dá pra tentar esquecer,
Sei que é o amor que vai nos guiar, vendo seu olhar.
Se essa noite nunca terminasse
E o seu olhar pra sempre me guiasse.

Ele explica que escuta a música todos os dias de manhã "para ter certeza de que não vou me esquecer de sempre olhar nos olhos dela".

Faz quase dez anos que ele vem a este consultório, onde Dan tenta decifrar os padrões sutis de como as pessoas se conectam umas com as outras. Fica claro que Owen agora já avançou muito sozinho, à sua própria moda especial.

"Owen, meu bom amigo", Dan Griffin diz com os olhos brilhando, "é justo dizer que você está no caminho certo."

Ele se levanta, aquele menininho de cabelo encaracolado agora transformado em homem, quase da altura do médico, e sorri com segurança, confiante em si mesmo.

"Obrigado, Rafiki. Por tudo."

"Amizade é para sempre?"

"É sim, Owen, em geral é."

"Mas nem sempre."

"Não, nem sempre."

Mais tarde naquela mesma noite, estamos passando de carro pela Connecticut Avenue depois de assistir ao mais novo filme da Disney (e da Pixar), *Valente*. Não haveria maneira melhor de passar nossa última noite em Washington.

O filme era bom, e terminava — como a maior parte deles — com um monte de conceitos morais e preceitos sobre fé e família.

Acho que entendo, agora, de um ponto de vista mais profundo, como ele — e alguns de seus amigos do Disney Club — usa os filmes de maneira tão improvável. A maior parte de nós cresce a partir de outra direção, começando com coisas completamente experimentais, separando a confusão e o agito que desabrocham para aprender o que nos dá prazer e o que não dá, por que isso funciona e aquilo não, à medida que formamos um conjunto de regras a ser seguidas na vida, com os julgamentos morais no topo.

Owen, por depender desde muito pequeno de mitos e fábulas preto no branco, envolvendo a luta do bem contra o mal, inverte essa pirâmide. Ele parte da moral — uma gama diversa de preceitos — que, ano a ano, testa em um mundo cheio de áreas cinzentas. Essa é tensão da sua jornada: verificar se os princípios antigos (que marcam o fim de quase todos os filmes da Disney) são verdadeiros.

É a razão por que ele assiste a seus títulos preferidos com regularidade. Isso renova o diálogo diário entre preto e branco e áreas cinzentas, entre o preceito moral — *a beleza está no interior, seja verdadeiro consigo mesmo, o amor conquista tudo* — e sua vida confusa. São principalmente os escudeiros que o ajudam a navegar no debate, como costumam fazer com os heróis nos filmes.

Eu deixo que a conversa a respeito da duração da amizade fique no ar, sem ser resolvida. "Sei que o amor dura para sempre!", Owen diz, para preencher o silêncio.

Estamos nos aproximando de Chevy Chase Circle, a cinco minutos de casa. Enxergo alguns padrões agora, como sempre quando estamos a cinco minutos da nossa rua, no carro que avança vibrando em silêncio, quando as ideias dele brotam. Dessa vez, estou pronto. Preciso tocar no medo de que fazer amigos ou encontrar o amor inclui riscos. Tudo isso com muito cuidado. Preciso deixar claro que não existe garantia de "para sempre". Pode haver desilusões. Mas nós seguimos em frente de qualquer modo.

Coloco esse pedaço amargo na mistura, envolvendo-o com a afirmação de que Owen assumiu um risco quando foi para um lugar desconhecido em Cape Cod, longe dos amigos e de casa, e então encontrou o amor. A lição é a seguinte: "Nunca tenha medo de tentar".

Ele me interrompe. "Eu sei, eu sei", e então conclama uma voz para lhe dar apoio: é Laverne, a gárgula de *O corcunda de Notre Dame*.

"Quasi", ele diz, com a voz de sua adorada Mary Wickes. "Acredite no que uma velha espectadora diz. A vida não é esporte de espectador. Se você só vai assistir, então vai ver sua vida passar sem você."

Ele dá risada em silêncio, então gira o ombro daquele jeito dele.

"Sabe, elas não são iguais aos outros escudeiros."

Ele se adiantou a mim mais uma vez. Eu improviso.

"Não? Como assim?"

"Todos os outros escudeiros vivem dentro do filme como personagens, andam de um lado para o outro, fazem coisas. As gárgulas só vivem quando Quasímodo está sozinho com elas."

"E por que isso acontece?"

"Porque ele sopra vida nelas. Elas só vivem na sua imaginação."

"Certo, entendi. Mas, mesmo assim, elas são sábias e o orientam, igual aos outros escudeiros."

Ele assente. Eu também. Tudo fica quieto.

"O que isso significa, amigão?"

Ele aperta os lábios e sorri, com o queixo para a frente, como se tivesse sido encurralado em um jogo de xadrez. Mas talvez fosse o que quisesse desde o princípio.

"Significa que as respostas estão dentro dele", Owen responde.

"Então, por que Quasímodo precisava das gárgulas?"

"Ele precisava soprar vida nelas para falar consigo mesmo. Era o único jeito de descobrir quem era."

"Você conhece alguém assim?"

"Eu."

Owen dá uma risadinha doce, suave e profunda.

E então há uma longa pausa, abrindo espaço para o momento de clareza.

"Mas falar consigo mesmo pode ser muito solitário", Owen finalmente diz. "É preciso viver no mundo."

Escudeiros
(Uma história com muitos personagens e cenas que ficaram de fora, mas, por enquanto, é isso)

POR OWEN SUSKIND, COM DESENHOS MEUS TAMBÉM

Existe um menino que é igual aos outros. Ele é feliz e brincalhão, tem mãe e pai, um irmão mais velho e amigos. Até uma noite em que vê uma tempestade se aproximar no horizonte. Ele é pequeno, só tem três anos, e fica com medo. Chama os pais e não escuta nada. Acha que está sozinho e sai correndo no meio da noite para procurar por eles, então se perde no meio da chuva, do vento e dos relâmpagos terríveis. O menino atravessa uma ponte, que desaba atrás dele. Não tem como voltar para casa.

Ele se vê em uma floresta escura. Vaga sem destino, sozinho. Então enxerga algo no mato e escuta uma voz.

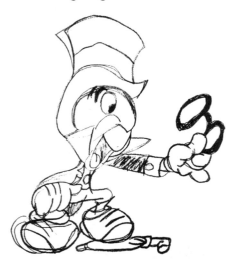

"Ei, filho." Ele conhece a voz e se vira para o personagem. É o Grilo Falante, que diz: "Bom, parece que você me conhece. Quem é você?".

O menino diz que seu nome é Timothy e que ele está perdido e não tem como voltar para casa. "Onde estou?", pergunta.

De repente, aparece um caranguejo. O menino também o conhece. É Sebastião, de *A pequena sereia*.

Eles dizem ao menino que aquela floresta é a Terra dos Escudeiros Perdidos.

"Por que vocês estão perdidos?", o menino pergunta.

"Porque nossos heróis já realizaram seu destino", Sebastião responde. "Não temos razão de ser."

O Grilo Falante diz que há muitos escudeiros como eles vagando pela floresta. "Há vilões, vilões de verdade, e nós temos que enfrentar todos sem os heróis", ele diz. "O que fazemos é contar histórias do que já foi — nossas aventuras do passado — para tentar encontrar as qualidades heroicas dentro de nós mesmos, apesar de continuarmos sendo escudeiros."

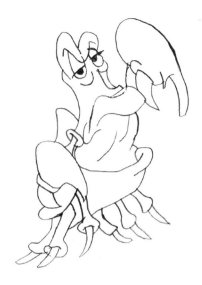

Timothy diz: "Eu também sou um escudeiro!".

E então os personagens aceitam o menino como um deles.

Logo eles deparam com um vilão. É Lord Fuzzbuch. Ele é travesso e destrutivo. Usa capa e carrega um cetro pequeno. É capaz de soprar barulho e fogo para dentro da cabeça das pessoas. Isso deixa você anuviado, confuso e girando em círculos.

O Grilo Falante e Sebastião tentam proteger Timothy de Fuzzbuch. Ele ainda é pequeno e eles são o tipo de escudeiro que defendem os fracos. Quando Fuzzbuch se aproxima, eles fazem com que o menino olhe fixo para ele e cante uma música após a outra, o que o deixa relaxado e feliz. O poder da música bloqueia o fogo de Fuzzbuch. Incapaz de atingir o menino, ele percebe que o fogo está se acumulando dentro de sua capa preta, então sai girando em meio à fumaça e à confusão.

Mas logo os escudeiros encontram outro vilão, um animal grande e desajeitado que usa uma armadura fria de aço. Ele se chama Graytron e congela qualquer um que cruze seu caminho. É difícil identificar as pessoas quando isso acontece. Suas cores desaparecem quando elas ficam presas nesse gelo. Então ele caminha entre elas para ver se o tom cinzento delas combina com o seu, enquanto decide se vai ou não estilhaçar as pessoas com a espada. E é isso que acontece com o trio. Enquanto Graytron caminha entre eles, tentando tomar uma decisão, novos escudeiros surgem da floresta. Eles são desajeitados e engraçados, e vivem para o momento, cantando músicas como "Somente o necessário" e "Hakuna Matata". Eles criam confusão ao redor de Graytron e dizem aos escudeiros congelados 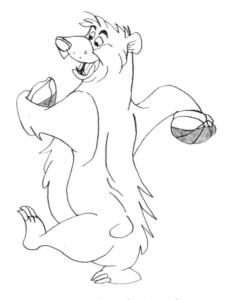 que o medo dá poder ao vilão e que pensar nas simples alegrias do momento — o máximo que forem capazes — vai devolver suas cores vivas e verdadeiras, derretendo o gelo. E é isso que acontece bem a tempo, quando Graytron se prepara para dar um golpe com sua espada. O calor que eles criam é tão grande que o próprio vilão derrete.

Agora há cinco escudeiros, incluindo Timothy. Eles resolvem as coisas entre si — os protetores e os desajeitados —, tentando encontrar em cada um as qualidades do herói. Então encontram um escudeiro vilão, um papagaio que diz ter se transformado em bom. No começo, não acreditam nele, mas o papagaio é muito engraçado e Balu diz: "Qualquer pessoa com senso de humor tem que ter algo de bom dentro de si". O nome dele é Iago e, antes de abandonar os outros, ele fala sobre o temível Goretezzle, o vilão mais po-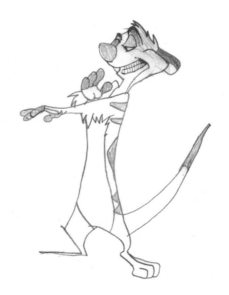

deroso da floresta, capaz de mudar de forma de acordo com sua vontade. Ele pode se transformar em qualquer coisa instantaneamente. É um metamorfo. Ele mente, mas é impossível saber o que é verdade e o que não é, principalmente quando suas mentiras se transformam em monstros pavorosos e em cenas que parecem estar acontecendo ao redor.

As histórias são tão apavorantes que o menino procura escudeiros que o treinem para a batalha. Assim ele faz mais dois amigos na Terra dos Escudeiros Perdidos: Filocteto, que no passado treinou Hércules, e Lucky Jack, o coelho astuto de *Nem que a vaca tussa*. Eles são guias, o tipo de escudeiro que treina você para enfrentar os desa-

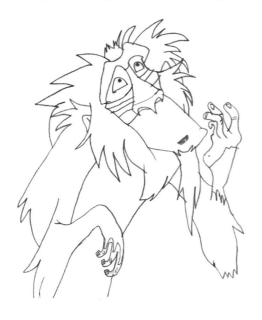

fios do mundo desenvolvendo sua força e suas habilidades. Eles treinam o grupo e encontram qualidades escondidas em cada um deles. Mas, em uma luta terrível, Goretezzle é demais. Timothy e os outros escudeiros são derrotados. Eles fogem apavorados, correndo e correndo.

É aí que encontram Rafiki, que pergunta: "Do que estão fugindo?". Os escudeiros, uma turma de sete, agora estão bem longe de Goretezzle e não sabem responder. Rafiki diz que eles estão fugindo das "verdades interiores" e apresenta a eles seu amigo Merlin. A dupla final de escudeiros — os sábios — chegou. Esses são os quatro tipos de escudeiros: protetores, desajeitados, guias e sábios.

Para ajudar Timothy a encontrar as "verdades interiores", os sábios apresentam a ele uma menina que também vaga pela floresta. Seu nome é Abigail. Ela é igualzinha a Timothy. Está perdida e não pode voltar para casa, mas tem a companhia de sua própria dupla de escudeiros, Timóteo Q. Rato, de *Dumbo*, e Mamãe Coruja, de *O cão e a raposa*.

O grupo está completo — agora são dez escudeiros. Com Timothy e Abigail, doze. Doze escudeiros em busca de um herói. É Rafiki, meditando sobre o passado — "tentando aprender com ele" — que pergunta a Merlin: "Como foi que você ficou tão sábio?".

Merlin responde, irritado: "Você nunca deve perguntar a um mago qual é a fonte de seus poderes! Essa é a maneira mais certa de perdê-los!".

Mas Timothy pede que esperem, então diz que ele e Abigail são iguais. "Nós dois nos lembramos de momentos demais, de cada um. Ficamos repassando isso na nossa cabeça, porque alguns guardam dicas de quem somos."

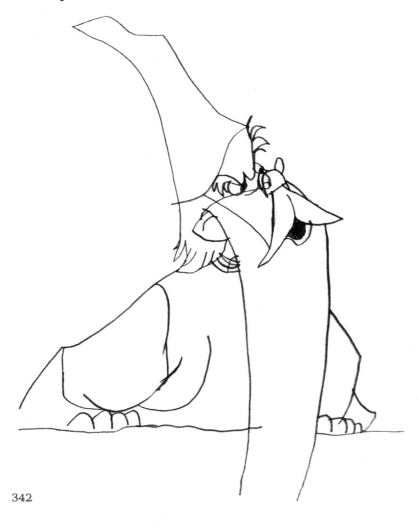

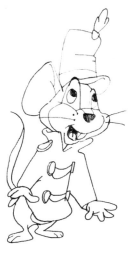

Merlin se convence. Ele desencava seu livro de encantos e lança um que vai permitir que se lembre do primeiro momento em que abriu os olhos.

Em um redemoinho de fogo, Merlin retorna àquele exato momento. Ele se vê tomando forma na mesa de desenho. "Tinha um espelho na mesa", o mago diz. "Nele, pude ver um reflexo do criador."

Os escudeiros se reúnem e refletem sobre essas palavras. Estão perante um vilão com poderes extraordinários, mas são apenas escudeiros.

"Se conseguirmos encontrar esse espelho", Rafiki diz ao grupo, "talvez possamos encontrar nossos criadores e fazer com que eles nos desenhem de novo, como heróis."

E assim o grupo segue em frente em sua busca. Logo, eles deparam com um lugar mágico em ruínas. O vento sopra forte. Eles encontram o espelho de Merlin em uma mesa abandonada. Os lápis e cadernos estão jogados ali. Os criadores se foram. Tudo parece perdido.

Abigail pega o espelho e guarda na bolsa. Os escudeiros voltam para a floresta, desanimados. Enquanto caminham, ela conversa com

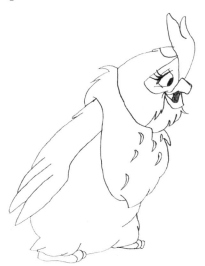

Timothy. Ele conta como Dumbo descobriu que aquilo que fazia com que ele fosse diferente — as orelhas — também o ajudou a voar.

"Mas escudeiros não voam", Abigail diz.

"Claro que voam, minha querida", Mamãe Coruja diz a ela. "O que nos permite voar é a descoberta de que cada um de nós tem um dom. Aquilo que nos faz quem somos. Podemos oferecer isso aos outros."

"Qual é meu dom?"

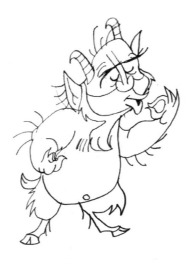

Ela sorri. "Isso é algo que você precisa descobrir sozinha. Por que não pergunta ao menino? Vejam se vocês dois conseguem descobrir."

Na floresta, Goretezzle espera. Quando se aproxima, rodopiando monstruosidades, Timothy se vira para Abigail, tentando proteger sua amiga. Ele vê no canto do espelho, saindo de sua bolsa, que o vilão não tem reflexo. Só dados, fileiras de números um e zero em código. Então se vira para os escudeiros.

"Ele foi gerado por computador, feito por uma máquina. É por isso que consegue mudar de forma tão rápido, sem esforço. Mas seu coração não bate. Somos mais reais do que ele."

"De que isso nos vale?", Sebastião grita.

"Ele é mais forte, forte demais!", Filocteto exclama.

Goretezzle cria um enorme redemoinho de fogo. Uma montanha em chamas se ergue da floresta e começa a desabar em cima da turma. O peso vai esmagar todos eles.

Timothy diz que eles devem dar as mãos, formando uma roda.

"Fechem os olhos e não espiem!", Abigail exclama.

"Merlin", Timothy grita. "Existe alguma força maior do que a gravidade?"

"Apenas uma... O amor, meu rapaz — é a maior força da terra!"

Abigail escuta isto, pega o espelho e ergue.

"Timothy, rápido! Olhe no espelho!"

O menino abre os olhos e, pela primeira vez, enxerga a si mesmo. É o rosto dele — não em animação, mas real. Como é na verdade.

Ele fica surpreso. "Este sou eu, não sou? Eu sempre estive aqui dentro?"

Quando Abigail abaixa o espelho, ele vê a mesma imagem — o seu reflexo — nos olhos dela.

Com gentileza, Timothy pega o espelho da mão de Abigail e segura na frente dela. A menina vê seu próprio rosto, lindo e real, pela primeira vez. "Esta sou mesmo eu?" Quando Timothy baixa o espelho, ela vê seu reflexo nos olhos dele.

"É isso aí, menino", Merlin diz. "Isso é real. É a única coisa real. O que vocês veem nos olhos um do outro."

"E no coração um do outro", Mamãe Coruja diz.

E, de repente, é como se o mundo começasse a se dissolver ao redor dele, começando pela montanha em chamas, pronta para esmagar todos, passando para Goretezzle — que se dissolve em códigos de computador —, depois para a escuridão da floresta em si. Timothy vira e vê uma ponte — a que tinha desabado tanto tempo antes — tomando forma atrás dele.

Quando se vira, vê que os personagens estão se transformando: Mamãe Coruja é a mãe dele. Balu é seu irmão. Rafiki é seu amigo terapeuta. E Merlin é seu pai.

"Eram vocês o tempo todo", ele diz.

A mãe dá um sorriso caloroso. "Mas era você também. Foi você quem ajudou a nos criar. A animar nossa vida com um amor especial."

Ele olha para a ponte que leva de volta para casa.

"Para onde vou agora?", pergunta a ela.

"Para onde seu coração levar. Casa, afinal de contas, é onde o coração está. Talvez você possa perguntar para sua amiga."

Ele se vira para Abigail.

"Eu sei onde está o meu coração."

Eles se beijam.

"Mas e os nossos escudeiros?", Abigail de repente pergunta. "Podemos levar todos junto?"

Quando os dois se viram, os escudeiros estão sorrindo, mais uma vez como personagens de animação junto ao menino, à menina e à família de verdade.

"Bom, eu com toda a certeza espero que possamos ir junto, menino", Merlin diz. "Temos muito sobre o que conversar. Em primeiro lugar, esse negócio de escudeiros agindo como heróis..."

"Não é isso. É sobre um escudeiro encontrando seu herói interior", o menino diz, com uma risada. "Talvez esse seja o destino dos escudeiros. Sabe como é, eles também podem sonhar."

345

Rafiki interrompe: "Errado de novo: os escudeiros *devem* sonhar!". (Esta conversa é a cena final, enquanto a tropa, em animação e de verdade, sai caminhando junta, debatendo as grandes questões de como um herói surge.)

"Você também, Merlin", o menino diz. "Você, Mamãe Coruja, e os outros com certeza *agiram* como heróis."

"Bom, suponho que sim. Somos todos escudeiros em busca do nosso herói interior — *e eu é que não vou ser redesenhado na minha idade!*"

Agradecimentos

Este livro é um assunto de família. Como a pessoa escolhida para escrevê-lo, sou mais um facilitador da voz, dos sentimentos e das ideias da minha mulher e dos meus filhos também. Há pressão em qualquer obra de não ficção para que seja verdadeira ao coração e à mente dos retratados e das fontes, o que às vezes é enganoso. Neste caso, esse desejo foi profundamente intensificado, assim como as complexidades de transformar uma experiência íntima em um manuscrito público. Passei boa parte da minha vida em público. Os personagens centrais deste livro — as pessoas mais importantes no mundo para mim —, não.

Mas mergulhamos nas luzes ofuscantes juntos, com minha mulher — felizmente, escritora e editora habilidosa — à frente. Ela ajudou a estruturar nossa vida para que este livro fosse possível e depois nos guiou nos rigores do questionamento e da pesquisa emocional. Logo, nós nos pegamos flutuando pelos últimos vinte anos feito um par de fantasmas, olhando para nossa pequena família, um quarteto de atores confusos, com uma mistura de intimidade e distância. Foi esmagador ter que reviver momentos difíceis da nossa vida mais uma vez, mas, no final das contas, também foi profundamente marcante.

Precisávamos de um mapa, e a pilha de materiais de pesquisa — testes neuropsicológicos e relatórios escolares, filmes caseiros, cartões e cartas, fitas de áudio e cadernos — forneceu isso. Várias vezes usamos nossas habilidades jornalísticas para documentar os desdobramentos dos acontecimentos para que, no mínimo, pudéssemos estar bem informados nas nossas consultas com professores, terapeutas, artistas, técnicos e, é claro, médicos.

Atravessamos duas décadas com essa comunidade próxima, e vários consultores foram fundamentais para este livro. Por isso, e muito mais, agradecemos às seguintes pessoas: dr. Alan Rosenblatt, dr. C. T. Gordon e dr. Lance Clawson; nosso guru dos testes Bill Stixrud e as terapeutas Christine Sproat, Sharon Lockwood, Jennifer Bilyew e Debbie Regan; uma ampla gama de artistas, músicos, técnicos e conselheiros, entre eles Ruthlee Adler, Tony Rheil, Maureen O'Brien, Tyler Ostholohoff, Karen Soltes, DJ Butler, Jeremy Jenkins, Ronde Baquie, Frank Scardino, Fallon Nickelsen e Megan Holland. E, finalmente, aos dedicados educadores: Lucy Cohen, Stephanie de Sibour e Jan Wintrol da Ivymount; Susan Whitaker, Colleen Bain e Cathy Parker do NCRC; Pamela Knudson, Jennifer Owen e Lydia Kepich da Lab School; Rhona Schwartz, Jonathan Davis, Audrey Achmed, Lisy Holloway e Dustin Hartwigsen da KTS. Um agradecimento especial a Nate Olin, o professor brilhante de arte de Owen, e a todo o pessoal da Riverview, conduzida pela inimitável Maureen Brenner. E a nossos coconspiradores, Gabrielle e George Jathas, agradecemos pela confiança e pelo bom humor.

Há duas pessoas que trabalharam muito próximas de Owen durante anos e com quem temos a maior dívida de gratidão por tudo o que nos ensinaram e pelas portas que ajudaram a abrir para o nosso filho: Suzie Blattner e Dan Griffin. Agradecemos do fundo do coração.

Uma reviravolta, logo no começo, foi nosso encontro com um vilão que agiu como herói. Jonathan Freeman — o ator gentil e de coração grande que faz a voz de Jafar — entrou na nossa órbita e desde então se tornou um amigo querido e a estrela mais brilhante da constelação de Owen. Nossa gratidão se estende a todos os animadores que nosso filho conheceu ao longo dos anos e que foram tão generosos com seu tempo, assim como Jim Cummings. Eles ajudaram Owen a apreciar seus talentos e acreditar que qualquer coisa é possível.

Há amigos demais para agradecer — nossos companheiros de Dedham, os "amigos da fazenda", a turma da Universidade de Boston, os amados residentes de Washington. Durante o período deste livro e enquanto foi escrito, a constância dessas amizades nos sustentou.

Um novo amigo e assistente na Kennedy, Greg Larson, ajudou com a pesquisa inicial. Nosso adorado Greg Jackson, meu ex-assistente, que de lá para cá se tornou um escritor de ficção estabelecido, editou brilhantemente o primeiro terço do livro e ajudou a estruturar o resto. E há um escritor que o mundo já conhece — o romancista Howard Norman — que há muito tempo é meu camarada e conselheiro tanto para a vida quanto para a escrita. Ele foi meu guia nos primeiros dias deste projeto e ajudou a pastoreá-lo até o final, lendo capítulo a capítulo e estando sempre pronto para atender o telefone, dia e noite. Não tenho como agradecer o bastante.

Cada livro é uma jornada, e este aqui nos levou ao Bellagio Center, da Rockefeller Foundation, na Itália, onde trabalhamos durante um mês, delineando o projeto e escrevendo, com Cornelia elaborando longos memorandos a cada dia a respeito da nossa vida para que eu os formatasse em narrativa. Nesse momento inicial, fomos agraciados com uma comunidade muito talentosa de colegas embrenhados neste projeto, assim como Rob Garris, da fundação, e a diretora do Bellagio Center, Pilar Palacia.

Muita gente nos apoiou em Cambridge, desde meu amigo Alex Jones no Kennedy School Shorenstein Center, de Harvard, onde o projeto se iniciou formalmente em 2012, até Larry Lessig, diretor do Edmond J. Safra Center for Ethics, onde passei dois anos como professor sênior.

Viajamos um bocado para testarmos nossas ideias e experiências diante da perspectiva de especialistas. Para tentar compreender o que tínhamos observado e localizar tudo isso no contexto das pesquisas mais recentes, nós nos reunimos com David Amaral e seus colegas do MIND Institute na Universidade da Califórnia em Davis; Hazel Sive no MIT; Simon Baron-Cohen no Centro de Pesquisas sobre Autismo da Universidade de Cambridge, no Reino Unido; Ricardo Dolmetsch na Universidade Stanford; Tom Insel, diretor do National Institute of Mental Health (NIMH); Gerald Fischbach na Simons Foundation em Nova York; e Margaret Bauman em Harvard. Todos foram tremendamente solícitos e generosos com seu tempo.

Wendy Lefkon, diretora editorial da Disney Publishing, enxergou o potencial deste livro desde o início, defendeu-o e o enriqueceu com sua edição habilidosa. Ela foi minha companheira e amiga de confiança desde o primeiro dia. Agradeço também a Ellice Lee por sua direção de arte criativa, a Seale Ballenger por suas iniciativas estratégicas, a Arlene Goldberg por sua paciência infinita com nossas mudanças de última hora, a Marybeth Tregarthern pela produção mágica e a todo o restante da equipe talentosa da Disney.

Agradeço a Lori Slavin pela inspiração para o título e a meu agente Andrew Wylie, sempre um juiz sóbrio de projetos e mestre em fazer com que sejam concluídos.

E tudo retorna à minha família...

O clã Suskind/Kennedy de primos, tios e avós sempre esteve presente para Owen e para nós, a cada passo do caminho, com apoio, fé e amor. *Sem vocês, não haveria nós.*

Walt, nosso filho mais velho, que está apenas começando a vida adulta, não tinha exatamente espaço para encaixar um livro em sua agenda tão cheia. Mas, assim como tudo o mais que ele já fez na vida, apresentou-se para ajudar com seu espírito generoso, sua ótima memória e seu maravilhoso senso de humor, adicionando tanto a estas páginas quanto faz em nossa vida. Obrigado, Walt.

E, finalmente, a pessoa que inspirou e guiou este projeto. Ele é agora um rapaz. Não teríamos seguido em frente com este livro se Owen não tivesse chegado à maturidade e à autoconsciência de dizer, enfaticamente: "Sim! Quero que as pessoas me conheçam por quem eu sou e que conheçam as pessoas como eu pelo que elas são".

Ele confia no mundo, mesmo sabendo que com tanta frequência o decepciona. Sua história está longe do fim; em certos aspectos, é apenas o começo. Mas sua fé no poder da história e em nossa capacidade de acreditar uns nos outros e demonstrar bondade ilumina cada página deste livro. Até a última.

TIPOGRAFIA Adriane por Marconi Lima
DIAGRAMAÇÃO Osmane Garcia Filho
PAPEL Pólen Soft, Suzano Papel e Celulose
IMPRESSÃO Lis Gráfica, maio de 2017

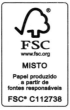

A marca FSC® é a garantia de que a madeira utilizada na fabricação do papel deste livro provém de florestas que foram gerenciadas de maneira ambientalmente correta, socialmente justa e economicamente viável, além de outras fontes de origem controlada.